これからの
IPE（専門職連携教育）
ガイドブック

編　酒井郁子　井出成美　朝比奈真由美

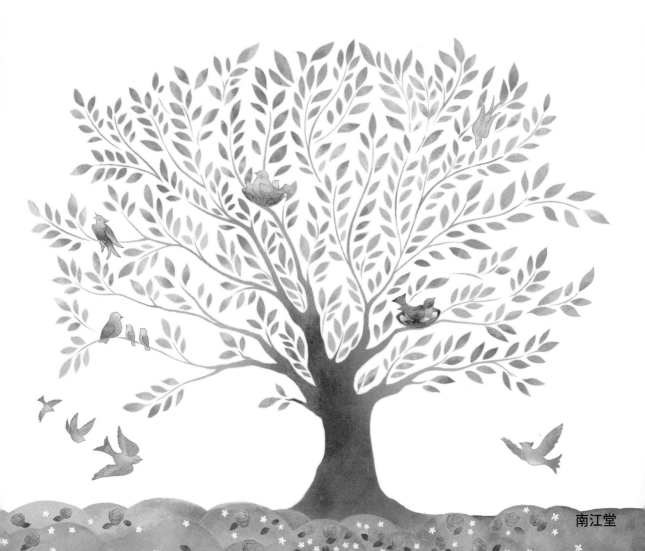

南江堂

編集者・執筆者

●編集者

酒井　郁子　さかい　いくこ　　千葉大学大学院看護学研究院附属専門職連携教育研究センター
井出　成美　いで　なるみ　　千葉大学大学院看護学研究院附属専門職連携教育研究センター
朝比奈真由美　あさひな　まゆみ　　千葉大学医学部附属病院総合医療教育研修センター

●執筆者 （執筆順）

酒井　郁子　さかい　いくこ　　千葉大学大学院看護学研究院附属専門職連携教育研究センター
新井　利民　あらい　としたみ　　立正大学社会福祉学部社会福祉学科
田口　孝行　たぐち　たかゆき　　埼玉県立大学保健医療福祉学部理学療法学科
伊藤　裕佳　いとう　ゆか　　富山県立大学看護学部看護学科老年看護学
松岡　千代　まつおか　ちよ　　甲南女子大学看護リハビリテーション学部看護学科
川島　啓二　かわしま　けいじ　　京都産業大学共通教育推進機構
下井　俊典　しもい　としのり　　千葉大学大学院看護学研究科附属専門職連携教育研究センター
井出　成美　いで　なるみ　　千葉大学大学院看護学研究院附属専門職連携教育研究センター
関根　祐子　せきね　ゆうこ　　千葉大学大学院薬学研究院実務薬学研究室
臼井いづみ　うすい　いづみ　　千葉大学医学部附属病院総合医療教育研修センター
山本　武志　やまもと　たけし　　札幌医科大学保健医療学部看護学科公衆衛生学領域
石井伊都子　いしい　いつこ　　千葉大学医学部附属病院薬剤部
石川　雅之　いしかわ　まさゆき　　千葉大学大学院薬学研究院医療薬学研究室
松本　暢平　まつもと　ようへい　　千葉大学国際未来教育基幹
孫　　佳茹　そん　かじょ　　千葉大学大学院看護学研究院附属専門職連携教育研究センター
鋪野　紀好　しきの　きよし　　千葉大学大学院医学研究院地域医療教育学
朝比奈真由美　あさひな　まゆみ　　千葉大学医学部附属病院総合医療教育研修センター
櫻庭　智子　さくらば　ともこ　　春秋会城山病院看護部
岡田　聡志　おかだ　さとし　　千葉大学国際未来教育基幹
山内かづ代　やまうち　かづよ　　千葉大学大学院医学研究院地域医療教育学
笠井　　大　かさい　はじめ　　千葉大学大学院医学研究院医学教育学
伊藤　彰一　いとう　しょういち　　千葉大学大学院医学研究院医学教育学

序　文

　IPE に関する書籍の発行は，医療者教育に関係する多くの方々から要望され，私たちもずっと考えてきたことでした．しかし教育，臨床，研究の実務で多忙であり，とくに IPE という大仕事を 1 年中展開しているため，なかなか出版への大きなプロジェクトに踏み切ることができなかったと同時に，引き受けてくれる出版社もなかなかありませんでした．

　企画の途中に，「どの職種をターゲットにするのか？」と問われ，「専門職全てです」と答えると，それだと難しいということになっていくつかの企画は泡と消えていくという経過の中から，医療系出版社の構造も職種別にサイロ化されていることにも気づきました．そんな中で，このたびこの本を世に出すことができたのは，いろいろな専門職の基礎教育課程においてコアカリキュラムの中に IPE が包含され明示されたこと，COVID-19 のパンデミックにより教員が PC に向かう時間が増えたこと，理解のある出版社がこの企画を引き受けてくださったことなどいくつかのミラクルが重なった結果であると思います．

　執筆者欄を見てくださるとお分かりのことと思いますが，教育学，保健学，医学，看護学，薬学，理学療法学，社会福祉学などのそうそうたるメンバーが IPE について堅牢な根拠をもとに，あるいは豊かな経験をもとに論を展開してくれています．

　この本は，第 1 章で，IPE をどうスタートさせ軌道に乗せるのか，についての解説をします．これから IPE をスタートさせるという方にはここから読んでいただくとよいかと思います．第 2 章では，IPE のデザイン，カリキュラム，プログラム，授業，演習，実習をどう組み立てるか，IPE に関連したファカルティ・ディベロップメント，そして継続教育についてまとめて解説しています．実際に IPE を行うとき，プログラム構築や授業の運営の参考にしていただければと思います．第 3 章は，IPE の評価を真正面から取り上げました．教育プログラムの評価，IPE カリキュラムの評価，IPE の学習者評価，そして IPE のアウトカム評価についてそれぞれ根拠をもとに詳しく解説されています．そして第 4 章は IPE をより深く理解する章です．IPE の歴史と発展，IPE を支える理論，世界の IPE の紹介と IPE 関係者ならこれを読みたかった，と思っていただける内容と自負しています．

　IPE はこれからの専門職教育に必須の科目であり，すでに連携協働の「必要性」を教える段階は過ぎ，「何のために，どう組み立て，どう実施し評価するのか」を明確にする段階に入っています．本書を手に取っていただき，参考にしていただけると嬉しいです．

2023 年 5 月 10 日　亥鼻 IPE ステップ 1 初日

酒井　郁子
井出　成美
朝比奈真由美

目　次

第 3 章　IPE の評価

第1章

IPE をスタートさせ
軌道に乗せる

1 IPE をスタートさせ軌道に乗せるための準備

A スタートする前に，教員が IPE を理解し説明できるようになる

1 IPE は連携と協働を改善するために行う

　IPE（専門職連携教育）とは，現場で専門職連携実践ができる保健医療福祉専門職を育成することを目的とする[1]．

　現場での患者・利用者・家族・コミュニティの健康ニーズは，現在のところその国の細分化されたシステムのなかで対応されており，多様な専門職が，患者・利用者・家族・コミュニティのニーズに対してその専門領域を超えて連携することを難しくさせている．世界の健康問題は複雑さを増し一職種ではケアサービス提供を完結できない状況があるにも関わらず，連携と協働の実践の知識とスキルが共有されていないからである．そのため，健康ニーズに対するケアサービス提供のための人的資源の活用においてロスが生じている．

　このような状況に対して，資格取得前の IPE を系統的に行うことが効果的であるとされ，細分化された医療システムを強化されたシステムへと変革するために，資格取得後からすぐに専門職連携実践（Interprofessional Collaboration Practice：IPCP）を実施できる健康関連専門職を育成することが求められている[1]．IPCP の目的は健康アウトカムの改善にあり，IPE はそのためのステップである．資格取得後も継続して専門職連携学習（Interprofessional Learning：IPL）を行うことにより，IPCP を実現できるような人材を育成することが IPE の目的である．つまり患者・利用者・家族・コミュニティの健康増進のために，関わる人々がともに学び，ともに働くことを実現する教育が IPE である（図 1）．

■IPCP とは

　ヘルスケアにおける専門職連携実践（IPCP）とは，異なる専門分野の複数の保健医療従事者が，患者，家族，介護者，コミュニティと連携して最高品質のケアを提供することである．

　プロフェッショナルとは，地域社会の身体的・精神的・社会的な幸福に貢献するための知識や技術をもつ個人を含む包括的な用語であり，臨床と非臨床の両方を指す[1]．

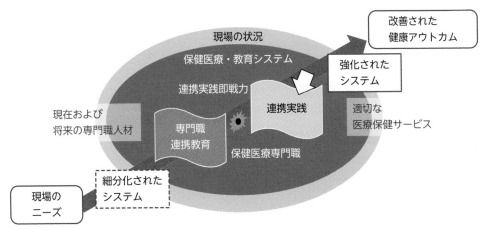

図1　IPEとIPCのフレームワーク

[WHO：Framework for action on interprofessional education and collaborative practice. WHO reference number, 2010, p9 より作成]

② どんな教育がIPEなのか：IPEの定義

　本書ではIPEの定義を，「Interprofessional Education occurs when two or more professions learn with, from and about each other to improve collaboration and the quality of care」[2]．とする．千葉大学大学院看護学研究院附属専門職連携教育研究センター（Interprofessional Education Research Center，以下IPERC）では「専門職連携教育とは，「複数の領域の専門職が，連携とケアの質を改善するために，共に学び，お互いから学び，お互いについて学ぶこと」と訳している[3]．

　この定義において，IPEが目指すことは協働とケアの質を改善することであり，2つ以上の専門職（の学生）が存在することがIPEには必要であり，かつ，ともに学ぶだけでなく，お互いから学び，お互いについて学ぶという，相互作用のある教育が必要であることを明記している点が重要である．

③ IPEを行わなければ専門教育により他職種への偏見が助長される

　あるものをあるものと比較して，不公平な方法で賛成または反対する態度を「バイアス」という．誰しもこのバイアスはもっている．バイアスには，①自分の身内にはポジティブで外にはネガティブな暗黙の偏見であるステレオタイプな他の職種への見方，②グループ内を優遇し，グループ外を蔑視する明示的なバイアスである偏見，③内に有利な行動で自分たちの利益を守り，外に不当な行動をとる差別といった次元がある（図2）[4]．

　伝統的に専門職の育成は，専門的知識とスキルの伝授という意味が強く，当該の単一職種により実施されてきた．医療系の教育機関を選択する学生は，専門領域の知識とスキルを学ぶ前に教育機関を選択する．その選択には社会やメディアから伝わるそれぞれの専門職についてのイメージが大きく影響する．すなわち，専門職の教育機関に入学する学生は，すでに自職種にも，他職種にも，ある種の専門的な役割に対する社会とメディアから影響を受けた「ステレオタイプな見方」をもって入学してくる．

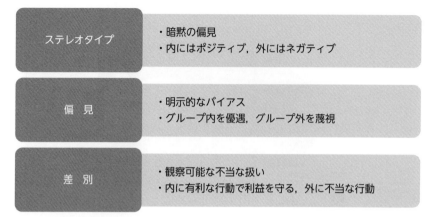

図2　あるものをあるものと比較して不公平な方法で賛成または反対する態度（バイアス）の次元

[Noureddine N et al : Interprofessional Education Toolkit Practical Strategies for Program Design, Implementation, and Assessment, Plural Publishing, 2022 より作成]

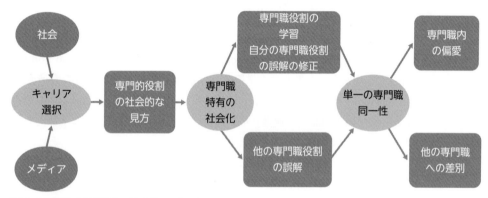

図3　伝統的な専門職の社会化のプロセス

[Khalili H et al : An interprofessional socialization framework for developing an interprofessional identity among health professions students. Journal of Interprofessional Care 27（6）: 448-453, 2013 より作成]

　社会とメディアからの影響を受けた「自職種と他職種への見方」は，時代とともに変化する健康関連専門職の役割を必ずしも反映したものではない．多くの場合，それはステレオタイプな見方であり，入学生に専門職役割の誤解を生じさせている．ここから同職種からのみ教育を受け，他職種との相互作用がない，いわゆる“サイロ化された”環境に置かれると，自職種の専門職役割についての誤解は学習が進むにつれて修正されるが，他職種の専門職役割の誤解は修正されないままに専門的な学習が進む．その結果，単一の専門職同一性が生じる．そして専門職内の偏愛と他の専門職への偏見や差別が助長され，資格取得後のIPCPに否定的な影響を与えることが指摘されている[5]（図3）.

　資格取得後の専門職にこのようなバイアスがある場合，現場でのIPCPの実施は困難となる．日本においては長く単一職種によるサイロ化された教育が展開されてきたため，現場の「チーム医療」に多くの課題が出ている現状がある．

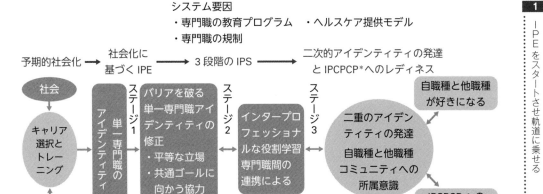

図4　インタープロフェッショナルな社会化（IPS）の枠組み

*IPCPCP：Interprofessional Collaborative Person-Centred Practice

[Khalili H et al：An interprofessional socialization framework for developing an interprofessional identity among health professions students. Journal of Interprofessional Care 27（6）：448-453, 2013 より作成]

④ インタープロフェッショナルな社会化を促進するために IPE を設計する

　学生がどのような専門職を選ぶかについては，学生がどの程度社会やメディアからの影響を受けた予期的社会化によって専門職の選択をするかにかかっているが，専門教育を行う教育機関の側では，学生が抱く職業に関する予期的社会化に直接的に有効な手立てはない．入学してきた学生には，すでにその職業を選択する際に単一職種のアイデンティティが形成されている．

　このような前提に立ち，多様な専門職間で，インタープロフェッショナルな社会化（Interprofessional Socialization：IPS）を促進するために注意深く IPE を構築する必要がある．すなわち，単一職種アイデンティティの修正を行うステージ1，そこから専門職間の連携によるインタープロフェッショナルな役割学習を行うステージ2，そして，自職種のコミュニティと多様な職種で構成されるインタープロフェッショナルなコミュニティの2つのコミュニティに所属するという意識をもてる二重のアイデンティティの発達を目指すステージ3という蓄積型の IPE が必要となる[5]（図4）．その結果，自職種と他職種の両方を好きになり，患者・利用者・家族・コミュニティ（人間）志向の IPCP を行おうとする意欲と自信を獲得できるようにすることが，IPS を促進するための IPE ということができる．

　看護師を例にとって示すと，入学時には「患者のニードに敏感で患者に一番寄り添うことができる職業が看護師である」と思い入学してくる看護学生が，IPE ステージ1において，他の領域の学生も同じ医療を学ぶ学生であり（平等な立場），共通のゴールに向かって協力をする仲間であり，互いに互いを支持する権限をもっていることを学ぶと，

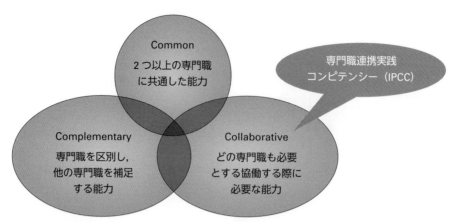

図5　専門職の3つのコア・コンピテンシー

[Barr H：Competent to collaborate: Towards a competency-based model for interprofessional education. Journal of Interprofessional Care 12(2)：181-187, 1998より作成]

「患者中心のより良い医療を追求するという気持ちは他の学部生も同じであり，そのために助け合って学ぶ仲間である」という認識をもつなどの成長が生まれる.

　このように，無意識に抱いていたバイアスを意識化したうえで他職種との共通性に気づくことにより，互いの役割をお互いからお互いについて学びあうことができる構えを獲得する. そして看護師であり，かつ他の職種と同じ医療者である，という二重のアイデンティティが発達する.

　このような成長（IPEの成果）には，専門職特有の規制，教育プログラム，それを統制しているその国や地域のヘルスケア提供モデルのありようといったシステム要因と，IPEへの信念や個人主義―集団主義のどこに立っているかといった個人要因が影響する[4].

5 IPEは何ができる人を育てるのか：専門職連携実践能力 (Interprofessional Collaborative Competency：IPCC)

　教育者が何を教えたかを重視する考え方の教育をプロセス重視型教育，教育を終了したときに学修者が修得していると期待されることを重視した考え方の教育をアウトカム基盤型教育という[6]. 世界の医療専門職教育では，現在アウトカム基盤型教育が主流となっており，IPEもアウトカム基盤型教育の一部として構築される必要がある.

　専門職の資格取得前教育において，卒業時までに達成すべき資質と能力をコンピテンシー（Compentency）という. これは観察できる能力であり，知識，スキル，態度などが統合された行動として測定し評価できるものである.

　バー（Barr H）は，専門職の中核となるコンピテンシーを，① Common（2つ以上の専門職に共通する能力），② Complementary（専門職を区別し他の専門職を補完する能力），③ Collaborative（どの専門職も必要とする協働する際に必要な能力）と大きく3つに分類した[7]（図5）.

　つまり，専門職連携実践能力（IPCC）は，特定の職種だけが獲得すべきものではな

く，すべての専門職が IPE により獲得すべきであることが示されている．ここでいうコンピテンシーは，個人が獲得するものである．健康関連専門職は，そのキャリアのなかで多数のチームに所属し，キャリアが長くなればなるほど同時に複数のチームに所属することも求められる．そのため，まず個人の IPCC を高め，チームプロセスを円滑に展開することができ，チームパフォーマンスの発揮に貢献できるような専門職（すなわち現場で即，連携実践活動をできる人材）を育成することがその根幹にある．

IPCC については，2010～2016 年にかけて，WHO[1]，米国[8]，カナダ[9]，日本[10]，千葉大学[11] が相次いで公表している．これらは文献レビュー，エキスパートパネル，専門職インタビューなどにより作成され何段階かの合意形成のプロセスを経て公表されたものである．

公表されている IPCC のドメインを WHO が提示するドメインを核として統合し，コアドメインとしてまとめた．①学習とリフレクション，②患者利用者中心性，③コミュニケーション，④チームワーク，⑤役割 / 責任，⑥倫理のコアドメインとなる．つまり，IPE のコンピテンシーとして，これら 6 つの学習を達成できるように IPE プログラムを構築することが重要である．

① 学習とリフレクション

IPCP を学習でき，自分や自分たちチームの実践を内省し課題を明確にし，協働して改善するために IPE を応用することができる能力を指す．単なる連携協働のための学習にとどまらず，リフレクティブラーニングを活用した共同学習により連携実践を自ら改善する力と言える．

② 患者利用者中心性

臨床・非臨床に関わらず，どのような専門職であっても患者・利用者・家族・コミュニティ志向で連携協働できる能力を指す．さらには患者利用者をパートナーとしてケアマネジメントができることも含む．

③ コミュニケーション

多様な職種と仕事上のコミュニケーションを効果的にできる能力を指し，具体的には，自分の意見を明確に同僚に説明できること，チームメンバーの意見をよく聞き理解できることを指す．そのためには，自分たち職種にしかわからない専門用語の使用を極力避けること，どうしても使用せざるを得ない場合は説明を加えること，わからない専門用語が出てきた場合はその意味を確認することといった，仕事上のコミュニケーションのグランドルールの設定と遵守の力なども含まれる．

④ チームワーク

チームの凝集性を高める，チームビルディング，チーム状態のアセスメント，チームの目標達成のためのリーダーシップ，メンバーシップ，チームワーキングができる能力を指す．ここでいう IPCC は個人の能力として位置づけているため，このチームワークは学

習者個人が「チームワーク」を促進するために，状況に応じてチームリーダーとしても，チームメンバーとしても振る舞うことができることや，チームワークの障壁を理解し可能な限りそれを取り除くことができるなどのことを含む.

⑤ 役割／責任

自分の職種の役割と責任，専門知識を他の専門職にわかるように説明できる能力とともに，他の専門職の役割と責任，専門知識を理解する能力の両方を含む.また他の専門職の役割と責任を自分なりに理解するだけでなく，その専門職に自分の理解が妥当かどうかを確認し，常に他の職種理解を更新し続けることも含まれる.

⑥ 倫　理

ここでいう倫理は同僚への倫理を指す.具体的には自分自身や他者が有する他の職種へのバイアス，ステレオタイプな見方，偏見，差別に気づき，可能な限り自己修正を行う能力を指す.また階層的関係性に敏感になり可能な限り排除すること，具体的には同僚の見解は等しく有効で有用であるということを認識した振る舞いをする能力も含む.

例えば，患者に直接的な診療やケアを提供する職種の見解のほうをいつも重要視するなどは，同僚への倫理として望ましくない.患者に直接的にケアを行う看護師の意見も，検査部で患者と接することはないが，病理診断をする臨床検査技師の意見も，どちらも等しく患者のケアにとって重要であるということを自分たちの行動として具体化できる能力を指す.

Ｂ 私たちの IPE を作るためにみんなで考え共有する

１ IPE を行うことでどんな影響があるのか：IPE のインパクトを理解する

ギルバート（Gilbert）は IPE のインパクトを理解するための5つの質問を著書のなかで述べている.

すなわち，①より多くのことをともに学んでいる兆しがあるか，②新しい形のコラボレーションがみられるか，③IPE のおかげでケアの安全性と質が向上しているか，④新しい管理体制がどのように変化の舵を切っているかを見ることは可能か，⑤IPE は変革のマネジメントの舵取りをしているのかである[12].これらの4つの視点から，臨床，専門教育，組織（大学などの教育機関，教育行政を含む）の側面から検討したい.

ａ 臨床へのインパクト

資格取得前の IPE と資格取得後の IPL が連続し，生涯教育として実践されるようになると可視化される.患者・利用者に関わる専門職の多くが IPE を受けて実践者となり，さらに現場で IPL を行うことにより，現場のチームパフォーマンスは向上し，患者アウトカムの向上がみられるようになる.さらに，チーム内での相互モニタリングが効果的に機能することによる患者安全の向上，職場環境の向上がみられるようになる.現場でのさ

まざまな研修が IPL を基盤としたものとなっていき，多職種カンファレンスでの議論が患者中心に展開できるようになることで，各専門職種の専門性の発揮が容易になるということもある．

b 専門教育に及ぼすインパクト

他職種学生とディスカッションを行うことにより，他の学部学生と連携してインタープロフェッショナルな役割学習を行う．このことは他職種から求められる自職種の専門性を認識する機会となり，それぞれの学部の専門教育へのモチベーションが向上し，もって専門職の能力の向上につながるというメカニズムが働く．すなわち他職種を理解し他職種からの自職種への期待を理解することにより，自職種の役割と責任を再定義することになる．これは学生だけではなく，IPE に関わる教員にも生じると考える．

その結果，自職種学部の教育理念とカリキュラムの洗練が行われ，かつ IPE がカリキュラムに埋め込まれるようなカリキュラム改定が生じる．アウトカム基盤型教育では卒業時の到達目標が設定されるため，そこに IPCC が明記されることにより，教員は担当科目シラバスを作成する際に，学習内容の調整を行うことになる．このようなプロセスを経て，IPE を導入した教育機関では，専門教育が内部から改善される．これは IPE が変革のマネジメントの舵取りを担うということでもある．

c 組織へのインパクト

IPE が行われることにより教育と実践現場の連携が強化され，かつ専門領域間の交流が増えることで，さまざまな共同研究，共同プロジェクトが立ち上がれば，それは IPE の組織へのインパクトということができる．

また IPE のフィールド実習を通じて他機関，自治体との連携が強化されるということもある．さらに，これらの大きな流れは教育行政にインパクトを与え，コアカリキュラムへの IPE の組み込みといった大きな変革を可能にするとも言える．

2 変革を継続するために IPE リーダーと IPE チャンピオンを見出す

IPE の導入は教育プログラム開発であるため，保健医療福祉専門職において共有されている戦略的課題から洗い出した戦略ニーズをとらえることが必要である．つまり，社会からの期待は何なのか，何のための誰のための IPE であるのか，という社会的効果を明確にしたうえで，社会の期待に応える教育ニーズとは何かを検討することが求められる．例えば 2022 年時の医療における戦略的課題は，超高齢社会による健康問題の複雑化と格差の拡大，少子化による労働力の減少を見越したタスクシフト / シェアによる生産性の向上，デジタルトランスフォーメーション（DX）の推進，などがあげられ，IPE はこれらの課題の解決にどのように貢献しうるのかと検討することで，行うべき IPE のスタイルが見えてくるかもしれない．

また現場ニーズとして，臨床から指摘される教育ニーズに応える形で育成する人材像を再定義することが必要となることもあるだろう．例えば，新人職員のコミュニケーションスキルの低下が現場から指摘されることで，資格取得前のカリキュラムに IPE のコミュ

ニケーションやチームワークを重視したプログラムを追加するなどのことである．

　教育機関の組織ニーズとして，卒業生の地域定着や入学生確保などが喫緊の課題としてあげられるかもしれない．そもそも教育機関の理念に連携協働がうたわれているが具現化していない，ということもあるかもしれない．

　このように教育ニーズを戦略，現場，組織のそれぞれでアセスメントすることが，すでに専門性の違う教員間の IPCP となる．

　教育ニーズをアセスメントする際には，上記のような多様なニーズを洗い出し，IPE プログラムの効果を提示し説得し，合意を形成していくというプロセスを踏むのだという前提で進めることが肝要である．そしてこの作業にはチームが必要であり，リーダーが必要である．IPE リーダーに求められる役割は，資格取得前 IPE と資格取得後の IPL を連続体としてとらえ，自組織の IPE の進むべき方向を指し示すことと同時に，関わる教職員学生が IPE に参画することによる喜びを見出せるように関係各所との合意を作り調整することである．つまり IPE に関わる教員は，IPE を理解するだけではなく，IPE を説明し，期待される効果をもって上層部を説得し，IPE の体制を作り維持するために活動していく必要があり，このような機能を発揮する人を「IPE リーダー」と呼ぶ[12]．

　また関係各所からの信頼が厚く，常にポジティブに変革を恐れず，IPE に関わる人たちを勇気づけることで変化を促進できるような「チャンピオン」が存在することにより，IPE のカウンターパートを見出し良好な関係性を構築することが容易になる．リーダーもチャンピオンも，必ずしも職位などで任命されてなるというわけではなく，IPE に取り組む過程でその組織のなかに生まれるものである．

【引用文献】

1) WHO：Framework for action on interprofessional education and collaborative practice. WHO reference number, 2010（WHO/HRH/HPN/10.3）
https://www.who.int/publications/i/item/framework-for-action-on-interprofessional-education-collaborative-practice（2023 年 4 月閲覧）

2) CAIPE：What is CAIPE ?
https://www.caipe.org/about（2023 年 4 月閲覧）

3) 千葉大学大学院看護学研究院附属専門職連携教育研究センター：IPE（専門職連携教育）とは
https://www.n.chiba-u.jp/iperc/ipercorganization/index.html（2023 年 4 月閲覧）

4) Noureddine N et al：Interprofessional Education Toolkit Practical Strategies for Program Design, Implementation, and Assessment, Plural Publishing, 2022

5) Khalili H et al：An interprofessional socialization framework for developing an interprofessional identity among health professions students. Journal of Interprofessional Care 27(6)：448-453, 2013

6) 山内かづ代：専門職連携教育の導入に必要なアウトカム基盤型教育の考え方・カリキュラムの作成．特集　モデル・コア・カリキュラムに基づく IPE の実装．保健医療福祉連携 15(2)：71-77, 2022

7) Barr H：Competent to collaborate：Towards a competency-based model for interprofessional education. Journal of Interprofessional Care 12(2)：181-187, 1998

8) IPEC：Core Competencies for Interprofessional Collaborative Practice Report of an Expert Panel, 2011
https://ipec.memberclicks.net/assets/2011-Original.pdf（2023 年 4 月閲覧）

9) CIHC：A National Interprofessional Competency Framework, 2010
https://phabc.org/wp-content/uploads/2015/07/CIHC-National-Interprofessional-Competency-

Framework.pdf（2023 年 4 月閲覧）

10）Haruta J et al：Development of an interprofessional competency framework in Japan. Journal of Interprofessional Care 30(5)：675-677, 2016

11）酒井郁子ほか：専門職連携コンピテンシーの確立―千葉大学亥鼻 IPE の展開から　特集　IPE の達成とこれから　「地域で学ぶ」を中心に. 看護教育 56(2)：112-115，2015

12）Gilbert JHV：Leadership Challenges When Creating and Sustaining Cultural Change for Interprofessional Collaboration. *In*：Sustainability and Interprofessional Collaboration：Ensuring Leadership resilience in Collaborative Health Care, Splinger, p25-43, 2020

2　IPE を実装する

A　IPE 発展のプロセスを理解しよう

　IPE の発展にはプロセスがあり，最終的な目的は，内側から専門教育を変革することにある[1]．

　図 1 に IPE 発展の過程を示した．まず，教員が IPE を理解することがスタートである（第 1 章 1 項を参照）．次に IPE ストラテジーを駆使して IPE を組織に導入する．そして関わる人（プレイヤー）を巻き込み，資源を検討し，学習を配置する．そして規制を調整し，インタープロフェッショナルな介入と戦略の評価，専門職連携の継続的発展，最終的に内側から専門教育を変革するというプロセスをたどるとされている．専門教育の変革とは，健康関連専門職の実践と教育への価値づけを，「専門職のサイロを守る」ことから，社会からの期待に応え，患者・利用者志向で協働することに価値を置くように変革することである．

　IPE の実装とは，自組織の IPE を開発し，実際に行い，その評価をもって自組織の教育を改善することを指す．

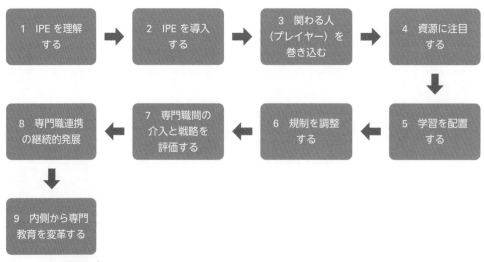

図 1　IPE 発展のプロセス
[Barr H et al：CAIPE（2017）Interprofessional Education Guidelines, CAIPE, 2017 より作成]

B IPE を実装する際のポイントを理解して進めよう

IPE を実際に行うためには，8 つのポイントがある[2]（図 2）.

① 共同で企画し，患者・利用者・家族・コミュニティを巻き込む

IPE をともに行う他の専門職のニーズや視点を IPE の企画に反映させるために，カウンターパートとなる専門領域から 1 人以上企画チームに参加してもらうようにする. 企画会議のスタート時から異なる専門職が参加することにより，IPE のとらえ方や知識，教育ニーズの把握状況，期待することの差を感じ緊張を感じるかもしれない. しかしこの緊張を受け入れ，まず専門の違う教員間がお互いからお互いについて学びながら，同僚への倫理的実践のもと，どのように協力し合うのかを考え具体的に取り決めを合意する.

また，患者・利用者・家族・コミュニティのニーズと視点を直接的に IPE に取り入れるためにも，初期段階から当事者を巻き込むことも重要である. 当事者が企画段階から参加することにより「患者のための」IPE ではなく，「患者とともに」作る IPE となる.

② IPE の目的と目標を専門職が共同して作る

企画する IPE の目的と目標に，参加するすべての専門職のニーズと視点を反映させる必要がある. 専門職はそれぞれの価値と専門用語をもち，資格取得前教育における標準化されたコアカリキュラムを有している. IPE の企画会議ではそれぞれの専門職間の違いに配慮し，参加する専門職の教育ニーズについてバランスを取りながら目的と目標を一緒に作り上げる必要があり，ここに時間をかける必要がある. 会議録を作り，合意・決定事項をそのつど周知する.

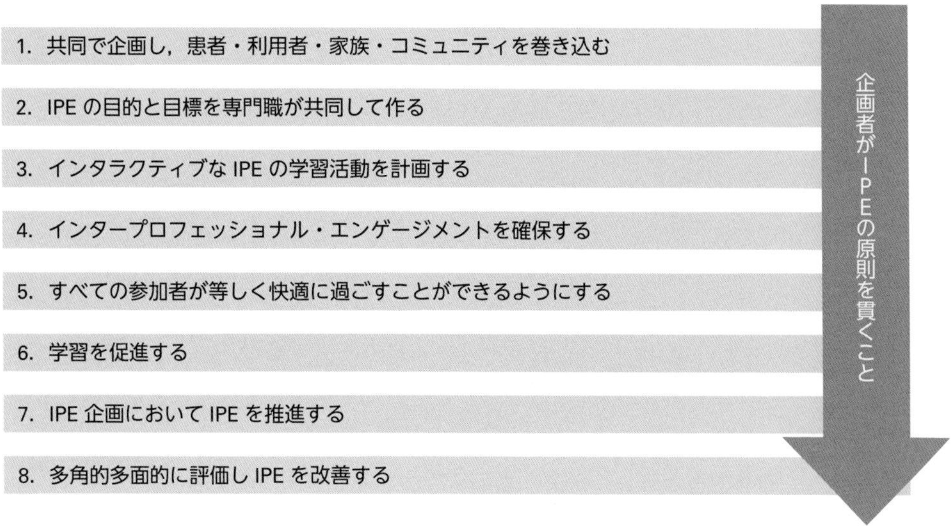

1. 共同で企画し，患者・利用者・家族・コミュニティを巻き込む

2. IPE の目的と目標を専門職が共同して作る

3. インタラクティブな IPE の学習活動を計画する

4. インタープロフェッショナル・エンゲージメントを確保する

5. すべての参加者が等しく快適に過ごすことができるようにする

6. 学習を促進する

7. IPE 企画において IPE を推進する

8. 多角的多面的に評価し IPE を改善する

企画者が IPE の原則を貫くこと

図 2　IPE 実装のポイント

[Ford J et al：CAIPE（2021）Interprofessional Education Handbook：for Educators and Practitioners Incorporating Integrated Care and Values-Based Practice, CAIPE, 2021 より作成]

③ インタラクテイブな IPE の学習活動を計画する

　どのような IPE を実施するかを決定する際には，学修者間の対話，相互作用，多様な学習活動を含むようにする．学習中の交流を確保するために IPE は少人数の専門職混合のグループに編成して実施する．その際には，対等な立場であること，違いが認められ尊重されること，専門用語は避けるか説明するなどの学生と教職員すべてが遵守する IPE グランドルールを合意し周知する．そして，企画者自身がそのグランドルールを守りながら議論することが必要である．

　そのうえで，学習の過程で参加するすべての専門領域の学生と教職員がそれぞれ役割をもち貢献できるように学習活動を計画する．

■グランドルールの例：亥鼻 IPE のグランドルール[3]

　亥鼻 IPE では，患者・サービス利用者中心という理念のもと，お互いの能力を発揮し，学び合うという姿勢をもち，お互いの行動や役割に関心を注いで，目標到達に向けて協力し合う

- チームの目標を明確にし，関連する情報を共有する
- チームメンバーそれぞれの専門性や長所を活かし，補い合って，あきらめずに取り組む
- 一人ひとりが積極的に発言・行動し，チームに貢献する
- 自分たちにしかわからない専門用語は避けるか，説明する
- お互いの発言をよく聴き，感じ良く話し合う
- 対立や葛藤を回避せず，お互いの考えを確認しながらチームの合意を形成する

---

④ インタープロフェッショナル・エンゲージメントを確保する

　これまで IPE を経験していない集団の場合，学生だけでなく，教職員も自職種への愛着が強く，IPE の初期段階は，自職種に引き付けられた対応を取ることが多い．例えば，看護学部の教員が看護学部の学生に最初に話しかけ看護学部同士で固まってしまうなどのことである．これをインタープロフェッショナルなチームとして機能させるために以下のような工夫が必要である．学生グループはできる限り参加する専門領域の学生がすべて入るように構成する．またできるだけ人数バランスが偏らないようにする．難しい場合は各グループの編成が同じようになるようにする．すなわち，どこかのグループには特定の領域の学生が多く，他のグループにはメンバーとして入っていないなどのことをできるだけ回避する．教職員がグループ活動をサポートする場合も，可能な限り参加する専門領域の教員が入るようにする．教室ごとに複数の専門領域の教員がファシリテートするように配置するのが難しい場合は，初回授業で，担当教員全員を学生に紹介し，各学部学科の教員が共同してインタープロフェッショナルな学習環境を作っていることを学生に伝える．

⑤ すべての参加者が等しく快適に過ごすことができるようにする

　教室（もしくはオンライン授業の場合は使用アプリ）と時間を決定する際には，中立的な場所，方法，時間の確保を行う．参加する専門領域のどこかが一方的な負担，犠牲を払わなければ参加できないような会場や時間を設定すべきではない．それが現実的に困難だ

としたら，例えば教室確保は年度ごとに各学科もち回りにするなど，IPE に参加するための負担を公平にする工夫が必要である.

⑥ 学習を促進する

IPE は交流と相互作用を核とした教育であるため，グループワークのファシリテーションが必要となる．IPE のファシリテーションがインタープロフェッショナルな行動の模範になることが望ましい．学生はある専門職のファシリテーターが他の専門職にどのように対応するのかをよく見ており，教職員の振る舞いは規範になることもあれば，「隠れたカリキュラム」（第2章コラムを参照）として機能することもあることをファシリテーターが自覚する必要がある.

■インタープロフェッショナルなファシリテーターに必要なスキル[4]

- 職業的に中立であるように振る舞う
- IPL のプロセスを動機づけ，奨励し，支援する
- 積極的に傾聴する
- グループダイナミクスを理解し，対応することができる
- 外交（他の文化と関わること）を奨励する
- 多様性を奨励する
- 柔軟である
- 会議の進行管理を務める
- 観察し，考察し，要約する
- 教えることよりも学修者が学習することに価値を置く

⑦ IPE 企画において IPE を推進する

IPE を実施する際に，教職員は特定の専門領域にしか通じないような職業に特化した言動や態度を避け，職業的に中立の立場を貫く必要がある．例えば参加する学生に対しての呼称，教職員間の呼称には注意を払う必要がある．すべての専門職に対して，「○○さん」というような共通の敬称を使用することが望ましい．また，正確な職業名を使用することは相手職種への敬意の表現であり IPE の前提であるため「医者」，「リハさん」，「看護」などの呼称は避ける．患者・利用者・家族・コミュニティの呼称についても同様である．医療系の専門職は，患者と呼ぶことが通常であるが，福祉系，介護系の領域が参加する IPE では「患者」という用語はそぐわない．その際にどう呼ぶのかについて企画段階で合意しておく必要がある．教材についても同様である．参加する専門領域の専門職が教材のなかに登場しない，参加している専門領域以外の専門職が教材に登場しない，ということを回避しなくてはならない.

⑧ 多角的多面的に評価し IPE を改善する

IPE は学習プログラムとして企画されるため，学習到達目標の達成状況評価により，次の IPE の内容と方法を改善する必要がある．学修者だけでなく，担当教員，患者・利

用者・家族，臨床家，管理者，企画者などが評価する機会を確保する．評価し改善点を明確にして次の IPE 企画に反映させる．

Ⓒ IPE をカリキュラムとして開発しマネジメントしよう

　　IPE のカリキュラム開発は，学習内容や教材の準備，到達目標の設定と評価方法の決定といった実施に関わる事柄に焦点があたりがちであるが，これにとどまらず，IPE という価値の実現のプロセスであるといえる．IPE の価値実現とは，最良のケア提供のために現場でお互いからお互いについてお互いに学ぶことを，教育実践現場の両方で行うということである．

　　開発に必要な要素として，カリキュラムメカニズムおよび教育者メカニズムがある．カリキュラムメカニズムに必要な要素として，事業計画およびスケジュール管理，プログラム内容，IPE の必修化（参加の義務づけ），共通の目的，成人学習の原則，学習方法，文献と理論に即した学習，評価がある．また教育者メカニズムに必要な要素として，スタッフトレーニング，推進責任者，組織的支援，管理者の関与，学習目標の設定がある（図3）[5]（カリキュラム開発の詳細は第 2 章を参照）．

　　図 4 は千葉大学亥鼻 IPE カリキュラムの概要を表したものである．Step 1〜4 までは必修とし，診療参加型実習 IPE（Clinical IPE）は選択制としている．図 5 は亥鼻 IPE で獲得する連携実践コンピテンシーである．これは，健康関連専門職へのインタビューから帰納的に作成し，卒業時到達目標に設定した．またこれをもとに，ルーブリックを作成した（「第 3 章 3. 学習者評価」を参照）．これにより学部間共通の評価指標となった．1年次生の IPE の初回に，この亥鼻 IPE 全体の概要とルーブリックを説明し，どのような

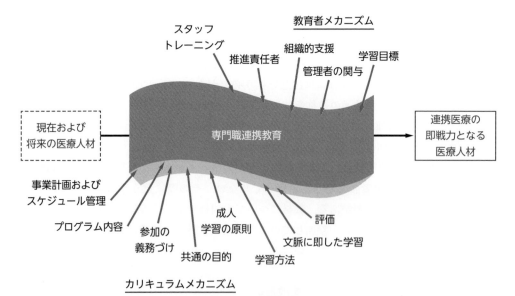

図 3　カリキュラム開発とコンテンツの開発に必要な要素
［WHO：Framework for action on interprofessional education and collaborative practice. WHO reference number, 2010, p23 より作成］

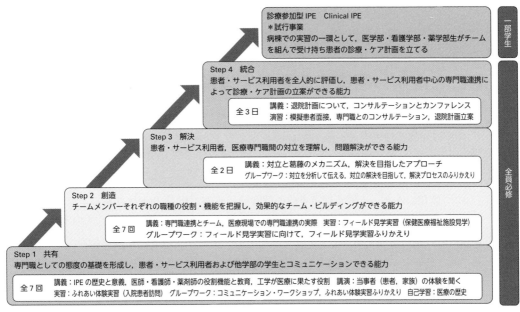

図4　IPE の組み立ての例（千葉大学亥鼻 IPE カリキュラムの概要）

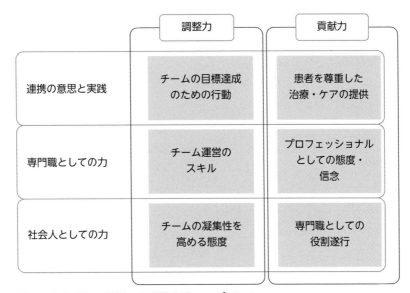

図5　亥鼻 IPE で獲得する連携実践コンピテンシー
県内健康関連専門職へのインタビューから帰納的に作成し，卒業時到達目標に設定し，ルーブリックを作成．これにより学部間共通の評価指標となった．

学習過程となり最終的にどのような実践能力を獲得するのかを説明している．また，毎回の授業の位置づけについてもこれらの資料を基に説明し，学生自身が専門職連携実践能力（IPCC）の自己評価を行うようにしている．卒業時には IPE で獲得する連携実践コンピテンシーの測定尺度[6]を用いて学生による自己評価を行っている．
　IPE をカリキュラムとして開発するプロセスは，専門性の違う教員と学生が関わるこ

とによる対立と参加度合いの差をまずは受け入れ，その差を少しずつ埋めていくというような，忍耐強く関わりを継続する態度が企画者側に求められる．

D IPE を規制し阻害する要因を理解しよう

　　IPE を実装する際の阻害要因は，大きく，①担当する教員が IPE に価値を置かない，② IPE の知識経験資源の不足，③ IPE のメリットを認識していないの 3 つに分類される（図 6）．

　　担当する教員が IPE に価値を置かない要因として，教員の教育への意識のサイロ化（たこつぼ化）がある．例えば，専門の教育のほうが IPE より大切である，実習が優先である，国家試験の勉強が優先である，など専門教育優先の価値観などが強い場合，IPE は専門の授業の時間を削ってしまう無駄なものである，といった認識となることがある．しかし，IPE はこのサイロ化された教育への批判から発展してきた経緯がある．サイロ化された専門教育が強いほど単一職種アイデンティティが強化される可能性がある．

　　IPE の知識経験資源の不足については，知識と経験は先行して IPE カリキュラムを運営している教育機関を例にすれば比較的解消が容易である．学部間のカリキュラム調整の困難さ，カウンターパートとなる学校や学部が近くにないこと，IPE のための予算，場所，設備がないことが実際的な問題としてあげられるだろう．これらの資源不足に起因する阻害要因の多くは，IPE を実施するという組織の合意を作り出すことにより解決の道筋が明確になる．IPE の企画者は，ステークホルダーが IPE の必要性について納得できるように IPE のメリット，必要性を説明し，相手のやる気を引き出す交渉力とリーダーシップを発揮する必要がある．

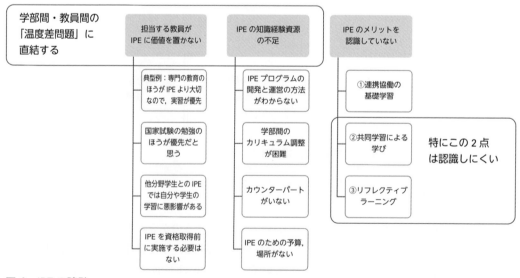

図 6　IPE の障壁

［Yamamoto T et al : Exploring barriers and benefits of implementing interprofessional education at higher health professions education institutions in Japan. Journal of Allied Health 50（2）: 97-103, 2021 より引用］

　IPE のメリットは，連携協働の基礎学習だけではない．専門教育に必要なリフレクションの力を獲得し，共同学習による深い学びが生じることが IPE のメリットでもある[7]．サイロ化された専門教育の傾向が強いところでは，IPE は追加的選択的なプログラムであると誤解されることが多いが，IPE はどの専門学習にも必要なリフレクティブラーニングを促進する学習である．そして IPE で自職種が他の職種から期待される専門性を認識することにより専門学習に対するモチベーションが向上し，専門力としての能力向上に向けることができる．これが専門学習からみたメリットである．

E 教職員のインタープロフェッショナルな社会化が成功のカギを握る

　現状では，日本の専門職教育に携わる教員は，ほとんどが IPE を受けた経験がなく単一専門職の教育に携わっている．よって，IPE を担当するとき，IPE の価値や信念を獲得する機会が得られないことも多かった．教員自身が学生とともに他者の文化と価値，信念の違いを受け入れインタープロフェッショナルな価値を作り出すための準備と支援が必要となる[8]．

　IPE の究極の目的はユニバーサル・ヘルス・カバレッジを実現するためのものである．そのため IPE により育成される人材像は，究極的には患者利用者家族コミュニティのニーズに基づいて地域包括ケアシステムを拡充し改善していく人材である．

　教職員のインタープロフェッショナルな社会化を実現することにより，IPE はサイロ化された教育実践からインタープロフェッショナルな教育実践へと内側から専門教育を変革することができる．

【引用文献】
1) Barr H et al：CAIPE（2017）Interprofessional Education Guidelines, CAIPE, 2017
2) Ford J et al：CAIPE（2021）Interprofessional Education Handbook：for Educators and Practitioners Incorporating Integrated Care and Values-Based Practice, CAIPE, 2021
3) 千葉大学大学院看護学研究院附属専門職連携教育研究センター：亥鼻 IPE の原則「グランド・ルール」https://www.n.chiba-u.jp/iperc/inohana-ipe/aboutinohanaipe/groundrules.html（2023 年 4 月閲覧）
4) Freeman S：Facilitator training for educators involved in interprofessional learning. Journal of Interprofessional Care 24（4）：375-385, 2010
5) WHO：Framework for action on interprofessional education and collaborative practice. WHO reference number, 2010（WHO/HRH/HPN/10.3）https://www.who.int/publications/i/item/framework-for-action-on-interprofessional-education-collaborative-practice（2023 年 4 月閲覧）
6) Sakai T et al：Development of a new measurement scale for interprofessional collaborative competency：The Chiba Interprofessional Competency Scale（CICS29）. Journal of Interprofessional Care 31（1）：59-65, 2016
7) Yamamoto T et al：Exploring barriers and benefits of implementing interprofessional education at higher health professions education institutions in Japan. Journal of Allied Health 50（2）：97-103, 2021
8) Noureddine N et al：Interprofessional Education Toolkit Practical Strategies for Program Design, Implementation, and Assessment, Plural Publishing, 2022

■ピットフォール■

教員の温度差問題

　IPEのプロジェクトを進めるうえで，おそらくどの学校も直面する「教職員の温度差問題」．教職員のまなざしはさまざまだ．「学生にはIPEを通じて連携する力を身につけてもらいたい」と考える教職員ばかりではなく，「連携の力は専門性を獲得してから身につければよい」「重要な専門教育や研究の時間が削られてしまう」「学校上層部が打ち出すキャッチーな施策に追従したくない」など，否定的な感情を抱く者もいるはずである．

　IPEの必要性の認識と，学校全体の組織運営コミットメントの高低でとらえると，教職員の状況は図のように分類できる．

　あなたがもし【B】【C】層である場合，貴校のIPEプロジェクトの成否は，あなたの関与やそのあり方にかかっていると言っても過言ではない．他の教育・研究業務も忙しいなか，プロジェクトに関わり力を発揮することは大変である．しかしあなたが力を発揮することによって，他領域の学生教育にも大きな貢献をもたらすということをお伝えしておきたい．

　本書を手に取っている読者は，【A】層が多いのではないだろうか．プロジェクトの推進やその賛同が「当たり前」に思えるかもしれないが，文字通り「温度差」があ

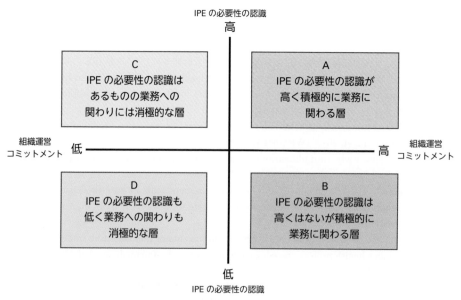

図　IPEプロジェクトに関わる教員の類型

ることを前提にする必要がある．そして，IPE のプロジェクト推進そのものを「Interprofessional Work（IPW）」としてとらえ，「チームメンバーの理解」という観点から教職員の心情のバリエーションや「強み」「弱み」などを踏まえアプローチする姿勢が重要である．

あくまでも感覚的な話ではあるが，実際のプロジェクトは【A】層を中心に，【B】層の関与を踏まえて，【C】層を巻き込みながら進めていくこととなる．プロジェクトのスタート時はもちろんのこと，その後持続可能なものにするために配慮すべきことは数多い．例えば，【B】【C】【D】層の間に蓄積される，関与度合いの不公平感をどうするのか，【A】【B】層の負担感の蓄積や燃え尽きにどう対処するのかなどである．すべてが【A】層に転化することや，【D】層がなくなることはあり得ないだろう．多くの場合，いかに【B】から【A】，【C】から【A】に移行してもらい，世代交代を含む持続可能な層の厚い組織体制を作るか，という問題に収斂するのではなかろうか．

そのためには，IPE を通じた学生の成長や変化をエビデンスとして示すこと，学生に IPE を通じた自らの成長を語ってもらうことを定期的に行い，多くの教職員に伝えていくことが大切である．また，プロジェクトに関与する教職員や受け入れ先の職員に意義や意味を語ってもらう機会ももてるとよい．

IPE による学生の成長，支援の質の向上，患者・利用者の生活の質の向上の可能性を示すことが，共感とコミットメントを生む基本であり，王道でもあるだろう．

▐コラム▐
・・・

他の大学とカウンターパートを組む目的と運営の実際

●他の大学とカウンターパートを組む目的

　CAIPE による IPE/IPW（Interprofessional Education/Interprofessional Work）の定義から，「IPW は保健医療福祉の異なる専門職種による相互作用に基づく学習によって成り立つ」ことが言われており，専門職養成大学における IPE では「常に IPE の姿勢をもって，IPW に臨める専門職の育成」を目指す必要がある．そのためにも，学部における IPE では，連携の必要性や連携する際の規範的事項（尊重・理解・共有・合意形成など），チーム形成プロセスなどの知識を教授するだけでなく，他専門を学ぶ学生との混合チームによる模擬的 IPW（演習・実習）を体験させ，リフレクションを通して体験から学ぶ経験学習[1] が重要であると考えている．

　専門職養成大学は単科大学が多いが，違う専門職を養成する大学とカウンターパートを組んで，他専門を学ぶ学生とのチーム活動を経験させることによって，体験としての“気づき”まで IPE が可能と考えている．

●運営の実際

　埼玉県立大学（看護，理学，作業，社会福祉，検査，口腔）では，埼玉医科大学（医学），城西大学（薬学，栄養），日本工業大学（建築）と協定を締結し，大学間連携 IPE プログラム（彩の国連携力育成プロジェクト：SAIPE）を実施している（www.sapie.jp）．他大学との IPE 共同開講に向けての当初の課題は，各大学が遠方に位置する地理的課題，異なる時間割，科目の新設困難，IPE の質保証と教育の質の均てん化などであった．一方，IPE に関する知識面での教育内容は各大学の既存科目でも教育されていることが強みと考えられた．

　そこで，本学で実施している全学必修 IPE 科目（ヒューマンケア論，ヒューマンケア体験実習，IPW 論，IPW 演習，IPW 実習）[2] を基盤として，教育目標，教育内容などを共通理解するとともに，共通教材（DVD，e-ラーニング）の作成にも取り組んだ．共同授業方法としては，①4 大学の学生が同じ場でともに学ぶ，4 大学教員合同による共同授業，②各大学の学生が各大学において学ぶ4 大学教員合同による授業，③各大学の学生が各大学において学ぶ各大学の教員による授業を掲げ，基本的に各大学の既存科目内に共通 IPE 内容を位置づけた．特に，他専門を学ぶ学生との模擬的 IPW（IPW 演習・実習）は重要と考え，上記の①に位置づけて合同で実施することを申し合わせた．一方，IPE の質保証と教育の質の均てん化については，教員を対象とした IPE への理解啓発，『ファシリテータガイド』の作成，IPW コンピテンシーの作成などに努めた．

　4大学で実施するIPW演習は「緩和ケア」および「生活環境」に特化して実施（模擬患者・模擬事例）している．埼玉県立大学では全学的なIPW演習に付加した演習として実施している．

　4大学で実施するIPW実習は，県内の複数施設から協力を得て夏休み中に実施している．4大学の学生混合チームで，実際の利用者・患者のより良い生活を目指した支援計画・方針の作成を課題としているが，チーム活動のリフレクションによるコンフリクト（葛藤）への対応，チーム形成プロセスの振り返りを重視したファシリテートを行っている．

　複数大学での共同授業を実施するうえで，4大学では月1回の会議を継続的に実施して，担当教員の共通理解に努めている．まさに教員が学生に学ばせようとしているIPE/IPWを自ら実践していると感じている．

　最後に，他専門を学ぶ学生との混合チーム活動で学べる（気づける）内容が表れていると思われる学生レポートの一節を紹介してコラムを閉じる．

　　「同専門のチーム活動で大切なのは知識量だった．しかし，他専門との混合
　　チームでは，自分の使う言葉をしっかり理解していること，分からないことをき
　　ちんと聞ける力が本当に大切だと気づけた」

【引用文献】
1）松尾　睦：経験からの学習―プロフェッショナルへの成長プロセス，同文館出版，2006
2）埼玉県立大学（編）：新しいIPWを学ぶ　利用者と地域とともに展開する保健医療福祉連携，
　　中央法規出版，2022

■コラム■

・・・

日本における IPE 実装の状況と課題

　保健医療に関わる施設のケア提供において，いまや専門職連携は必須であり，IPE は基礎教育と継続教育の両方で展開されることが望ましい．日本では，1990 年代より IPE が進められ，現在では保健医療系の基礎教育においてコア・カリキュラムとして組み込まれている．

　これまでに調査された日本の基礎教育における IPE 実装状況をみると，大学を対象とした調査[1] では，リハビリテーション / 臨床検査技師 50.0%，看護学部 41.5%，医学部 34.8%，薬学部 34.4%，歯学 22.2% で IPE を実装していた．また，大学に限らず，保健医療系の専門職養成課程を対象とした調査[2] では，言語療法 60.0%（歯学 55.6%，医学 37.5%），作業療法 31.3%（薬学 29.0%，臨床心理学 29.0%），理学療法 16.0%（看護 13.6%，介護福祉士 12.1%，栄養学 11.1%）が IPE を実装していた．このように，保健医療系の多分野にわたり IPE が進められている．さらに，日本の医学部のみを対象とした調査[3] では，71.9% が IPE を実装しており，特に医学分野およびリハビリテーションの分野で IPE 推進が広がっている．その一方で，看護学分野では養成課程の教育期間やコースタイプによって，IPE 実装状況に大きな差がある．看護学分野には大学と専門学校のコースタイプの異なる養成課程が含まれており，専門学校が 6 割を占めているが，大学のほうが IPE 実装率は高かったと報告されている[2]．

　「看護師等学校養成所における専門職連携教育の推進方策に関する研究」（厚生労働行政推進調査事業）では，日本の看護基礎教育における IPE 実装状況についてさらに調査を行った[4]．それによると，看護師等学校養成所の 13.5% が IPE を実装しており，そのうち大学は 58.7%，専門学校は 5.7% であった．先行の調査結果と看護師等学校養成所全体の IPE 実装率に大きな違いはみられないが，大学と専門学校とでみると，大学では IPE 実装が進んできていることがわかる．また，専門学校では大学と比較すると低い IPE 実装率ではあるが，教育展開方法によっては専門学校での IPE 実装も可能であることを示唆している．これから IPE を実装しようとする専門学校にとって，その教育展開方法は大いに参考となる．

　保健医療系の専門教育における IPE 実装の課題として，「IPE の重要性に対する認識・理解の欠如」「IPE プログラムの開発・運営の難しさ」「カリキュラムの調整の難しさ」「連携できる設備の不足」が報告されている[5]．これらの課題をどのように解決していくかが，IPE 実装の実現に向けて大きく左右する．そのため，IPE を担当する教員には高い能力が求められ，その人材育成が鍵となる．また，IPE 実装の効果として，「連携・協調の基礎学習」「協働学習による学習」「内省的な学習」を認識して

いたとも報告されている[5]．学生は IPE を通して他職種学生の学習への取り組みに刺激を受けながら，切磋琢磨する．そのなかで，自職種の役割を見つめ直すとともに，他職種への理解が深まる．このように，保健医療系の基礎教育で IPE を学んだ学生が将来現場に出た際には，実践現場での継続的な IPE により，さらに専門職連携の実践能力が醸成され，ケア提供の場での多大なる活躍が期待される．

【引用文献】
1）Ogawa S et al：The current status and problems with the implementation of interprofessional education in Japan. J Research in Interprofessional Practice and Education 5(1)：2015
2）Goto M et al：A cross-sectional survey of interprofessional education across 13 healthcare professions in Japan. The Asia Pacific Scholar 3(2)：38-46, 2018
3）Maeno T et al：Interprofessional education in medical schools in Japan. PLOS ONE 14(1)：e0210912 e, 2019
4）伊藤裕佳ほか：看護師等学校養成所における専門職連携教育の実装状況と課題．保健医療福祉連携 15(1)：2-10, 2022
5）Yamamoto T et al：Exploring barriers and benefits of implementing interprofessional education at higher health professions education institutions in Japan. Journal of Allied Health 50(2)：97-103, 2021

■コラム■
‥‥‥‥‥‥‥‥‥‥‥‥‥‥‥‥‥‥‥‥‥‥‥‥‥‥‥‥‥‥‥‥‥‥‥‥‥‥‥

チャンピオンを探せ

　今，この本を手に取っている読者の多くは，保健医療福祉系の専門職教育に携わっていて，IPEへの意識が高い方々だと思われる．自分が所属している組織のなかでIPEに取り組めていないのであれば，「何とか少しでも始めたい」，「取り組んでいかなければ」という思いがあるかもしれない．しかし，トップダウンで方針が示されていない状況では，1人もしくは少人数で新たなことを始めて，体系化，かつカリキュラムのなかに組み込んでいくことは容易ではない．では周囲を見渡してみて，IPEに熱意をもって一緒に取り組んでくれそうな同僚や，組織のなかで影響力をもっているような人は身近にいるだろうか？

　IPEは「慣習に基づく教育」（旧来の教育スタイル：多くは教員が教授して学生は聞いて学ぶという一方向の教育）を主としてきた人にとっては馴染みが薄い．IPEではアクティブラーニングやファシリテーションなど新たな教育手法が求められることもあり，専門職教育の現場ではIPEに対する抵抗感は少なくない．

　ここで，ロジャーズ（Rogers）の「イノベーションの普及理論」[1]を紹介してみたい．IPEは，旧来の教育に対するイノベーション（革新，新機軸）としてとらえることができるが，イノベーションの普及のためには戦略が必要なことが知られている．ロジャーズは，イノベーションを他の成員よりも相対的に早く採用する度合によって5つの区分を示している（図）．イノベーター（Innovator：冒険的）は，イノベーションの有用性・有効性にいち早く気づいて採用する人で，次にイノベーターほど急進的ではないがトレンドに敏感で，今後普及が必要と認識すれば積極的に取り入れて

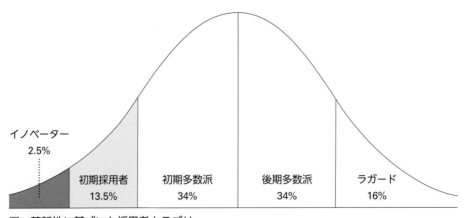

図　革新性に基づいた採用者カテゴリー
[エベレット・ロジャーズ／三藤利雄（訳）：イノベーションの普及，翔泳社，2007，p229を参考に作成]

いく人々は初期採用者（Early Adaptors：尊敬の対象）と呼ばれている．両者は比較的若年層に多いとされており，特に初期採用者は，インフルエンサーやオピニオンリーダーとして，残りの3つのカテゴリーの人々に，影響力をもっている．ちなみに，残り3つのカテゴリーとは，初期多数派（Early Majority，慎重派）：社会システムの成員の半数が採用する以前にイノベーションを採用する人々，後期多数派（Late Majority，懐疑派）：社会システムの成員の半数が採用したのちにイノベーションを採用する人々，ラガード（Laggards，因習派）：社会システム内でイノベーションを最後に採用する人々である．

　さて組織のなかでイノベーションが普及していくには，初期採用者が最重要とされており，その理由としてイノベーションは全体の17％の閾値を超えると一気に拡散・普及することが知られているからである．しかし如何せんイノベーターや初期採用者には若手が多い．そのため，特に日本的な年功序列の文化が根強く残っている組織では，影響力が発揮できないことも推測される．

　そこで次に重要になるのは，「チェンジチャンピオン」といわれる人々である．チャンピオンというとスポーツの優勝者をイメージしてしまうが，チャンピオンには「主義・主張のために戦う擁護者」という意味もあり，イノベーションの背後で，若手をサポート・育成しつつ，イノベーションを擁護し推進する人々を指している．チェンジチャンピオンは役職者である必要はなく，平たくいえば組織のなかの「ご意見番」であり，意思決定に影響力をもっている陰の実力者ともいえる．このチェンジチャンピオンたる同僚や上司は皆さんの周囲に存在しているだろうか？　皆さんの組織でイノベーションたるIPEを成功裏に導くために，まずは周囲に存在するであろうIPEの擁護者であるチェンジチャンピオンを探してみてはいかがでしょうか．

【引用文献】
1）エベレット・ロジャーズ／三藤利雄（訳）：イノベーションの普及，翔泳社，2007

3　IPE 運営拠点の形成と運営

Ａ　IPE 運営拠点の役割

　自校で IPE をスタートさせるときから IPE 運営拠点が構築されている教育機関は少ない．多くの場合，IPE を試行し，成功させ，IPE の定着に伴い，IPE 運営拠点の必要性が組織内部で高まることにより，IPE 運営拠点が形成される．

　IPE 運営拠点は，複数の教育機関もしくは学部学科が協働して提供する教育実践の質を維持向上させ，学生への教育が円滑に行われるために必要であると，組織が認識したときに形成される．この時点で留意すべきことは，IPE 運営拠点が形成されることにより，IPE の実施の責任が，関わる教員から，IPE 運営拠点に全面移行することを避ける，ということである．

　1 回 1 回の IPE 授業の責任は担当する教員たちにある．そのため，授業改善の責任は担当教員にあると言える．一方，IPE は多くの教育資源を導入し多くの学生に配分する作業である．そのため，自校の IPE カリキュラムの各授業が相互に影響し合う．最終的に卒業時の学生が IPE の学習目標を達成できるよう，そして，各学部・学科の卒業時到達目標が達成されるように IPE カリキュラムの全体を評価し改善し，資源配分を検討し，長期的なビジョンを明確にして関わる人々に伝え続けることが IPE 運営拠点の主要な役割である．

Ｂ　IPE 運営拠点に備えるべき機能と必要な会議体

　IPE カリキュラムの規模とタイプにより，どのような IPE 運営拠点を形成するかは違ってくる．IPE の発展段階と規模により，①プロジェクト型拠点，②委員会型拠点，③ IPE センター型拠点の 3 つに分かれる．

1　プロジェクト型拠点

　IPE をスタートさせるとき，試行段階のときには，プロジェクト型拠点となる．この段階では現有の教育資源を活用し，IPE に参画する学部学科の教員がプロジェクトメンバーとして集められ，IPE 授業の企画および実施・評価を行う．プロジェクトリーダーが決定され，メンバーそれぞれの役割が明確となっていることが重要である．そのうえで自学部自学科のカリキュラムを熟知した複数の学部学科の教員が参加し，IPE 科目の学習到達目標と自学部自学科の関連科目の教育内容を整合させることが必要となる．時間割，実習期間などの調整を行い，IPE 実施のための時間と空間（教室もしくはオンライン基盤）の確保などを行う．

プロジェクト型拠点の IPE リーダーは，自職種中心に考えることを注意深く回避し，IPE 科目に参画する各学部学科すべてに参加のメリットがあるように，そしてどこか特定の学部学科の犠牲や負担が増えるなどのことがないように，公平性を確保しながら，プロジェクトの進捗管理を行う必要がある．

2 委員会型拠点

IPE 科目が正規科目として位置づけられるようになると，成績管理および授業改善をしくみとして機能させることが必要となる．この段階では参加する学部学科のカリキュラムと IPE 科目の整合を取り，各学部学科の卒業時到達目標への IPE の貢献を評価する必要が出てくる．IPE に参加する学部学科の多く，特に医療系は，資格取得のための科目および時間数が規定されており，カリキュラムが過密となっていること，卒業時に獲得すべき実践能力が明確に規定されていることなどにより，カリキュラム編成に制約が多い．このような状況において，組織として委員会を設置し，教育内容管理および成績管理を行うため，学事歴に合わせて定期的な会議を行う必要が出てくる．

委員会としての決定事項を参加学部学科にもち帰り，自学部自学科のカリキュラムに位置づけていく必要があるため，IPE 科目に参加する学部学科が必ず委員として入っていること，各学部学科の教務に関連する委員会と連携をとることが前提である．

3 センター型拠点

正規科目 IPE が複数となり，カリキュラムとして発展すると，IPE は連続体となる．そして資格取得前 IPE と継続教育 IPE の連動も求められるようになる．この段階は正規科目 IPE を複数受講した学生が卒業し，専門職業人として現場で活動するようになっている段階である．IPE を受けた学生が専門職業人となり，それぞれの現場に出ていったとき，その現場の IPCP（専門職連携実践）が機能していなければ，IPE を受けた卒業生，すなわち新入職員が能力を発揮できず，リアリティショックを受け，IPCP と IPE への信頼を得ることができなくなる．IPE を資格取得前教育と継続教育の両方の連続体として機能させるために，センター型拠点が必要となる．

また，資格取得前教育における正規科目 IPE が複数になれば，ステークホルダーが増え，必要な教育資源も増える．つまり，教育する学生の人数が増え，教育内容が増えるため，多くの教員および病院・施設職員の関与が求められるようになる．関わる人数が増えるほど，意見，要望も増え，ロジスティクスが複雑となり，参加者の IPE の理解も多様となる．

卒業生が現場に出ていったときに，専門職連携実践能力（IPCC）を発揮できる職場環境とするためには，その職場の先輩である現任者が IPE と IPCP を理解し，実践している必要があるが，教育現場の IPE の理解の多様さ以上に，現任者の IPE への理解は多様であることが多い．

このような発展段階においては，IPE の連続体を通して，保健医療福祉のシステムの変化をもたらすために必要な改革を作り出し維持することが必要となる．つまり，教育の改善だけを目指していれば良いということではなく，IPE を実施しつつ，現場の IPCP

を改善していくことが，資格取得前 IPE の継続につながると言える．このような意味で，センター型拠点は，資格取得前 IPE と継続教育 IPE をつなぎ，関わる教職員および学生，職員が IPE の理念や意義に迷いが生じたときの支援の拠点ということができる．つまりセンター型拠点は，そこに行けば IPE に関する疑問に対応する資源があるという意味において，灯火であり，灯台でなければならない[1]．常に IPE と IPCP の理念を発信し，IPE および IPCP の改善を検討する場として機能する場がセンター型拠点ということになる．

センター型拠点の主な役割は，大きく分類すると
①卒業時到達目標に照らした IPE カリキュラムの評価と改善
② IPE カリキュラムの円滑な実施のための人員と予算といった資源調達および調整
③ IPE 連続体の強化のために，大学院などでの継続教育
④現場における IPC 改善のための現任教育
⑤教員の IPE 教育活動改善のためのファカルティ・ディベロップメント（FD）の実施
⑥上記①〜⑤の経験に基づいた政策提言

以上の役割を果たすために，IPE センターの長には，参画する学部学科，および教育機関執行部，協力施設などに対して，IPE 実施にあたっての教育資源の供出，IPE の教育効果，組織へのインパクトなどを説明する責任が求められる．また，センターの専任職員は前述したセンターの役割を実行するための業務遂行が求められる．

C IPE 運営拠点の開発に必要な教訓

ここからは千葉大学看護学研究院附属専門職連携教育研究センター（Interprofessional Education Research Center：IPERC）の形成過程を現在の活動をもとに，センター型 IPE 運営拠点の開発に必要な教訓を述べる．

1 自組織が行う IPE のタイプに応じた運営拠点の形成

千葉大学亥鼻 IPE は，2005 年に英国レスター大学を始めとする先駆的に IPE を実施していた複数の大学訪問による情報収集を行ったことがスタートである．このとき，IPE 必修化はまだ現実的なこととしてとらえられることはなく，「必修化を視野に入れて可能性を模索する」ということが英国訪問の目的であった．

しかし，2006 年には，亥鼻キャンパスで IPE を行うことが合意され，大学としての支援を受けられることとなり，2007 年には亥鼻 IPE Step 1 がスタートすることになった．2007 年のスタート時にはプロジェクト型拠点であったが，最初から必修かつ複数科目を学年進行に合わせて開講することを構想し，現代的教育ニーズ取り組み支援プログラムにより助成金も獲得したため，亥鼻 IPE 推進委員会という委員会型拠点に移行することとなった．

2011 年には看護学部から亥鼻 IPE を受けた初めての卒業生が現場に出ていき，2013 年には医学部，薬学部の亥鼻 IPE 一期生が現場に出ていくこととなった．この時期，専門職連携能力の高い医療系人材の持続的育成のための基盤強化を目的とした 2 回目の助

成金を獲得し，教職員の FD を定期的に開催できる資源を得ることとなった．大学内では「IPE とは何か？」と問われることは少なくなり，亥鼻 IPE の普及を実感するようになった．

2014 年には，亥鼻キャンパス高機能化構想がスタートし，このとき，亥鼻 IPE はこの事業に位置づけられ，専任の特任教員 2 名および事務補佐員 1 名が得られることとなり，2015 年にセンター型拠点である千葉大学看護学研究科附属専門職連携教育研究センター（IPERC）が開設された．

IPERC が設立されたことにより，複数の必修 IPE 科目の運営体制が整い，教育資源の確保が容易になった．このことにより，亥鼻 FD プロジェクトなどの FD 事業に力点を置くことができるようになり，IPE 科目の質が向上した．また新たな IPE 科目災害時専門職連携演習，専門職連携実践論などを大学院で開講する，診療参加型 IPE（Clinical IPE）を高学年 IPE として開発するなどが可能となった．また医療系以外の学部である工学部の学生の亥鼻 IPE 必修化を行った．

以上のように，千葉大学では運営拠点のあり方を変化させながら，現在まで継続して IPE を行っている．以上の経緯を振り返ると，Brashers らが IPE センターの開発と実践の論考で述べている 7 つの「教訓」[1] と同様の教訓が IPERC 開設にも見られる．

2 教訓 1：過去の成功実績に基づく

亥鼻 IPE の拠点形成は，プロジェクト型拠点の形成，委員会の形成と事業の拡大に合わせるように拠点のあり方を変更したが，それは「過去の成功実績に基づく」ものであった．初期の亥鼻 IPE では教員からの否定的な意見もあったが，学生の授業後レポート，協力患者からの肯定的意見が IPE の存続を支えた．また実際に IPE に参加する教員が学生の積極的なグループワークなどを見て学ぶというような効果もあった．これらの IPE への意見および課題，学習の状況などを「学習のまとめ」として関連教職員へ配布することなどを戦略的に行ったことにより理解者が増えていった．

IPE 科目が，学習として成功すること，これが IPE 拠点形成の基盤となる．学生の学習が成功し，関わる教職員がそれを認識すれば，IPE を存続させるための組織化が可能となり，大学執行部からのサポートが受けやすくなる．大学からの支援があることが明示されれば学生，教職員にとって「肯定的」な隠れたカリキュラムとなる．過去の成功実績に基づくためには，まずは実績を作り出さなくてはならない．つまり，初めての IPE は小さな規模でもよいが，学生の学習の成功を達成するために，丁寧にデザインされる必要がある．

3 教訓 2：外部の助成金への申請と獲得

2007〜2014 年にかけて，亥鼻 IPE は継続的に文部科学省から大規模な教育関連の助成金，補助金を獲得した．現代的教育ニーズ取り組み支援プログラムおよび，文部科学省特別経費事業である．外部からの大型資金の獲得は亥鼻 IPE の知名度の向上，教員の研究教育活動の促進をもたらし，プログラムの拡大を支えた．また専任の特任教員の雇用により，新たな IPE 人材の導入が可能となった．この財源により，Chiba Interprofessional

Competency Scale（CICS29）[2] の研究が進展し，この研究により，亥鼻 IPE の卒業時到達目標が確定するとともに，IPCC の自己評価尺度が完成した．

卒業時到達目標が明確になったことにより，亥鼻 IPE を構成する Step 1〜4 それぞれの授業科目のルーブリック[3] が完成し，統一した基準での学生評価が可能となり，授業評価および改善がシステム化することとなった．

このような大規模かつ戦略的な教育研究は，専任の特任教員および事務補佐員がいなくては実現できない．大学で IPE に関わる教員の多くは別に自らの「専門」領域を有しており，その研究と教育がいわゆる「本務」であるため，IPE および IPC の研究に自らの時間やエネルギーを割くことには限界があった．亥鼻 IPE では外部からの助成金の獲得によりこの問題を解決することができた．

▓4▓ 教訓 3：継続的なイノベーションと助成金申請に取り組む

IPE に協力する協力員が増えていくことは，新しい教育プログラムや研究のアイデアをもった人材が IPE に参画してくれるということである．IPE の改善アイデアを積極的に取り入れイノベーションしていくには，学内からの資金的サポートが必要となる．そのために資金の申請書を書き，執行部に説明に行き，支援を取り付けるという活動が不可欠である．

資金調達が成功し，IPE に関わる教職員のアイデアが活かされることにより，自組織に IPE が根づいていく．

▓5▓ 教訓 4：運営体制を整え，十分なリソースを確保する

IPE が拡大していくと，適切な指導ができる教員の育成，臨床との連携，学生の学習成果の適切な評価を可能とする管理構造と資源基盤を有するセンター型拠点が必要となる．そのためには学部長クラスの合意と学長，病院長などのリーダーシップのもと，IPE に必要な資源の配分に関するルール作りと合意が不可欠となる．

IPERC が開設されるとき，このセンターをどの部局に置くのか，ということが問題となった．具体的には大学附属のセンターにするのか，医学部，看護学部，薬学部のどれかの学部附属とするのかである．さまざまな大学内の議論を経て，看護学研究科（現在は看護学研究院と名称変更）附属とすることとなったが，その大きな要因は場所の問題であった．大学附属にすると，医療系 3 学部のあるキャンパスとは距離の離れた別のキャンパスに IPERC を置く必要があることがわかり，IPERC が機能するために得策ではないと考えた．

看護学研究科に IPERC を置くことになった理由は「過去の成功実績」からである．それまでの IPE 関連の助成金の獲得に際して，看護学研究科が申請者となりイニシアチブをとっていた．スタート当初より，医学部，薬学部，大学病院は亥鼻 IPE に必要な資源（人員と予算）を提供し続けてくれていたが，IPE に関わるこれらの部局が，亥鼻 IPE の存続のためには看護学研究科附属とすることが最良であると判断したことも大きな要因である．

IPERC が開設されたことにより，IPE の運営体制が明確となり，リソースの集約と公

平な配分が可能となった．現在，IPERC はセンター長（兼務）のほかに，看護学研究院兼務教員 1 名，専任特任教員 2 名，事務補佐員 3 名の構成となっている．それぞれの学年の IPE 科目運営は科目ごとに，参加する各学部が，「運営会」という組織体で授業の企画，運営，評価，改善の実務を行っている．また IPERC の決定機関として，IPERC 運営委員会を置き，各部局の教務委員長，部署部長などのステークホルダーが参画し，運営方針および予算を決定している．また外部評価委員会を年に一度開催し，外部評価を受けている．

6 教訓 5：ファカルティ・ディベロップメント（FD）を優先的に行う

IPE の実施には注意深い FD が必要となる．そしてこの FD は参加する学部・学科の教員が参画するため，FD の場が教員の IPE の場となる．専門領域が違う教員が IPE の目的，目標を共有し，授業方法を理解するためには，根拠と理論的裏づけによる説明が不可欠である．つまり，エビデンスベースでの教育実践のために FD を行い，FD を行うことにより IPE 科目の授業内容・方法の根拠が明確となる．

IPERC では，現在 3 種類の FD を行っている．

1 つ目は，2016 年は，亥鼻 FD プロジェクトを発足させ，IPE を行うときに必要となる理論に基づいた教育方法，授業のデザイン，教育評価などの基本的な知識について共有する機会とした．またこの場では各学部で工夫改善している教育実践の紹介などの共有の機会としても機能している．

2 つ目は，亥鼻 IPE Step 1～4，Clinical IPE の授業担当者，関係機関職員に対して行う，亥鼻 IPE の説明および各ステップの科目授業の目的，目標，進め方，教職員の役割の説明と質疑応答の FD である．特に関係機関は県内全域 20～30 ヵ所にわたるため，毎年の授業開始前の説明会により，県内の関係機関は IPE を理解する機会になっている．また亥鼻 IPE に関わる教職員関係機関に対して，授業科目ごとに学生の最終レポートのまとめ（学習のまとめ）を送付することにより，IPE における関係者の教育的関わりに対するフィードバックの機会としている．

3 つ目は，IPE スタディグループという IPE 関連の研究に関しての情報共有の会である．セミクローズドな定期開催で行っているが，この研究 FD の場から，医学部，看護学部，薬学部，工学部の共同研究が実現している．

7 教訓 6：センター目標を国や地域の医療システムの優先順位と一致させビジネスケースを作る

IPE は実践現場での IPCP の改善のための教育であるため，クラスルーム IPE，シミュレーション IPE などの大学内でとどまる教育活動で終わることなく，現場とつながり，現場からのフィードバックを受ける必要がある．また現場を統制している医療システム，それを規制している国や地域の行政のあげる優先順位と IPE の教育活動を一致させる必要がある．すなわち，政策提言を行い，かつ国の政策の方向性と合わせた調査研究をもとに IPE の改定を行うこと，またそれを全国に発信し，リードしていくこと，研究成果に基づいた研修を行うことが，センターとして存続する際のビジネスケースとなる．そ

の際に必要となるのが，IPE のアウトカム研究であり，継続的に取り組む必要がある．

　IPERC では，2020〜2025 年までの第 2 期長期目標として，教育では，①亥鼻 IPE の発展・進化，②新たな IPE プログラムの開発，③ FD の充実，④受益者，当事者の参加による IPE の発展を，実践・社会貢献では，① IPE 研究拠点からの発信，② IPW（Interprofessional Work）の促進，③政策提言を，研究では，① IPE 研究の進化，② IPW 研究の進化を，組織運営では，①予算と人材の確保，② PDCA サイクル（plan-do-check-act cycle）に基づく組織運営，③ IPERC の将来構想をあげている[4]．

　例えば，IPERC では，2017 年に厚生労働省から補助金を得て，全国の看護師等養成校への IPE 実施に関する調査を行い，専門学校で IPE を行う際に活用できるようなガイドを作成した[5]．この成果は，IPERC 研修事業「IPE カリキュラムマネジメント研修」として，全国の IPE 導入校に還元している．また現場の IPC の推進のために，IPW 研修，県の認知症多職種研修などで IPE 教育研究の知見を普及している．

　これらの研修事業は，教育研究の知見の普及という側面と，IPERC の自己収入につながるという側面がある．両方の意味で IPERC の存続可能性を強化している．

8　教訓 7：学会，協議会，メディア，ウェブサイトなどで広く知見を発信する

　センター型拠点の活動が全国的に認知されることは，患者および住民，学生，教職員からの指示を得ることにつながる．また学会での発信は根拠に基づいた IPE 活動に参加しているという IPE 関係教員の自信と動機づけにつながる．IPERC では数々の共同研究，シンポジウムでの発信を積極的に行い，発信の場で新たな人脈を得る機会となっている．

　また継続的なイノベーションと助成金の獲得にはメディア取材への協力を積極的に行い，住民，行政など地域の方々が IPE を理解する機会を得ることも効果的である．

D　IPE 運営拠点の持続的発展のために必要な教訓とは

　センター型拠点の開発に関しては，先行文献から 7 つの教訓が得られ，IPERC はそれを参考として，継続的な活動をしてきた．そして現在，持続性の確保という，新たな局面に入っている．立ち上げた教職員は定年が近づき，世代交代をしつつ，また Covid-19 パンデミックで大きく変容したこの世界で，IPE の灯台として機能し続けるために，これから何をすればよいのだろうか．これも「過去の成功実績に基づく」必要があるが，これまでの実績を超えて，これからの世界で IPE のあるべき姿を作っていくことが求められている．

1　学生および協力教職員とともに IPE を楽しむ

　IPE に関わる教員の「温度差問題」（「ピットフォール」を参照）は，何が他にやらねばならないことがある多忙な教員が IPE に「引っ張り出される」，もしくは IPE が何か良く理解できないまま「引っ張り出される」ことが要因となることが多い．IPE だから教員の熱意が低くなるのではない．自分のやりたくないことをやらされるから，熱意を出

そうにも出せない状態となるのである．学生も同じである．

　専門職が，他の専門職をコントロールすることはできない．しかし IPE に関わる人をインスパイアすることはできる．そのためには，まず学生からの信頼を得ること，そしてその先にある 5 年後，10 年後の患者・利用者・家族・住民からの信頼を得ることを目的として定める必要がある．IPE の成果として最も説得力があるのは，IPE を受けた学生が専門職となり現場に出たときに，IPCC を発揮でき，IPCP を実践できているという評価を受けることである．

　そのような教育を継続的に行うために，センター拠点ができることは，授業デザインを緻密にして評価を統一し，一貫性と全体性を確保したうえで IPE 授業の質を向上させること，成功したら賞賛と祝福をする，成功しなかったらその努力への感謝と成功しなかったことへの支援不足を説明し改善する，IPE の理念を発信し続けることという基本的なことになる．賞賛の仕組みとしては，例えば IP アワードのような賞を作る，FD の参加証を 10 枚集めたら IPE 認定教員としての認証をする，などもある．センター型拠点は，その組織の連携協働のアイコンである．アイコン機能をより高めていくには，自分たちが行っている IPE に価値を置き，楽しむことであり，そのことが，関わる人たちへの強力な影響力となる．

2 組織と教職員のインタープロフェッショナルな社会化を進める

　センター型拠点の存在は，IPE 担当教員が IPE に対する理解とコミットメントを高めることに貢献する．IPERC の活動においても FD の継続的な実施，授業評価のフィードバックなどを通して，学内教員の IPE へのコミットメントは高まっていったと考える．

　教員は IPE に関わり他領域の教員や学生との接点が増えることにより，自分自身の専門職としてのバイアスに気づく，他の専門職の自職種へのバイアスに気づくという機会を得る．つまり IPE に参画することにより，教員が他領域の教員について，ともに学び，お互いに学び，お互いから学ぶ機会となっており，教員のインタープロフェッショナルな社会化（IPS）が進展すると言える．

　教員個人の IPS の進展の次に行うべきことは，IPE/IPC/IPL の連動を強める仕組みの考案と実施である．亥鼻 IPE の例をあげて説明するなら，IPERC と大学病院の協働により，IPE を連続体として資格取得前から継続教育までつなげる仕組みの開発である．このために，IPERC は大学病院の総合医療教育研修センターと連携し，新入職員 IPE 研修，研修医，研修歯科医師，新人看護師，新人検査技師の合同採血演習，特定行為研修などの現任教育における IPE を連続させる仕組みを共同開発してきた．また，同時に総合医療教育研修センターを改編し，看護部キャリア開発室と統合することで，IPE/IPC/IPL の連動を強める仕組みが強化された．このことにより現場の研修が IPE をベースとして構築され，IPE の文化がさらに醸成されていくと考える．これは，IPE が臨床からの信頼を得ることにつながる．

3 すべての人に IPE と IPCP の機会があるように

　本来的に言えば，IPE のセンター型拠点がなくとも，資格取得前 IPE と継続教育

IPCP が連続体となり，学部学科，および教職員間のサイロ化された構造がなくなり，教職員の IPE の理解が深まり，IPCP が実際に実現できていれば，センター型拠点の必要性は高くはない．通常の専門教育がそこまで開かれるなら，それぞれの科目で連携できるところは連携し，必要に応じて共同学習が行われ，実習はそのフィールドで自然に臨床参加型 IPE ができるだろう．そうなったら，センター型拠点の必要性は低くなり，発展的に IPERC を閉じるということもあるだろう．

　しかし，現状はそうではない．医療系の学部・学科におけるサイロ化された専門教育はそう簡単になくならず，そのカウンターカルチャーとして IPE があるのであるから，特に医療系の学部学科にとってはまだ IPE の必要性は高い．

　一方，IPE は医療系だけに必要なのではない．職業人として活動していくすべての人に IPE が必要であり，現在の仕事は単一職種で行えるものはごく少ない．またすべての人に健康をという SDGs 開発目標 3 の達成のためには，医療職だけでは難しく，学際的な活動が必要となるため，健康増進に関わるすべての人が IPCP の基本的能力を有している必要がある．

　このような背景から，IPERC では，各種の IPCPC（第 1 章 1，p5 参照）に関する研修開発，IPC のためのツールキット開発，コンサルテーションとスーパーバイズを行っている．この活動が国際的専門職連携によるサービスラーニング学習プロジェクト大学の世界展開力強化事業 GRIP [6] につながっている．患者，利用者，家族，地域，学生，教員，実践家の IPE の機会へのアクセスを確保し拡大することにより，すべての人が IPE と IPCP の機会を得ることにつながると考える．この新しい事業 GRIP の活動は，IPE に関わる学生，教職員にとっては，IPE は閉じられた世界の特別なものではなく，IPE は世界の潮流としてあり，またその目的は援助を必要とする人への包括的なサービス提供の質を向上させることであると改めて気づく機会になるだろう．

【引用文献】
1) Brashers V et al：Interprofessional education and practice guide no. 2：developing and implementing a center for interprofessional education. Journal of Interprofessional Care 29：95-99, 2015
2) Yamamoto T et al：Development of a new measurement scale for interprofessional collaborative competency: a pilot study in Japan. Journal of Interprofessional Care 28(1)：45-51, 2014
3) 千葉大学大学院看護学研究院附属専門職連携教育研究センター：ルーブリック評価表
https://www.n.chiba-u.jp/iperc/inohana-ipe/contentsandsystem/rublic.html（2023 年 4 月閲覧）
4) 千葉大学大学院看護学研究院附属専門職連携教育研究センター：事業概要　長期目標
https://www.n.chiba-u.jp/ipercorganization/businessoutline.html（2023 年 4 月閲覧）
5) 酒井郁子ほか：厚生労働行政推進調査事業費（厚生労働科学特別研究事業）　総括 研究報告書　看護師等学校養成所における専門職連携教育の推進方策に関する研究，2017
6) 千葉大学：グローバル地域ケア IPE プラス創生人材の育成　Global & Regional Interprofessional Education Plus Program, 2023
https://www.n.chiba-u.jp/grip/（2023 年 4 月閲覧）

第2章

IPE の組み立て方と
教育の実際

1　教育プログラム設計の基礎

はじめに

　現代日本においては，高齢化や過疎化，社会基盤の変容，医療の高度化などを受けて，チーム医療や専門職連携，すなわち複数の専門職間での連携による問題解決や利用者ニーズへの対応が求められている．医師，薬剤師，看護師，保健師をはじめ，理学療法士，作業療法士，社会福祉士，精神保健福祉士，介護福祉士などの専門職間での，患者や利用者の立場に沿った連携活動やサービスの提供が求められるようになってきている．

　そのような専門職を養成する多くの医療・福祉系大学・学部の教育プログラムにおいて，専門職連携教育（Interprofessional Education：IPE）のプログラムは，欠くべからざるものとなりつつある．実際に，医療・福祉系大学・学部において，その教育の中心的要素として，専門職連携を掲げないところはほとんどないと言って良いぐらいである．さらに言えば，専門職連携は医療・福祉系の大学・学部を越えて広がる可能性も有している．現代社会の多様化・複雑化，関与する関係者の増加，その相互関連性や相互依存性の拡大，ユーザーの求めるサービスの多様化といった背景を踏まえて，例えば社会的安全性を確保するシステム構築など，幅広い専門職間の連携が求められるフェーズが到来しつつある．

　専門職連携のための教育プログラムが，大学における学部などの教育プログラムに実装されている場合は学位プログラムの一部として構造化されている．また，地域医療を支える専門職を育成する教育プログラムとして構成されている場合も，それらは特別な目的をもつ教育プログラムとして，その設計方法や実践，評価などが問題となる．そのことは，教育内容とその配列，方法，評価，さらには評価を受けての改善といったサイクルを機能化させることであり，それらの要素をデザインすることでもある．本項は，カリキュラム，教育プログラムについて論じるものであるが，隠れたキーワードとしてデザインがあるということも指摘しておきたい．

　本項の目的は，教育プログラム一般についてその基本的な考え方や設計方法を概説した後，IPEのような教育プログラムを設計する際には，どのような知見を前提とし，どのような観点・要素を踏まえるべきなのかといった事項について，基本的な知見と示唆を提供することにある．

A　大学教育とカリキュラム，プログラム

　カリキュラム（curriculum）とは，言葉の意味は，語源としてはラテン語で「走る」という意味をもつクレーレ（curerre）の名詞形に由来するとされる．競走馬の走るコース（racecourse）を意味している．そこから，「人生の来歴」をも含意しており，履歴書

のことを Curriculum Vitae というのはそのせいである．要は，定められた行程を誤りなく進むことである．

　カリキュラムと似た言葉に教育課程がある．教育課程とは，順序立てて編成された教育内容・方法・時間配当・評価の計画，すなわち，学校の教育計画のことを言う．一方で，カリキュラムを，学校教育における児童・生徒・学生の経験の総体とする考え方もある．広義のカリキュラムである．カリキュラムは，その目的に沿ってそれぞれの到達目標をもった科目の機能的排列とも言えるが，大学において科目は学生がそれを履修し，学習主体としての学生が，それを活用して初めて意味をもつものであるし，特に学生が自らの興味・関心に沿って科目選択を行うことがある大学教育においてはなおさらそのことが言える．また，制度化された科目の排列以外の学び，つまり正課外の学びによっても学生は成長していく．ただ，カリキュラムや教育課程という言葉は，大学においては，学部・研究科単位の授業科目構成のイメージで受け取られることが多く，厳密な使い分けがいつも貫かれているわけではない．

　カリキュラムと紛らわしい言葉ではあるが，プログラム（program）という言葉もよく使われる．プログラムとは，個々にまとまりのある一つひとつの活動や実演を，全体のテーマに沿うように計画的に構成した，目的をもった活動・実演の全体をいう．活動・実演を実行する順序（イベントなどの「プログラム」）を指す場合もある．

　プログラムはその構成が重要であり，プログラムの効果を左右する．その意味でプログラム設計者やそれをプロデュースする者の役割は昨今では非常に重視されるようになってきている．プログラムという言葉は，カリキュラムよりも構成概念として使用する際の汎用性が高く，社会を構成するさまざまな人や要素が情報や成果を発信する際に重視されるようになってきていると思われる．教育の場では，組織的に定められた教育目的を踏まえた授業科目（コース，course）のつながり，学習活動などが構造的にまとめられたものと考えられよう．

　教育プログラム（Educational Program）を公的に定義したものとしては，［教育目的を達成するために体系的に編成された授業科目群（カリキュラム），ならびに，その実施のための教育方法，学修成果の評価方法，教職員配置，教育環境など，計画的に設計された教育プロセス・環境の総称．この場合，学士・修士・博士・専門職学位といった学位を与える課程を指す際に用いる「プログラム」あるいは「学位プログラム」を含むとともに，必ずしも学位にはつながらない短期的なコース，また，複数の高等教育機関が共同で開設する教育プログラムも含意する］（高等教育質保証用語集　大学改革支援・学位授与機構 https://niadqe.jp/glossary/）がある．実際には，カリキュラム，プログラムの双方について，明確な区別が確定しているわけではなく，混在して使われることが多い．ちなみに，個々の授業＝course をプログラムとは（一般的には）あまり言わないが，教育内容・教育方法の構成という観点からは，授業も1つのプログラムと言えよう．

　大学における教育プログラムの対象と範囲としては，専門職連携教育の関係者にとっての関心やこれからの制度的発展と有用性の観点から以下の3つを特に取り上げることとする．

　学位プログラムを基本的枠組みとした大学教育の質保証が，学位プログラムレベルにお

39

いて強調されて久しいが，履修証明プログラムと職業実践力育成プログラムの 2 つは，社会人への教育など大学の社会貢献という役割を制度的に担保するものであり，大学と社会との関係の新しい在り方という観点から注目されるようになってきている．また近年，これらの教育プログラムは，マイクロクレデンシャル（micro-credential），つまり学位を授与するものではないが，大学の教育モジュールであり，一定の知識・技能の習得を担保する制度的枠組みとして期待されている．

◨ 学部教育（研究科教育）カリキュラム

大学における教育研究実施組織（2022 年 9 月 30 日に令和 4 年度文部科学省令第 34 号が公布され，2023 年度からの大学設置基準の改正に基づく）として，特に教育組織としての活動の骨格として，各大学・学部において定められているものである．文部科学大臣による設置認可を必要とする制約はあるが，大学が自らの教育目標に沿って，その教育成果の実現を期するための重要なアプローチであり，設置認可後も認証評価機関による認証を得なければならないことが法定されている．「学位プログラム」は学部教育（研究科教育）カリキュラムを，学位を授与するプログラムとして位置づけたもので，学位を授与するための内容や水準が明確化され，国際的な水準を満たしているかどうかも重要な観点となる．

大学における教育アクティビティのまとまりとしての教育プログラムは，学部教育プログラムに限られるものではない．

学部教育における IPE プログラムは，カリキュラム全体のなかの部分として機能していることになろうが，地域医療における専門職連携プログラムなどは，履修証明制度や職業実践力育成プログラムの枠組が活用されることが期待される．

◪ 履修証明プログラム

学校教育法第 105 条および学校教育法施行規則第 164 条の規定に基づき，大学のより積極的な社会貢献を促進するため，主に社会人を対象とした一定のまとまりのある学習プログラムを開設し，その修了者に対して学校教育法に基づく履修証明書（Certificate）を交付するものである（文部科学省ホームページ「大学等の履修証明制度について」https://www.mext.go.jp/a_menu/koutou/shoumei/）．各大学など（大学，大学院，短期大学，高等専門学校，専門学校）における社会人などに対する多様なニーズに応じた体系的な教育，学習機会の提供を促進することや，資格制度などとの連動が期待されている．プログラムの目的・内容として，多様かつ高度な，職業上に必要な専門的知識・技術取得のニーズに応じたもの，資格制度などとリンクしたもののほか，生涯学習ニーズへの対応など多様な目的・内容のプログラムが想定されている．この証明は，学校教育法施行規則に基づき，各大学が認定するものである．後述する職業実践力育成プログラムと異なって，文部科学大臣の認可や届出を要するものではないが，各大学が認定プログラムを公表する必要がある．制度の発足当初は 120 時間の学習内容を必要とされていたが，平成 31（2019）年 4 月 1 日以降に開始する履修証明プログラムより，総時間数の要件が「120 時間以上」から「60 時間以上」に短縮され，当該制度のより一層の普及が図られている．

　履修証明プログラムや職業実践力育成プログラムは，医療系の教育プログラムとして活用されている例が多く，履修証明プログラムの例としては，埼玉県立大学のIPW（Interprofessional Work）総合課程がある．「IPWに関する基本理論や最近の動向，施設や地域でのファシリテータとしての方法論や技術，さまざまな具体的状況下におけるIPWの実際など，今，現場で本当に必要な連携」を学ぶとされている（埼玉県立大学ホームページ「IPW総合課程」https://www.spu.ac.jp/society/tabid399.html#p2）．

❸ 職業実践力育成プログラム（Brush up Program for professional：BP）

　社会人の能力やスキルの向上，キャリアアップを目指すリカレント教育の制度的枠組としては，履修証明プログラムと共通しているが，文部科学大臣による認定が必要である点が，履修証明プログラムと大きく異なる．「大学・高等専門学校におけるプログラムの受講を通じた社会人の職業に必要な能力の向上を図る機会の拡大を目的として，大学等における社会人や企業等のニーズに応じた実践的・専門的なプログラム」とされる．認定されるためには，正規課程と60時間以上の体系的な教育で構成される履修証明プログラムであることが前提であり，①対象とする職業の種類および修得可能な能力の具体的明確化，②対象とする職業に必要な実務に関する知識，技術及び技能を修得できるカリキュラムであること，③修了者には学長名で履修証明書が交付されること，④実務家教員や関連企業等と連携した授業やグループ討論，フィールドワークなどの科目で構成されていること，⑤週末・夜間開講，集中開講，IT活用などにより社会人が受講しやすい環境を整備すること，といった要件が示されており，その名の通り，「職業」との関りが強調されていることが大きな特徴である．

　BPの例としては，筑波大学の多職種連携メディカルスタッフ教育プログラム（履修証明プログラムでもある）がある．対象とする職業の種類としては，臨床検査技師，診療放射線技師，理学療法士，作業療法士，臨床工学技士，薬剤師，看護師などの医療専門職など多岐にわたっており，講座の目的・概要としては「臨床実習の指導能力に優れたメディカルスタッフの養成を目的とし，医療人として，より広い視野と深い知識を身に付けることを目標とする」とされている（筑波大学ホームページ「多職種連携メディカルスタッフ教育プログラム」https://www.md.tsukuba.ac.jp/comsep/program/certificate.html）．

Ⓑ カリキュラムの目的と編成権

　カリキュラム（プログラム）の目的は，学習者に，どのような知識・能力を，どのような水準で身につけさせるのか，どのような方法でそれを達成して，さらにそれをどのように評価するのかということにある．それらが体系づけられて，構成されているのがカリキュラムと言える．そして，その構成の権限と責任は，大学のカリキュラム編成権として認められてきた．

　初等中等教育においては，学習指導要領に基づいて各学校において教育課程編成がなされることになるが，高等教育においては，大学・学部などにかなり自由な教育課程編成権

がある．しかし，医療系などでは「指定規則」の縛りを受ける．

　大学に自由な教育課程編成権が与えられるようになった事情を振り返る．1991 年の大学設置基準の改正［いわゆる「大綱化」（「弾力化」と呼ばれる場合もある）］により，人文科学，社会科学，自然科学，外国語科目，保健体育科目などの科目区分が廃止され，各大学はその教育目的に沿って自由に科目編成ができるようになった．「大綱化」以前には，大学の開設する授業科目を「一般教育科目」，「専門教育科目」，「外国語科目」，「保健体育科目」に区分すべきこと，また，それぞれの科目について卒業までに修得すべき単位数（一般教育科目は 36 単位）まで定められていた．それが，「大学は，当該大学，学部及び学科又は課程等の教育上の目的を達成するために必要な授業科目を自ら開設し，体系的に教育課程を編成するものとする」（第 19 条）とされ，各大学がその判断に基づいての教育課程編成が可能となった．大学設置基準とは，大学の組織編成，教育目的，教員編成，校地，設備などについて具体的に定められた文部科学省令であり，国会の議を要しない．これまで，そのときどきの高等教育政策の課題を受けて，中央教育審議会大学分科会における審議を経て改正が重ねられてきた．「大綱化」は 30 年以上前のことではあるが，「大綱化」以前よりも格段に教育課程編成の自由度は増し，またそれゆえに「大綱化」以降，大学は「改革の時代」を迎え，今日に至るまでその変動はエンドレスに続いていると言える．その意味で 30 年以上前の制度改正とはいえ，大学教育改革の歴史を語るうえで，きわめて画期的な出来事であった．

　「大綱化」以降，各大学のカリキュラムには各大学の特徴と個別性が期待された．「カリキュラムは大学の教育意志の表現」（寺﨑昌男『大学教育の創造─歴史・システム・カリキュラム』，東信堂，1999）といわれるが，学位授与権と並んで，カリキュラム編成権は大学の存在意義なのである．ただ，自由な教育課程編成といっても，「教育課程の編成に当たっては，大学は，学部等の専攻に係る専門の学芸を教授するとともに，幅広く深い教養及び総合的な判断力を培い，豊かな人間性を育成するよう適切に配慮しなければならない」（第 19 条の 2）と記されており，教養教育の重視が求められていることがわかる．要は，個々の大学が社会の要請に適切に対応しつつ，より一層特色ある教育研究を展開することが求められるようになったのである．

Ⓒ 3 つのポリシーと学部教育カリキュラム

　上記のような状況は，大学の教育目的の達成や大学教育改革の進展に伴って，さらに大きくシステム的に展開することになる．いわゆる 3 つのポリシー策定の義務化（大学設置基準への明記）およびそれに基づくカリキュラム編成や教育の質保証の実質化である．この改革基調は，「大綱化」以前のように「科目」という枠組みを介しての制約が課せられるようなハードな方法論ではないが，教育目的や学修成果の明確化を各大学自身がシステム的に機能させることを求める（内部質保証）もので，ソフトな改革アプローチとも言えるが，その手法は進化しつつ精緻になり，ある意味では「大綱化」「弾力化」とは裏腹に，大学や大学教員に対しての社会的・制度的要求は増大しており，取り組むべき課題や負担は拡大している．

　3つのポリシーとは，①ディプロマポリシー（学位授与の方針），②カリキュラムポリシー（教育課程編成の方針），③アドミッションポリシー（入学者選抜の方針）のことであり，中央教育審議会は平成28（2016）年3月31日にそのガイドラインを以下のように定めて，各大学への普及を図られている．

①ディプロマポリシー：各大学，学部・学科等の教育理念に基づき，どのような力を身に付けた者に卒業を認定し，学位を授与するのかを定める基本的な方針であり，学生の学修成果の目標ともなるもの．

②カリキュラムポリシー：ディプロマポリシーの達成のために，どのような教育課程を編成し，どのような教育内容・方法を実施し，学修成果をどのように評価するのかを定める基本的な方針．

③アドミッションポリシー：各大学，学部・学科等の教育理念，ディプロマポリシー，カリュラムポリシーに基づく教育内容などを踏まえ，どのように入学者を受け入れるかを定める基本的な方針であり，受け入れる学生に求める学習成果（「学力の3要素」*についてどのような成果を求めるか）を示すもの．

　※（1）知識・技能，（2）思考力・判断力・表現力等の能力，（3）主体性をもって多様な人々と協働して学ぶ態度．

　このような大学教育改革を支えているのは，学習成果（ラーニングアウトカム）への注目であり，大学教育のパラダイム転換すなわち「教員中心の教育（teacher-centered education）」から「学生中心の教育（student-centered education）」への転換であるとされる．「何が教えられたのか」から「学生が何を学び，何ができるようになったのか」への転換であり，「学習成果」としての「教育目標」の設定がカリキュラム編成上においては重要な要素となる．学習成果とは「プログラムやコースなど，一定の学習期間終了時に，学習者が知り，理解し，行い，実演できることを期待される内容を言明したもの」[中央教育審議会「学士課程教育の構築に向けて（答申）（平成20年12月24日）中央教育審議会」]である．

D カリキュラムの体系化

　カリキュラム構築には，その目的（人材養成像）と並んで，スコープ（scope）とシーケンス（sequence）の観点からの編成が求められてきた．スコープとは，取り扱う教育内容・教育方法の範囲のことを指し，シーケンスとは，どのような順序で教育内容・教育方法を配列するのかを指す．そこでカリキュラムマップやカリキュラムツリーといったツールが活用されるようになった．一般には，領域（観点）別に記述された，ディプロマポリシーと各授業の到達目標との対応表は「カリキュラムマップ」と呼ばれ，今やほとんどの大学で作成されている．

　ただ，カリキュラムマップには，科目を学習していく順序，科目と科目の内容がどの程度関連しているのかを，表現できていないという限界がある．それに対して，カリキュラムツリーは，学習内容の順次性と科目間の関連性を同時に図示化したフローチャートやダイヤグラムなどが使われる．ただ，カリキュラムマップ，カリキュラムツリーという概念

や用語の使われ方は，論者によって変わることがあり，確定しているとは言えないのが現状である．

　では，個々の大学教員が担当する授業と，学習成果を確かなものにしていくためのカリキュラムとはどのように位置づけられ関連するのだろうか．プログラムと授業科目の関連性という問題である．政策的には，2012 年の中央教育審議会「新たな未来を築くための大学教育の質的転換に向けて〜生涯学び続け，主体的に考える力を育成する大学へ〜（答申）」において，次のように整理されている．まず，成熟社会において学生に求められる能力をどのようなプログラムで育成するか（学位授与の方針）を明示し，その方針に従ったプログラム全体のなかで個々の授業科目は能力育成のどの部分を担うかを担当教員が認識し，カリキュラム共通の考え方や尺度（「アセスメント・ポリシー」）に則って評価し，その結果をプログラムの改善・進化につなげるという改革サイクルが回る構造を定着させることが必要である．また，学位授与の方針に基づいて，個々の学生の学修成果とともに，教員が組織的な教育に参画しこれに貢献することや，プログラム自体の評価を行うという一貫性・体系性の確立が重要である．

　つまりは，プログラムのなかでの主体的学修が求められるということであり，教育理念・ディプロマポリシーを起点としたシステム的質保証のサイクルを回す必要があるということである．このような改革アプローチにも，先述したような内部質保証システムの確立と機能化を各大学に促すような政策手法が踏襲されていると言えよう．

E 授業設計（コースデザイン）

　個々の授業の設計，すなわちコースデザインの流れは以下のように整理できる．
①目的・目標を学習者に合わせて適切に設定する．
②設定された目的・目標にあった学習順序を適切に策定する．
③目的・目標に応じた授業方法を適切に選択あるいは構成する．
④目的・目標に応じた評価の方法を選択あるいは構成する．
⑤自学自習を促すようなシラバスを作成する．

　われわれは，コースデザインと関わる「科目」という言葉や概念を，普段はさしたる意識もなく使っているが，教育プログラムを考えていくうえで，それは極めて重要な概念であり，プログラム設計や教育実践上重要なツールでもある．教科とは，知識や技術，技能や用意される経験，得られることが期待されるリテラシーなどが，構造的に編成されたまとまりとされる．わかりやすく言えば，プログラムを構成するブロックということになろうか．ある意味で便宜的な「入れ物」と言えるかもしれない．単位認定の「単位」にもなっている．また，複数の教員が同一科目を担当することもあるが，その場合は，科目マネジメントすなわち担当者間での目的の共有，教材の作成，成績評価方法の共有が近年の大学教育では求められるようになってきている．

　ただし，学生の学習経験は「科目」の学習に限られるものではない．正課にはなっていないが大学が提供するまとまった教育プログラムが存在する場合があるし（近年ではこれを準正課と呼ぶ場合がある），正課の授業以外の課外活動においても，学生はさまざまな

経験を経て成長していく．すでに述べたように，カリキュラムを学生の学修経験の総体であると考えれば（広義のカリキュラム），学生の科目選択や正課外での経験や技能の獲得が行われて，初めてカリキュラムは現実化することになると言える．

　カリキュラム編成の前提となるのは，教育目的と教育目標の明確化である．教育目的（purpose）とは，何のために，当該教育プログラムが実施されるのか，その存在意義に関わるものである．つまり“For What”である．授業の目的であれば，例えば「○○学の基本的学説を修得するために……」その授業が構成されることになる．それに対して，教育目標（goal, outcomes, performance）とは，プログラムを履修した者が，プログラム終了時に，実行可能になっていると期待される行動のことを言う．「〜ができる」ようになるという言葉で表現されるものである．

　教育目標を考える場合，到達目標と方向目標を切り分けて考える見方もある．到達目標とは文字通り到達されることが期待される学習成果であり，それを設定する際の留意点として，シラバスを書く際などに，
①学習者を主語として記述する．
②観察可能な学習者の行動を記述する．
③１つの到達目標の項目の記述で，複数の目標を同時に記述しない．
④成績評価の基準として到達目標を設定すること
があげられる．

　方向目標とは，「批判的に思考しようとする態度を養う」といったように，学習者が取り組む方向性を明示したもので，主体性が求められる学習者の態度形成に関わる評価視点である．評価尺度の設定や学修成果の測定が簡単ではないが，初年次教育科目やキャリア教育科目における大学での学習態度の育成や専門教育においても学問分野に応じた探求的姿勢を育成するという観点からは重要な学習目標である．現状ではルーブリックが活用されることが多いと考えられる．

F カリキュラム編成のパターン

　カリキュラム編成の際の２つの観点として，スコープとシーケンスについては先述したところであるが，特にシーケンスと関連して，近年の大学教育改革での以下のトピックが注目されることがある．教養教育（一般教育）と専門教育の関係性に関わって，遅い専門化（late specializaion）vs 早期曝露（early exposure）の問題としてであったり，「大綱化」以後の専門基礎教育の早期化の問題，学部高年次や大学院段階における「教養教育」の問題，early exposure の例として研究大学の初年次教育における研究体験，医療系における早期の臨床的体験実習の問題などである．

1 学びの順序性

　学びの順序性については，別のアプローチとして，経験（Experience：E），気づき（Awareness：A），理論（Theory：T）の順序の観点からまとめるとわかりやすい．

a 経験，気づき，理論の順序の観点

その順序性には次の3つのタイプがあるとされる．

① TEA＝理論（概説）→経験（実習）→気づき．これは，言ってみれば従来型タイプで，講義を経ての実習の後，演習を経てまとめに至るものである．

② EAT＝体験→（振り返り）気づき→理論．これは，最初の衝撃（first impact）を重視し，学習への動機づけを図るものである．入学後まずは現場を体験させ，肌感覚でその実際に触れさせて気づきを得ること，そして最後に理論的な整理を行う．職業的なミスマッチングの早期発見に役立つことが期待される．教員養成系，看護系，介護福祉系などにその例がみられる．

③ ETA＝体験→理論，一般化→気づき．first impact の効果を利用することは EAT と同じであるが，理論的な学習を経ることによって気づきの言語化を促す点に特徴がある．

b 構成概念の前後性

構成概念の前後性から学習順序を整理する見方もある．通常，学習順序は次のような概念枠組に従って構成されることが理解されるであろう．単純から複雑へ，個別から一般，普遍へ，理論から実践へ，具体から抽象へ，過去から現在へ，幅広い教養から定められた深い専門性へといった具合である．ただ，これは時代の変化や教育的効果の観点から「反転」させることもありうる．以前，NHK で「さかのぼり日本史」というテレビ番組が放映されていたが，これは過去から現在へといった従来の歴史の学習順序を「反転」させた考え方であろうし，大学においても，最近は高年次や大学院における教養教育を配置する大学が出てきている．個別の専門性を学んだうえで，一般や普遍に今一度帰ることによる教育効果を期待するものであろう．ただ，先述した経験と理論の関係の3タイプからも知られるように，学習順序は柔軟に変更可能であるし，学生の特徴や性格，学習の目的，学生が受けてきた今までの学習経験などから柔軟に選択される必要がある．基礎から応用，理論から実践といった一般的なパターンを相対化して，対象学生の特性を考えつつ，柔軟に対応することがこれからのカリキュラム編成のあり方として考えられる．

c 教育内容・教育方法に関わる順序性

教育内容・教育方法に関わる順序性のタイプには次のように整理される枠組みも考えられる．

①累進型：基礎的な内容から難度を順次上げていくもので，例としては，数学，物理学などの理系基礎科目，私教育ではあるが公文式学習法がある．

②並行型：別の教育方法を時期的に大きな差をもたせずに展開していくもので，例えば，フィールドワークと社会調査法を同時期に学びながら，理論と実践面での学習を参照し合いながら学習成果を深めることを期すものである．

③螺旋型：類似の教育方法を低年次から高年次にかけて周期的に展開するもので，近年の教員養成プログラムにおいて，学校ボランティア，学校現場での予備的な実習，正規の教育実習などを継続して構成するものがあり，繰り返し学ぶことで，モチベーションや学習成果の深まりが期待される．

④往還型：座学と現場での体験といった，異なる教育方法を行き来して，学習の深化を期すものである．例としては，コーオプ教育（cooperation education），ボランティア学習，体験学習，インターンシップ，サービスラーニングなどがあり，現場体験の事前・事後における座学と組み合わされて科目が構成されている場合がある．近年要請されるようになった「社会に開かれた教育課程」といった考え方とも関わってこよう．

2 学習順序のデザイン

いずれにせよ，学習順序は与えられたさまざまな条件を勘案して構成されなければならない．科目の内容や目的はむろん学習者の興味・関心，既習知識の水準，近時のトピック，対象学生の現状などによって異なるものになってくるだろう．従来は，専門科目の概論を入門的に初期学習することが通例であったが，繰り返し語られてきたように，経験は学習者のモチベーションや世界観，アプローチの方法に大きな影響を与えることがあるので，それをカリキュラムのなかにどう組み込むのか，提供者側のミッションや教育目的とも関わって，持続的な課題となっている．加えてその妥当性は時代の文脈にも影響を受けるだろう．以上を明確に可視化し，学生の学修を効果的にサポートできるような学習ロードマップを提供できるかが，教育プログラムがポジティブに機能化する鍵となろう．

すでに述べたように，教育プログラムをデザインするのは，提供者としての大学や大学教員に限らない．デザインする「主体」としての学生という視点が重要である．教育プログラムの目的が果たされるのは，個別に提供された科目のなかから自分が実際に履修する科目を選択し，履修を果たし，学習成果を得ることによってである．医療系などでは，指定規則の縛りを受ける分野などがあり，そのことの濃淡は少なくないが，学生の選択と履修という行動と軌跡があって初めて教育プログラムが機能化することは銘記される必要がある．このような考え方は，カリキュラムを固定化したものではなく，ダイナミックにイメージするものである．まさに今，進行中のトピックに引き寄せて述べれば，2022年6月2日に，内閣府総合科学技術・イノベーション会議から「Society 5.0の実現に向けた教育・人材育成に関する政策パッケージ」（内閣府ホームページ https://www8.cao.go.jp/cstp/tyousakai/kyouikujinzai/saishu_print.pdf）が出されたが，そこでのキー概念になっている「個別最適化された学び」は今後教育政策の基本に据えられていくであろう．そうであれば，上述のような理解に沿ったカリキュラムの考え方がさらに求められるようになるであろう．

G カリキュラムと学習の評価

1 教育評価の段階と種類

教育評価の段階と種類は，一般には以下の通りである．

①診断的評価：授業が開始される前の段階の学習者の状態を把握・分析し，授業設計に役立てる．大学教育ではプレースメントテストなどが該当するが，近年では一般選抜以外の入試方法で入学する学生が増加傾向にあり入学前教育への関心と実践が高まっている

ことから，入学前教育の学習評価とつながっていく可能性がある．

②形成的評価：学習プロセスの途上で，計画した通りの教育効果が上がっているかを把握し，学習の改善に役立てる．ルーブリックなどが利用されて教育実践と連動した評価であり，学習者も関わる評価となるため，フィードバックが重要視される．

③総括的評価：到達目標が達成された程度を評価し，成績評価の判断材料とする．最終的な評価ではあるが，学習や教育プログラムの次なる改善に生かされる観点からの運用が求められる．

このうち，不断に変化する学生の獲得される知識・技能を素早くモニタリングし，プログラムの過程途上における教育方法や到達度設定の改善に結びつけられる評価の手法として着目されているのが形成的評価である．小テストやリフレクションシートなどによる学修到達度の頻繁な確認やルーブリックなどのツールが用いられることが多いが，教授・学習・評価を一体化させてプログラムのパフォーマンスを明らかにし，プログラム改善のサイクルを回すうえで，欠かせない評価手法となっている．さらに，教育の内部質保証システムが強調される近年においてはそのサイクルを構成する1つのステップとして位置づけられることもある．

2 アセスメント

また，教育目標の達成度を測定する概念として，特に近年強調されるようになったのがアセスメント（Assessment）である．

アセスメントとは，「一般的には，設定された基準に照らした質的・量的測定を指す．高等教育の質保証の文脈においては，教育機関，教育プログラム，授業科目，学生などが測定の対象となる．それらの測定のなかで，学修成果の測定が重要な要素となる．学修成果のアセスメントとは，目標となる学修成果を明確にし，それに対して学生がどの範囲と水準まで獲得したかを把握する取組みである．測定手法の例としては，定期試験などの直接評価と，卒業生への状況調査や学生に対する満足度調査などの間接評価があげられる．また，その機能により，診断的評価（学修前の予備知識，スキルの評価），形成的評価（学修過程の学力向上や理解度の評価），総括的評価（学修後の目標達成状況の評価）などに分類できる」（大学改革支援・学位授与機構編「高等教育質保証用語集」）とされる．各大学においては，質保証の取り組みとして，どのような学修成果に対するどのような評価手法を用いるのか，その尺度も含めて組織的な取り組みを整理した，アセスメントプランの策定と公開が，近年急速に進められている．

教育アセスメントの目的と意義は，学生の学習を促し，大学生活の成功（student success）につなげることにある．授業における到達目標の達成を測定するだけではなく，学習環境への適応やその活用，学習の場における協調的な態度，さらには周辺世界と自己との関係性構築，自己分析といった社会性を育む成長といった側面を含むものとされる．アセスメントのあり方は，学修成果の把握による授業改善だけではなく，学生の学習モチベーションの喚起にも大きく関係するのである．

H 特別な目的をもった教育プログラム

1 特別な目的をもった教育プログラムのデザイン

　ad hoc な教育プログラムのデザインにおいては，近年の大学教育改革のメインテーマである「何ができるようになるのか」といった視点もさることながら，「何のための」教育プログラムなのか，目的の明示とプログラム関係者での意識共有がより重要になる.
　そのためには，
①ニーズの探索と把握，
②目的の決定と共有，
③合意の調達と実施の決定，
④学習者を把握し分析する（probation）
といったプロセスを意識して教育プログラムが戦略的にデザインされなければならない.
指定規則のある医療系教育プログラム，教育職員免許法の縛りを受ける教員養成学部や教職課程の教育プログラムなどでは，当然のことながら，カリキュラム編成において法令の趣旨に沿った科目の排列や教育効果に関心が注がれてきたが，プログラムの戦略的デザインという視点も考えておく必要がある. 特別な目的をもつ教育プログラムの特徴は，そのプログラムがなぜ必要なのか，学習者は，何を学び，どのように変容することが期待されるのか，そのプログラムは，どのような社会的効果をもつのかといった視点が，「特別な目的をもつ」教育プログラムであることの存在意義となる. 地域医療を担うための IPE プログラムなどを大学正課とは別の次元でデザインするような場合も言わずもがなであろう.

2 プログラム開発における教育ニーズのとらえ方

　社会的効果の視点と関わるのが，プログラム開発における教育ニーズのとらえ方である. IPE プログラムのような特別の目的をもつ教育プログラムの教育ニーズを探索し分析するためには，さまざまなアプローチが考えられる.
・（元）患者・施設利用者などをまねいて，希望は何であるか，不満は何か，フォーカスインタビューで聞く
・学生の満足度や達成指標に関するアンケート調査を分析する
・学会や専門誌から，現在のトレンドを探る
・学部長等のトップと面談して，組織が目指している方向性と戦略を探る
・受講者が実習（体験）している現場を訪ねて，課題を探る
・IPE プログラムを受講予定者の上司に見てもらい，意見を聞く
・プログラム終了後にフォローアップ調査をして，改善策を練る
　これらの教育ニーズの探索アプローチは，現場での認識によるものから，プログラムを提供する組織に内在する戦略的視点から求められるもの，さらには現代の組織そのものが抱えている本質的な問題（ダイバーシティやコンプライアンスなど）を契機としているものがあることが考えられる.

　さらに言えば，プログラム開発のためのリーダーシップが，特別の目的をもつ教育プログラムのデザインには欠かせない．学習内容や教材の準備，到達目標の設定や評価尺度の策定，評価の実施などだけが，プログラム開発ではない．プログラム開発とは，関係者のニーズを把握し，プログラムの目的と効用を提示・説得し，合意を調達していくという価値実現（ある意味で政治的な）のプロセスなのである（中原淳）．その意味では，関係者間の相互作用によるシナジーや納得感を高めるための場づくりを目指すファシリテーションの役割と通底するところがある．このようなプログラムのデザイナーの育成こそが求められているのではないか．

　教育評価の領域では，デザインとマネジメントに焦点を置いた CIPP 評価［スタッフルビーム（Stufflebeam DL）］が，以前より教育学の分野では提案されている．CIPP 評価とは，①文脈評価（context）としての計画評価，ニーズ調査，②入力評価（input）としてのシステム評価，リソース調査，③プロセス評価（process）として実施段階を評価，開始後の課題や改善すべき点の評価，④結果評価（product）としてアウトカムを評価，といった構成になっている評価枠組である．教育プログラムというものが実行順序性に焦点を置く以上，プログラム評価の枠組もそれに沿ったものになるはずで，目標設定の背景・環境を重視した評価の枠組であり，特別の目的をもった教育プログラムを設計する場合，参考になるのではないか．

まとめ

　教育プログラムの設計は，目的と期待される成果を明確にすることが大前提である．目的→目標→内容・方法（の順序）→評価の順にプログラムの枠組を構成することが，今更言うまでもない基本である．ただ，学習の順序は，学習者のモチベーションや学修成果に影響するので，そこは文脈に合わせた再構成も求められる．また，プログラム実施者の教育観をも反映することがあり，その場合は，その教育観をメタ的に認知しながら，プログラムを開発・実施することが求められるであろう．今日，プログラム評価は，不可欠のプロセスとなっているが，評価の目的はプログラムの改善と進化，学習者の成長に尽きることは言うまでもなく，また，特別な目的をもった教育プログラムの評価においては，そのプログラムの目的や期待される成果に応じた評価手法の選択や開発が求められる．

【参考文献】
1）中井俊樹（編著）：シリーズ大学教育の質保証 1　カリキュラムの編成，玉川大学出版部，2022
2）中島英博：シリーズ大学の教授法 1　授業設計，玉川大学出版部，2016
3）中原　淳：研修開発入門—会社で「教える」，競争優位を「つくる」，ダイヤモンド社，2014
4）名古屋大学高等教育研究センター（編）：チップス先生のカリキュラムデザイン，2007
5）西岡香奈恵ほか（編）：新しい教育評価入門—人を育てる評価のために，有斐閣，2015
6）日本高等教育開発協会，ベネッセ総合教育研究所（編）：大学生の主体的学びを促すカリキュラム・デザイン—アクティブ・ラーニングの組織的展開にむけて，ナカニシヤ出版，2016
7）野澤有希：カリキュラム評価における CIPP モデルの役割に関する研究—教育的ニーズ把握を中心に．筑波教育学研究　第 10 号，2012
8）ピーター・H ロッシほか／大島　巌ほか（監訳）：プログラム評価の理論と方法—システマティックな対人サービス・政策評価の実践ガイド，日本評論社，2005

2 IPEのデザイン

　「授業やカリキュラムをどうデザインしていますか？」と聞かれて，皆さんはどう答えるだろうか．授業やカリキュラムを「設計（デザイン，design)」するというような大仰な表現をされると身構えてしまうかもしれないが，私たち教育者は，つねづね担当する授業の内容を考え，その計画を実装している．しかし，その授業の内容を考えたり，実装するという活動は，もしかすると自身の受講経験という経験則に基づいたものになっていないだろうか．私たちは教育，IPEに携わる者として，理論に基づいてカリキュラムやIPEを設計し，教育実践をする必要がある．なぜならば，私たち保健医療福祉の教育者は，EBP（evidence based practice，根拠に基づいた実践）の実践者を養成する教育のプロフェッショナルである以上，自分たちの教育実践もEBPであることが求められるためである．

　本項では，IPEのみならず，教育活動全般に必要な設計理論について概説する．

A インストラクショナル・デザインの基本

1 教育活動の3つのレベル

　教育の設計を理解する前提として，まず教育者の教育活動のレベルについて概説する．

　図1は教学マネジメントの4層モデル[1]におけるPDCAサイクルである．教学マネジメントとは，2018（平成30）年の中央教育審議会答申「2040年に向けた高等教育のグランドデザイン」でその重要性が示されたもので，「大学がその教育目的を達成するために行う管理運営」と定義される．教学マネジメントとしての具体的な活動内容は多岐にわたるが，それらを整理するために提案されたものが，4層モデルである．

　この4層モデルでは，個々の学習者の内部で生じる学習活動（第1層：学習レベル）が中核に配置され，その学習を教育者がどう支援するかという視点から，教育活動がミクロ，メゾ，マクロの3つのレベルに分けて説明されている．教育活動のミクロレベル（第2層）は，学習者の学習活動に対して最も直接的に働きかける教育活動で，個々の教育者が学習者に対して実施する授業や個別の学生指導がこれにあたる．次のメゾレベル（第3層）の教育活動とは，学部・学科（など）に所属する教育者集団が提供するカリキュラムやプログラムである．最後のマクロレベル（第4層）は，全学的・全組織的な，組織としての教育活動である．

　加えて本項では，ミクロレベルの教育活動をさらに，60〜90分で区切られた時間割の1単位時間（ユニット，コマ）の授業と，それら授業が8〜15回の連続的なつながりをもつコース（学科目）に分け，複数のコースで構成されるまとまりをカリキュラムと表記す

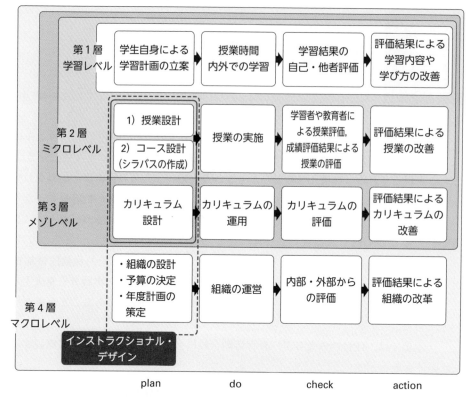

図1　教学マネジメントの4層モデル
［佐藤浩章：教学マネジメントの構造：システムとしての4層モデルの提案．IDE －現代の高等教育 612：20-25，2019 を参考に作成］

る．同様にそれらの設計をそれぞれ，授業設計，コース設計，カリキュラム設計と表現する．

2 インストラクショナル・デザインの基本的知識

　教育活動の設計手法に関する包括的なモデル・概念として，インストラクショナル・デザイン（Instructional Design：ID）がある．ID とは，「教育活動の効果と効率と魅力を高めるための手法を集大成したモデルや研究分野，またはそれらを応用して学習支援環境を実現するプロセス[2]」と定義される．

　この ID をより具体的に理解するため，前述した教育活動の3つのモデルを用いて説明すれば，ID とは教育活動の効果と効率と魅力を高めるため，教育活動におけるミクロ，メゾ，マクロの3つのレベルにおける，授業，コース，カリキュラム，さらには学習環境である教育組織などを設計・構築する活動・過程となる（図1，----）．しかし実際には，個々の教育者，あるいは集団としての教育者が主語となる，ミクロとメゾレベルの授業，コース，カリキュラムの設計を総称したものを ID とすることが多い（図1，——）．本項では，IPE の文脈で議論・検討されることが多い，コース・カリキュラム設計に活用できる ID 理論を中心に論を進める．

表1　メイジャーの3つの質問

・Where am I going?（どこへ行くのか）
・How do I know when I get there?（たどり着いたかどうかをどうやって知るのか）
・How do I get there?（どうやってそこへ行くのか）

［メイジャー RF／産業行動研究所（訳）：教育目標と最終行動—行動の変化はどのようにして確認されるか，産業行動研究所，1970 より引用］

3 メイジャーの3つの質問

a 設計の要素

　複数ある ID 理論のなかで，コース・カリキュラムレベルの設計の要素と手順を端的に表現したものとして，「メイジャー（Mager）の3つの質問」[3] がある（**表1**）.

　この3つの質問は，それぞれ学習目標 [objective(s)]，評価方法（assessment），教育内容 [content(s)]・授業方略（strategy，-gies）を示しており，コースやカリキュラムの設計では，これら3つの要素がバランスよく計画されて，整合性がとれていることが重要とされている.

b 設計の順序

　さらに，メイジャーの3つの質問は，設計の順序も提示している. 具体的には，まず，そのコース，カリキュラムの学習目標，あるいはコンピテンシーを設定する. そしてその次に，コース設計ならば各授業の学習目標を，そしてカリキュラム設計ならば各コースの学習目標を，学習者のレディネスや学習進度を勘案しながら設計していく，という手順である. この手順はウィギンズ（Wiggins）らの「逆向き設計（Backward Design）」[4] に接近する.

　そして学習目標の設定の次は，その学習目標に合わせて学習評価をまず設定し，その後教育内容（コンテンツ），学習方略，教授法を考えていく. ここでもしかすると，学習目標を設定した後，教育内容や学習方略，教授法よりも学習評価を先に設計・設定するという手順に，違和感を感じる人がいるかもしれない.

　こうした違和感に対して，学習目標と学習評価の連続性を示したマトリックスを**図2**に示す. これは文部科学省が大学入学共通テストの記述式問題を導入する際の資料の一部で，（入試）問題の分析・分類，問題作成のためのマトリックスである[5]. このマトリックスでは，列（横軸）は学習者に求める思考の内容・深度，行（縦軸）は複雑さとなっている. 思考の内容・深度は，左から知識の理解，複数の知識をつなげて論理的に説明する論理的応用，創造的思考となっている. このマトリックスによれば，その授業，コース，カリキュラムで，どういう能力を，どの程度の複雑さで学習者に求めるか（確認するか），すなわち学習目標が決まれば，評価方法（出題形式）が半ば自動的に決まるということが理解できる.

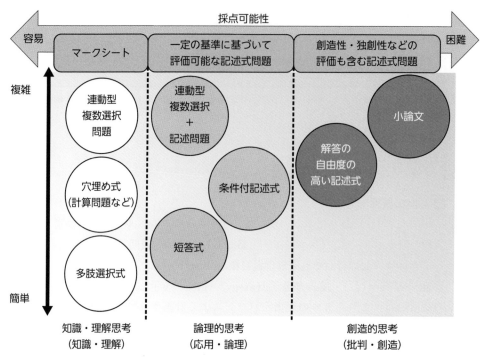

図 2　「知識・技能」「思考力・判断力・表現力」とそれらを評価する方法
[高大接続システム改革会議. 高大接続システム改革会議「最終報告」, 2016 を参考に作成]

4 その他の ID 理論

　前述したメイジャーの 3 つの質問は, かなり大雑把な ID 理論であるため, 特にミクロレベルの教育活動である授業や, コース, カリキュラムをさらに細かく設計したい場合は, 他の理論も参考にする必要がある. 本項では ID の基礎的な理論である「ID の第一原理」と「ガニエ (Gagné) の 9 教授事象」を紹介する.

a ID の第 1 原理
　ID の第 1 原理 (First Principles of Instruction Diagram) は, 構成主義的学習観 (「第 4 章 2. IPE を支える理論」を参照) に基づく複数の ID 理論に共通する 5 つの要素を抽出したものである (**表 2**)[6]. この ID 理論では, 最も意味のある学びを引き起こすのは, 現実世界の問題 (problem) を解決する手続きである, としている. この立場は IPE においては, 実際の IPC を模擬的に再現する SP 演習あるいは臨床実習形式の IPE (Clinical IPE) を実装するうえでの基本的な考え方や意義を提供してくれる.

b ガニエの 9 教授事象
　ガニエの 9 教授事象 (Gagné's Nine Events of Instruction) とは, 認知心理学の情報処理モデルに基づいて, 教育者による学習者に対する具体的な学びの支援方略を 9 種類にまとめたモデルである (**表 3**)[7]. この 9 事象は, 教育者個人レベルの学習支援方略と

表2　ID の第 1 原理

1	Problem	現実に起こりそうな問題に挑戦する
2	Activation	既有知識を動員する
3	Demonstration	例示をする
4	Application	学びを応用する機会がある
5	Integration	学びを現場で活用し，振り返る機会がある

[Merrill MD : First principles of instruction. Educational Technology Research and Development 40(1) : 43-59, 2002 より引用]

表3　ガニエの 9 教授事象

1	Gain Attention	学習者の注意を獲得する
2	Describe the Goal	授業の目標を知らせる
3	Activate Prior Knowledge	前提条件を思い出させる
4	Present the Material	新しい事項を提示する
5	Provide Leaner Guidance	学習の指針を与える
6	Elicit Performance	練習の機会を作る
7	Provide Feedback	フィードバックを与える
8	Assess Performance	学習の成果を評価する
9	Retention and Transfer	保持と転移を高める

[Gagné RM : The conditions of learning and theory of instruction. Holt, Rinehart & Wilson, 1985 より引用]

2

IPE の組み立て方と教育の実際

してはもちろん，コース設計などにも活用することができる．たとえば，オリエンテーションなどのコース前半では，「1. 学習者の注意を獲得し」，「2. 授業の目標を知らせ」，「3. 前提条件を思い出させる」ことで，学習者を動機づけ，そのレディネスを把握・賦活することが重要となる．また「6. 練習の機会を作り」，「7. フィードバックを与える」ために，コース中盤以降でリフレクションの機会を設定する必要性を示している．

B IPE へのインストラクショナル・デザイン実装例

これまでに概説した ID 理論を用いた実装例として，筆者が実際に携わった国際医療福祉大学大川キャンパスの IPE プログラム（以下，大川 IPE）の再設計過程を紹介する．またコース設計については，多くの養成校で取り組まれている学内での模擬患者演習による IPE コースの再設計例を紹介する．

1 国際医療福祉大学の IPE カリキュラム

国際医療福祉大学の IPE は，すべてのキャンパスで専門職連携教育実践（IPCP）の基礎知識を座学で学ぶ「関連職種連携論（2 年次，必修）」，実際に複数の専門領域の学生がチームを作って模擬患者演習を行う「関連職種連携ワーク（3 年次，必修）」，実際の患者・対象者に対する臨地実習（Clinical IPE）である「関連職種連携実習（4・5 年次，選択）」の 3 カリキュラムから構成されている．

2 従来の IPE の課題

2019（令和元）年度までの当該 IPE カリキュラムには，大きく 2 つの課題があると考えられた．

a IPE 3 コースが連続性・階層性を有した体系的な学習プログラムになっているか

2019（令和元）年度の大川 IPE 3 コースの「授業の概要」「到達目標」から，それらコースの連続性を読み取ることは困難であった（**表 4**）．この原因として，各 IPE 3 コースがカリキュラム設計の観点なしに，別々にコース設計されていたことがあげられる．

b 到達目標と成績評価項目が一致しているか

例えば，3 年次の IPE コースである関連職種連携ワークの「成績評定チェックリスト」（**表 5**）では，評価観点の細項目の No. 1～11 は同コースの到達目標（**表 4**）に合致している．しかし，これらすべての行動目標［Specific Behavioral Objective(s)：SBOs］を達成したとしても，及第点（60 点）に届かないという矛盾が生じていた．また残る 45 点分は，プレゼンテーションやレポートのリテラシーに関する評価項目となっており，到達目標と成績評価項目が一致していない，という問題点もあった．加えて，各項目の 5 点満点の評価基準は，5 点：大変よく達成できた，4 点：よく達成できた，3 点：達成できた，2 点：やや達成できた，1 点：多くの課題が残った，という内容で，表現にあいまいさが多く，同じ学習者に対して評価者によって評価に違いが生じる，すなわち評価者間信頼性が低くなる懸念があった．また，これらの評点は「リフレクティブな学習態度に基づく評価」となっている（**表 5**）が，学習者がリフレクションする機会（時間）や手続きがコースに設定されていなかった．

3 IPE のインストラクショナル・デザインの再考

以上の課題に対して，2020（令和 2）年度より次の作業に着手した．

表4　2019（令和元）年度　大川 IPE 3 コースの授業の概要・到達目標

	関連職種連携論	関連職種連携ワーク	関連職種連携実習
授業の概要	保健・医療・福祉の統合が進む社会状況にあって，その現場で働く職種には各々の専門的立場からサービスを提供すると同時に，各職種が連携し，利用者に総合的に支援することが求められる．全人的支援を行うには，関連職種連携が不可欠であり，その実践のためには他職種の専門性を理解するとともに，職務の関連性や連携について理解することが必要である． 本講義では，保健・医療・福祉に携わる職種への理解を深めると共に，職種間の連携のあり方について学ぶ．	保健・医療・福祉に携わる職種の専門性と関連性，チーム医療・チームケアの理念と方法を理解し，各職種が連携して課題を解決し，患者中心の専門的サービスを提供する技能を修得する．	患者・利用者中心の保健医療福祉サービスを提供するうえで必要な，関連職種連携の具体的な方法を実際に理解し，保健医療チームの一員として協働する専門職の行動のあり方を学ぶ．
到達目標	1) 専門職種間連携の概要を理解し，自職種について説明できる． 2) 保健・医療・福祉に携わる職種の専門性と関連性について説明できる． 3) 職種連携実践のあり方について概説できる．	1) ICF の概念を活用して事例の課題を抽出することができる． 2) 総合サービス計画の前提として事例を多角的に理解する． 3) 現実的・実践的な総合サービス計画が立案できる． 4) IPE として与えられた枠組みでチームが形成できる． 5) チーム・ビルディングのステップを踏んでチームを形成できる． 6) チームにおける自らの役割を発見・理解し，メンバーシップを発揮できる． 7) チームの内・外的環境に合わせてメンバーシップを柔軟に変化させることができる． 8) 総合サービス計画立案に何らかの形で参画できる． 9) 他職種の意見を尊重しながら，自職種の意見を根拠に基づいて述べることができる． 10) 自職種としての役割と責任が説明できる． 11) 他職種に興味をもち，他職種を理解し，自職種としての役割と責任が説明できる．	1) 患者・利用者中心の保健医療サービスを提供するために，実際の医療現場において，担当ケースに保健医療チームで協働して実践するケア計画が立案できる． 2) 担当ケースに保健医療サービスを提供するうえでの，関連職種間の連携における課題を明らかにすることができる． 3) 本実習で担当するケースの疾病と現症，病因，病態，予後について把握し，疾病による身体・精神・社会面への影響を検討できる． 　保健医療福祉分野の各種専門職の役割と機能の発揮の現状を理解し，説明できる．

表 5　2019（令和元）年度　関連職種連携ワーク成績評定チェックリスト

リフレクティブな学習態度に基づく評価		No.	評価観点の内容
評価観点	配点		
全体評価 （25点）	5点	1	ICF の概念を活用して事例の課題を抽出することができた．
	5点	2	総合サービス計画の前提として事例を多角的に理解できた．
	5点	3	現実的・実践的な総合サービス計画が立案できた．
	5点	4	IPE として，事例に対する十分なチーム形成ができた．
	5点	5	チーム・ビルディングのステップを踏んでチームが形成できた．
個別評価 （30点）	5点	6	チームにおける自らの関わりや役割を発見・理解できた．
	5点	7	柔軟なメンバーシップを発揮できた．
	5点	8	総合サービス計画立案に何らかの形で参画した．
	5点	9	他職種の意見を尊重しながら，自職種の意見を根拠に基づいて述べることができた．
	5点	10	自職種としての役割と責任が説明できた．
	5点	11	他職種に興味と理解を示し，自職種としてのアイデンティティについて考えることができた．
報告会 （25点）	5点	12	ICF の概念を十分理解し，症例に対する各職種の意見が十分取り入れられていた．
	5点	13	スライドが見やすく，わかりやすかった．
	5点	14	話の内容に脈絡があり説明がスムーズで，発表時間が適切だった．（遅すぎず，早すぎず）
	5点	15	質疑応答が適切だった．
	5点	16	司会進行が適切であった．
レポート （20点）	5点	17	私見を交えて十分な論理的な記載が認められた．
	5点	18	ICF の意義が十分理解できていた．
	5点	19	誤字脱字が無く良くまとまっていた．
	5点	20	期限までにレポート提出ができた．（できていれば 5 点，できていなければ 0 点）

ICF：国際生活機能分類

a カリキュラム設計

　メイジャーの 3 つの質問に準じて，最終学年の IPE コースである関連職種連携実習の到達目標が，3 年間の IPE カリキュラムで獲得されるべき学習目標，つまり本学の IPE コンピテンシーとなると考え，まず最終学年の IPE カリキュラムの到達目標を策定した（表 6）.

表6　再設計後の大川 IPE 3 コースの授業の概要・到達目標

	関連職種連携論	関連職種連携ワーク	関連職種連携実習
授業の概要	保健医療福祉に携わる専門職として，チーム医療・チームケアの実践である IPC（inter-professional collaborative）に必要となるコンピテンシーを学修する．		
到達目標	1) チームとグループの違いについて説明することができる． 2) メンバーシップについて説明することができる． 3) チーム医療・チームケアの実践例をチーム，メンバーシップの基礎理論で説明することができる．	1) 実際にチームを形成できる． 2) チームにおける自らの役割を発見・理解し，メンバーシップを発揮できる． 3) 他職種に興味をもち，他職種を理解し，自職種としての役割と責任が説明できる．	対象者・家族の QOL を向上させることは，IPC の最終目的である． 各専門職を目指す複数の学生によるチームとして，対象者・家族の理解，適切な思考過程による問題解決や支援策の策定を通じて， 1) 保健医療福祉分野におけるグループ・ダイナミクス※を実践し，その内容と意義を説明できる． 2) グループ・ダイナミクスの方法論であるチーム・ビルディングを実践し，その内容を説明できる． 3) 自職種としての役割と責任が説明できる．

※グループ・ダイナミクス：集団力学，集団力動．集団内相互作用．

　続いて，逆向き設計の手順に従い，各学年の学生のレディネスを考慮しながら，3・2年次の各 IPE コースの到達目標を策定するとともに，3 年間の IPE カリキュラムとして授業の概要を 3 コースで統一した（表6）．さらに，メイジャーの 3 つの質問の背景にある，学習目標と評価方法を表裏一体のものとしてとらえる立場に立脚して，各コースの学習評価方法および評価項目を策定するとともに，3 コースの到達目標の体系性を表現するカリキュラム・ルーブリック（長期的ルーブリック）を策定した（表7）．

b コース設計（関連職種連携ワーク 3 年次必修）

　従来のコース設計は，初回のオリエンテーションを含め，模擬患者に対するサービス計画立案の演習を 11 コマ実施した後，その演習内容を全体報告会で発表するというものであった．しかし，こうした学習者の作業や評価において，サービス計画立案の比重が高い IPE は，どうしても対象者・児との直接的な関わりが強調されるため，対象者・児と直接的な関係性が少ない領域の学習者の自職種アイデンティティや，IPE・協同学習に対する態度の構築・発達を阻害することが示唆されている[8]．このため，模擬患者演習を従来の 11 コマから 8 コマ分に短縮して課題の 1 つ（課題 1）とし，ガニエの 9 教授事象に準じて，同課題に取り組んだ過程をリフレクションする課題（課題 2）を加えた（表8）．

課題 1：「あなたたちは対象者・児のために，各専門職として何をしますか．チームとして何をしますか」

課題 2：「課題 1 に取り組んだ経過を振り返って，チームとメンバーシップについて考えてみましょう」

表 7　大川 IPE 3 コースのカリキュラム・ルーブリック

全体評価				Level 4	Level 3	Level 2	Level 1
全体評価	課題への取組	総合サービス計画の立案	対象者・児の多角的・全人的理解	・ICF の概念などを活用して事例を多角的に理解できた。	・事例の多角的・全人的理解が十分である。	・事例の多角的・全人的理解ができていない。	
			総合サービス計画の立案	・現実的・実践的な総合サービス計画が立案できた。	・目標設定とその解決策の策定が不十分であった。	・現実的・実践的な総合サービス計画の立案に及ばない。	
		各職種としての行動			・各専門職として SP に関してすべき行動が明確である。	・各専門職として SP に関してすべき行動が不十分である。	・各専門職として SP に関してすべき行動が挙げられない。
	チーム・ビルディング	チーム・ビルディングのステップ		・チーム・ビルディングのステップを踏み、コンフリクトが生じても克服できた。	・コンフリクトが生じても克服できないなど、チーム・ビルディングのステップを十分に踏んでいない。	・コンフリクトを回避するなど、チーム・ビルディングのステップを踏んでのチームの形成ができていない。	
		チームの形成			・IPE として与えられた枠組みでチームが形成できた。	・家族主義的な集団（いわゆる「仲良し集団」）にはなっているが、IPE として与えられた枠組みでのチームにはなっていない。	・チーム内に「ただ乗り（free rider）」が発生しても、チームとして克服できず、IPE として与えられた枠組みでのチームになっていない。
		チームの理解				・グループ、チームと集合との違いを説明することができる。	・グループ、チームと集合との違いを説明することができない。

			Level 4	Level 3	Level 2	Level 1
個別評価	メンバーシップ	メンバーシップの発揮		・チームにおける自らの関わりや役割を発見・理解し、メンバーシップを発揮した。・チームの内的・外的環境に合わせてメンバーシップを柔軟に変化させることができた。・チームに何らかの形で参画した。	・チームの中での役割がうまくいかない場合、それを克服できない。・チームの内的・外的環境に合わせてメンバーシップを柔軟に変化させることができない。	・チームにおける自らの役割を発見できない、あるいは発見しようとしない。・メンバーシップを固定観念で捉えている。
		意見の表出		・他職種の意見を尊重しながら、自職種としての意見を根拠に基づいて述べることができた。	・自職種としての意見を述べてはいるが、根拠が希薄であったり、他職種の意見を尊重しない姿勢であった。	・自職種の意見を述べなかった。
		メンバーシップの理解			・リーダーシップ、フォロワーシップを含むメンバーシップについて説明することができる。	・リーダーシップ、フォロワーシップを含むメンバーシップについて説明することができない。
	自職種としてのアイデンティティ	IPC実践者としての基本的な適性・態度	・IPCを実践するための基本的な適性・態度が獲得された。	・IPCを実践するための基本的な適性・態度が獲得されたが不十分。	・IPCを実践するための基本的な適性・態度が獲得されていない。	
		自職種としての役割と責任	・他職種を理解した上で、自職種の役割と責任を明確に理解した。・総合サービス計画立案時に自職種の役割を十分に発揮した。	・自職種の役割と責任の理解が不十分であった。・総合サービス計画立案時にその役割を十分に発揮したとはいえない。	・自職種を過大に評価している。・総合サービス計画立案時にその役割を発揮しなかった。	
		他職種の理解		・他職種に興味を持ち、積極的に理解しようとしていた。	・他職種に興味を持った、あるいは理解しようとしていた。	・他職種に興味を持とうとせず、理解しようとする姿勢がなかった。

■ : 関連職種連携実習（4・5年生）のルーブリック評価基準
▨ : 関連職種連携ワーク（3年生）のルーブリック評価基準
□ : 関連職種連携論（2年生）のルーブリック評価基準

2　IPEの組み立て方と教育の実際

表８　大川キャンパス３年次 IPE：関連職種連携ワークのコース設計

授業回数	内　容		
	従来（～2019）の コース・デザイン	新しい（2020～） コース・デザイン	
1	オリエンテーション		
2～8	模擬患者演習	模擬患者演習（課題 1）	
9～11		9	中間発表会
		10，11	・課題 2 の提示 ・リフレクション ・グループワーク（課題 2）
12～15	全体報告会	12～14	全体報告会
		15	リフレクション

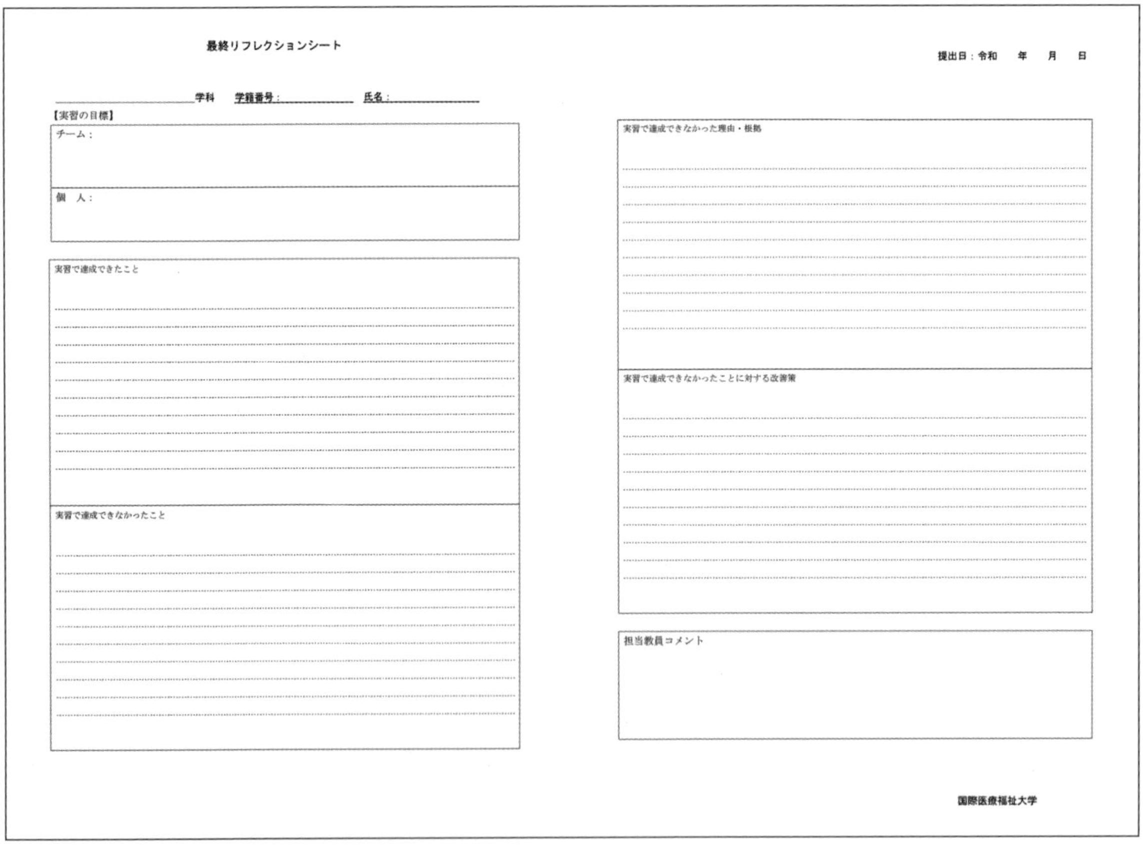
最終リフレクションシート

提出日：令和　　年　　月　　日

学科　学籍番号：　　氏名：

【実習の目標】

チーム：

個　人：

実習で達成できたこと

実習で達成できなかったこと

実習で達成できなかった理由・根拠

実習で達成できなかったことに対する改善策

担当教員コメント

国際医療福祉大学

図３　最終リフレクションシート

　特に課題 1 については，

①対象学年である 3 年次は，多くの分野で対象者に対する介入手技を学習していない

②対象者に対する「介入」を目的としていない職種・領域もある

ことから，模擬患者（Simulated Patient：SP）の問題解決を目的とした「介入」だけではなく，検査や評価などを含めた自職種としての「活動（何をしますか）」の考察を課題とした．

　また学びのアウトカムについても，全体報告会ではリフレクション内容を含めて報告するとともに，SEA（Significant Evelt Analysis）[9, 10] を背景理論とした「最終リフレクションシート」を最終提出物とした（図 3）．SEA とは，ものごとが生じた原因を半構造的に振り返り，以降の改善策の立案に活かす手法である．今回の最終リフレクションシートでは，「実習でできたこと」「実習でできなかったこと」の項で，実際に生じた事実を，次の「実習で達成できなかった理由・根拠」「実習で達成できなかったことに対する改善策」の項で，その事実に対する原因と対策を考えるように構成されている．

　さらに，当該コース開始前，チューターを対象とした IPE についての FD を実施した．同 FD では，① IPE とは（総論），②国内外から見た国際医療福祉大学 IPE の位置づけ，③ IPC・IPE のコンピテンシーについて解説するとともに，チューターの学習支援についても背景理論をもとに概説した．

　本項では，教育設計の理論と実践例を紹介した．特に設計理論については，IPE に限定せず，各領域別の専門職（uni-professional）教育での活用も念頭に置いて解脱した．各教育実践の特色や教育環境に合わせて，各理論を活用していただければ幸いである．

【引用文献】

1）佐藤浩章：教学マネジメントの構造：システムとしての 4 層モデルの提案．IDE－現代の高等教育 612：20-25, 2019

2）鈴木克明：総説　e-Learning 実践のためのインストラクショナル・デザイン．日本教育工学会誌 29（3）：197-205, 2005

3）メイジャー RF/ 産業行動研究所（訳）：教育目標と最終行動―行動の変化はどのようにして確認されるか．産業行動研究所，1970

4）ウィギンズ G ほか / 西岡加名恵（訳）：理解をもたらすカリキュラム設計―「逆向き設計」の理論と方法，日本標準，2012

5）高大接続システム改革会議：高大接続システム改革会議「最終報告」，2016
https://www.mext.go.jp/b_menu/shingi/chousa/shougai/033/toushin/1369233.htm（2023 年 4 月閲覧）

6）Merrill MD：First principles of instruction. Educational Technology Research and Development 40（1）：43-59, 2002

7）Gagné RM：The conditions of learning and theory of instruction. Holt, Rinehart & Wilson, 1985

8）Shimoi T：The educational effects of the stratum interprofessional education program on the students of rehabilitation disciplines. 5th European Congress of the European Region WCPT online 2020
https://kuleuvencongres.be/er-wcpt2020/programme（2023 年 2 月閲覧）

9）大西弘高ほか：Significant Event Analysis：医師のプロフェッショナリズム教育の一手法．家庭医療 14（1）：4-12, 2008

10）野村英樹：有意事象分析 Significant Event Analysis．医学教育 51（5）：596-599, 2020

■ピットフォール■

··

ロジの構築をどうするのかの問題

　ロジスティクス（logistics）は，物流と同義とされがちであるが，本来は原材料の調達から商品の生産，そしてその商品を消費者に引き渡す（販売する）までの一連の流れ・手続きを管理することを指す．TIPP（Team-based Interprofessional Practice Placement，第 4 章 2-**C**-1 項を参照）形式で開講されることの多い IPE では，1 人の教員が担当するコースとは異なる手続きが必要になる．本コラムでは，学内演習形式の IPE コースについてのロジスティクスの一例を，時系列に沿って紹介する．

●1. 開講学年の決定

　IPE をどの学年で開講すべきかという問題は，悩ましい懸案事項の 1 つである．もし IPC を非常に現実的な実践の 1 つであるとしてとらえたり，自職種理解の相対化により他職種理解を深化させることを考慮するのであれば，高学年での開講が望ましい．一方で，専門職としての IPC に対する基本的な考え方や態度を涵養することを目的とするのであれば，プロフェッショナル教育との連動を考慮しながら低学年での開講が選択されるであろう．

　以上のことから，それらのコースを組み合わせ，連続的・階層的に学習目標を設定した複数年度の IPE プログラムが理想的である．しかし一方で，複数年度開講は単年度開講に比べて，各領域のスケジュール調整などのロジスティクスが複雑になりがちである．

●2. 必修か選択か

　IPE の各コースを必修にするか，選択にするかについても，教育機関の IPE に対する考え方や熱意を勘案し，必修とすることが望ましい．

●3. 開講日程の調整

　演習が 15 コマで構成されている場合，通常の授業と同様に週 1 回（コマ）・15 週開講されるのであれば，特に日程の調整は必要ない．しかし，TIPP などグループワークでは，2〜3 コマ連続授業とするほうが教育効果が期待できる．また，学習者向けのオリエンテーション（8 項）や，全体報告会を開催する場合もある．こうした場合，あらためて授業枠を設定するなどの，領域をまたいだスケジュール調整が必要となる．

● 4. 予算の策定と執行

　IPE では，個別のコースとは異なる特別な費用が発生することが想定される．たとえば，他の教育機関やキャンパスとの共同のコースの場合，グループワークのために学習者と教育者が移動する必要性があり，そのために経費が発生するかもしれない．また，感染対策用の備品，学内 LAN やホワイトボード，さらには必要に応じてWeb 会議用の機器などグループワークに必要な備品を一定量準備する必要が生じることもある．

　こうした予算については，IPE をその教育機関の重要な教育プログラムとして位置づけるならば，学部・学科・領域別の予算ではなく，教育機関としての別建ての予算とすることが理想的である．しかし，どうしても学部・学科・領域別の予算建てにせざるを得ない場合は，

・学部・学科・領域の総予算規模に合わせる
・プログラムに参加する学生数に合わせる
・均等に配分する

などの選択肢からの調整が必要となる．

● 5. 学習者のグループ分け，チューター・ファシリテーターの配置

　第 2 章 2 項で述べたように，集団実体性の特性の 1 つである集団のサイズ（メンバー数）は，実体性と負の相関をもつ．こうした集団のサイズによる教育効果に，各教育機関の規模や構成学科を勘案し，学習者のグループ編成を決定する必要がある．

　グループ編成が決まれば全体のグループ数が決まるため，必要なチューター・ファシリテーターの数が決まる．チューター・ファシリテーター数が決まれば，それを構成学科でどう負担するかを協議し，IPE の責任部署から各学科に依頼する手続きとなる．

　この手続きの際にたびたび議論になるのは，コース全日程にわたって 1 つのグループに 1 人（以上）のチューター・ファシリテーターを配置するか（できるか）ということである．第 2 章 2 項で述べたように，演習・実習形式の IPE では，チューター・ファシリテーターは学習者への足場かけのために，その学習活動を観察することが求められる．このため，やはり 1 つのグループにコース全期間にわたり1 名以上のチューター・ファシリテーターを配置することが理想的である．

　こうしたチューターの配置についても，カウンターパートとの調整が必要となるが，チュータの配置（動員）は，参加学生の各領域別比率で決定する手続きがコンセンサスを得やすいであろう．

　以上 5 項は，教育機関として IPE で何を学ばせたいのか，各領域でのスケジュールの流動性，そして組織としての IPE に対する考え方や熱意などを勘案しなければならない超領域的で組織的な問題である．このため，カウンターパートとの調整についても，担当する委員会やタスクフォースの責任者，さらには学長・学部長レベルでの意思統一が必要となってくる場合もある．

●6. 教室の確保

　グループ数が決定すれば，各グループが演習を行う教室を確保しなれければならない．大きな階段教室での少人数グループワークは，短時間であれば可能であるが，15コマ近くに及ぶ長時間のグループワークは非現実的である．また，学習者の間の自由な交流・対話による相互作用を期待するのであれば，机や椅子が移動できる，比較的小さい教室を準備することが望ましい．

　また，もしグループワークで使用できる教室の数に限界があるのならば，教室数から逆算して前3項で述べたグループ数やグループ編成を考える（再考する）．

　こうした教室など学習環境についての調整は，カウンターパートのなかでも，教員よりも職員の協力を得ることで解決しやすくなることが多い．

●7. 実習要項の作成・改訂

　以上の作業と同時進行で，実習要項の作成，あるいは改訂作業が必要となる．要項は，学習者用はもちろん，学習支援のポイントなどのFD要素を加筆した教育者用の要項を作成しておくことで，チューター・ファシリテーター間の学習支援の信頼性を確保・向上することが期待できる．

●8. オリエンテーション内容の決定・実施

❶学習者向け

　オリエンテーションは，第2章2項で述べた足場かけの「学習に向けた準備体制の整備・調整」の下位項目「学習目標・目的の提示」「注意・興味・関心の喚起・賦活」に該当する，重要な学習支援の1つである．このため，ただ単に要項を説明するだけではなく，教育者の学習支援能力が求められる．

❷教育者向け

　1チームのメンバー数を少なくした演習・実習が設計されることにより，チーム数が増え，並行してチューター・ファシリテーターの数が増えることになる．このため，IPEや学習支援について理解の浅い，あるいは不慣れな教員をIPEに動員しなければならない場合が生じるかもしれない．こうした場合，後述するFDとともに，チューター・ファシリテーター向けのオリエンテーションが重要となる．

●9. FD

　学習者にIPEを実装する前に，教育者間のIPCのほうが問題であることは，IPEの常識になりつつある．前項でも述べたチューター・ファシリテーターに対するFDは，非常に難しい課題ではあるが，必ず実施すべき重要な手続きである．

「IDって難しくてわかりません」と言われるのですが，どうしたらいいのでしょうか

　保健医療福祉領域の教育者仲間と話しているとき，インストラクショナル・デザイン（Instructional Design：ID）の話をしようとすると，それほど話が盛り上がらずに他の話に変わってしまうことをしばしば経験する．どうも，同領域の教育者間に「IDアレルギー」のようなものが蔓延しているのかもしれない．

　このIDアレルギーには，主に次のようなものがある．

●「そんな堅苦しいことは面倒（そう）だ」

　第2章2項でも述べたように，「授業やカリキュラムをどうデザインしていますか？」という質問に，IDの視座からスラスラと答える人は，残念ながらほとんどいない．しかし，「ご自身の授業で，そんな工夫をされていますか？」という質問には，多くの人が雄弁に語り始めるかもしれない．そして，その内容を聞いてみると，学習者の興味・関心を賦活する努力をしていたり，どうしたら記憶に残る授業になるか，について腐心していることが少なくない．そうしたとき，「先生，それって『だいたい』IDですよ」と思うことが少なくない．実は，私たち教育者がつねづね考えている授業の構成や，学習者に対する配慮の多くは，IDとして理論化されているものがほとんどであり，私たちがそれに気づいていないか，知らないだけのことであることが多い．

●「少しIDを調べてみたが，たくさんあって結局，どれがいいかがわからない」

　例えば「インストラクショナル・デザイン」をウェブで調べてみると，IDに関する多くの書籍や，企業研究のページが紹介される．さらに，それらの書籍を検索してみると，これもIDなのか？　と思うような教育関係本が数多く出てきて，心が折れてしまうかもしれない．

　IDは1940年代，第二次世界大戦中のアメリカでロバート・M　ガニエ（Robert M. Gagné）をはじめとする教育心理学者が，軍事訓練プログラムを設計する過程のなかで創出されたと言われており，実は80年以上の歴史を有している．以降IDは，教育工学の中心的概念の1つとして各研究者による理論構築がなされ，1980年代ですでに40を越えるIDモデルが提示されていた．1980年代，チャールズ・M　ライゲルース（Charles M. Reigeluth）による『Instructional-design Models and Theories：An Overview of their Current Status』（邦題『学習者中心

の教育を実現する　インストラクショナルデザイン理論とモデル』北大路書房，2020）により，複数の理論から代表的な理論の概念枠組みが再検討され，教授理論の統合が図られた．

　ID はこうした長い歴史と混沌の背景をもっているため，こちらが ID を整理するためのフレームワークを持っていないと，迷子になってしまう可能性が高い．

●「ID は授業や研修の話（設計）ではないのか」

　その ID を整理するためのフレームワークとは，第2章2項で述べた教育活動のレベルのことである．一口に「授業を設計（デザイン）する（したい）」と言っても，60〜90分の授業（ミクロレベル-1））のことなのか，科目名のついた 8〜15 回のコース（ミクロレベル-2））のことなのかを整理しておかないと，話が噛み合わなくなってしまう．例えば，コース設計やカリキュラム設計を考えているならば，シンプルではあるがメイジャー（Mager）の3つの質問がわかりやすく，実装しやすい．対して，上記の学習者の興味・関心を引いたり，記憶に残る授業になるかについて苦心している例では，ID の古典であるガニエの9教授事象や，学習者の動機づけを中心に，授業・コースの設計のポイントをまとめたモデルであるジョン・M ケラー（John M. Keller）の「ARCS モデル」[1] が適合しやすい．

　ID の「デザイン」「設計」という耳慣れない硬質な表現が，その導入のハードルを高くしているのかもしれない．しかし，教育活動のどのレベルについて検討したいのかを考えることで，われわれがつねづね授業やコースについて考えていることが，実は ID で理論的にアプローチできるということに気がつけるのではないだろうか．

【引用文献】

1）ケラー JM/ 鈴木克明（監訳）：学習意欲をデザインする　ARCS モデルによるインストラクショナルデザイン，北大路書房，2010

3 クラスルーム IPE 授業 コンテンツの開発

IPE にはどのような学習内容を入れ込むべきか．本項では，以下 A に述べるような背景から，IPE に入れ込むべき学習内容を，「B．学習とリフレクション」，「C．コミュニケーション」，「D．患者利用者中心性」，「E．チームワーク」，「F．地域包括ケアシステムにおける多職種多機関連携」に整理し，最後に，千葉大学における教育実践例を示す．

Ⓐ クラスルーム IPE に入れ込むべき学習内容

健康関連職種（本項では，医療・保健・福祉・介護などに従事する多くの専門職についてこの用語を用いる）の養成には，教育する側が何を教えたかよりも，むしろ学習する側がどのような能力を身につけられたかが問われる．IPE においても同様で，英国の IPE 推進機関 CAIPE が 2017 年に更新した IPE ガイドラインでは，IPE の学習成果としてコンピテンシーベースの教育を実施することを重要視している[1]．つまり，学生が IPE プログラムによってどのような連携実践能力を身につけるべきかを明確にすることが重要である．

第1章1項で，WHO を始め，各国が文献レビューや専門職インタビュー，エキスパートパネルらによって公表した専門職連携実践能力（IPCC）を，6つのコアドメインに整理している（p7）．また IPE の先進大学であるカナダのトロント大学による IPE 開発のためのフレームワーク[2]には，①価値観と倫理（多様性に鋭敏になること，関係性を基軸に置くこと，お互いを頼ること，創造性/イノベーション），②コミュニケーション（傾聴，フィードバックの発信と受信，情報共有，対立の解決），③協働（ヘルスケアの文化，役割と責任，意思決定，クリティカルシンキング，内省と改革，信頼）が含まれ，これら3つの能力が［導入期］［発展期］［実践へのエントリー期］の学習段階を経て培われるようカリキュラム構築されている．

一方，わが国の保健医療福祉介護を取り巻く現場ニーズの観点から，IPE に入れ込むべき学習内容はどうあるべきか（なお本項ではこれ以降，保健医療福祉介護を略し「医療等」を用いる）．言うまでもなく，超高齢社会を迎え，医療等の各種サービスを受ける患者や利用者のニーズは多様化・複雑化し，職種間・機関間の連携なくしては，その人らしく住み慣れた地域でできるだけ長く暮らすという地域包括ケアシステムの理念は果たせない．IPE においては，わが国の現状に即したリアルな問題に対応できる連携実践能力を養成できる学習内容を入れ込む必要があるであろう．上記の IPCC のコアドメインのうち特に⑤役割/責任，⑥倫理に関しては，その国や地域の保健医療システムや健康関連専門職の充足状況，文化，法制度などがかなり影響する．

B 学習とリフレクション

　患者中心の医療等の実践においては，自分の判断や行動，医療等のチームの判断や行動をリフレクティブに振り返り，患者中心の意思決定，行動，態度となっているか点検して行動や態度を柔軟に変えていく対応が求められる．連携協働実践においても同様である．これは言うほど簡単なことではなく，自分や自分の属するチームの判断や態度を客観的視点でメタ認知する能力を要する．これもトレーニングによって習慣化が可能である．IPEにおいては，自分自身のみならず，自分の属したチームに関しても一定の協働タスクを終了した後にその判断や行動についてリフレクションする課題を入れ込むことが望ましい．

C コミュニケーション

1 人間関係を維持するための肯定的なコミュニケーション

　コミュニケーションは，意思伝達の「手段」であるとともに，それ自体が良好な人間関係を保つという「目的」としての側面をもつ．自身が他者を脅かす存在でないことを示し，他者との間にストレスの少ない円滑なコミュニケーションを維持できることは，連携実践の基盤となる能力である．他の学習者との協働学習のなかでこうした肯定的なコミュニケーションを意識化させるファシリテーションが必要である．

2 効果的な情報伝達のためのコミュニケーション

　これはコミュニケーションの「手段」としての側面である．連携において情報を正確に的確に伝達・共有することは必要不可欠である．医療等の現場では複雑な人間関係のもとでコミュニケーションが頻回に行われている．交わされた情報を基に判断や行為が行われるため，正確で適時な情報伝達によって，コミュニケーションエラーによる医療事故の予防，患者の目標共有や方針決定の促進などが図られる．米国で開発された Team STEPPS は，チームワークを高めて医療の質と安全性の向上を目指す戦略である[3]．SBAR（または ISBAR），ハンドオフ，チェックバック，コールアウトなどの情報伝達スキルが構築されている．こうした内容を，トレーニングコンテンツとして入れ込むことが望まれる．

3 患者中心の医療のための合意形成に必要なコミュニケーション

　WHO の報告[4]では，「コミュニケーション」において，①自分の意見を明確に説明できること，②チームメンバーの意見を傾聴できることを IPE のアウトカムの例としてあげている．これは，医療サービスなどを受ける患者などが抱える複雑かつ多様な問題を解決するために必要な合意形成において，必要かつ不可欠なコミュニケーション能力であろう．また，他職種の専門知識に基づく意見を尊重するという倫理的な実践の要素も含む．
　日本学術会議は，中央教育審議会からの『大学教育の分野別質保証の在り方に関する審議』について諮問への回答のなかで，大学教育におけるコミュニケーション教育について，「合意できないものは合意できないままに，協働の可能性を探る，合意できなくとも

決定しなくてはいけない場合には，意見の対立を残しつつ決定する，といった現実のコミュニケーションの多様性，複雑さを理解し，実践する能力が必要なのである」[5] と述べている．健康関連職種の連携協働実践におけるコミュニケーション能力はまさにこのとおりであると考える．合意形成の手法の教授とともに，その難しさに触れ合意形成に至るとも至らないともいえない過程を共有するなかで，患者中心の意思決定になるように互いに協力し合う体験学習が必要であろう．そのためには，多様な意見が生じる状況を教材として提示し，領域混成の学生チームで議論するという体験学習を入れ込むことが不可欠であると考える．

D 患者利用者中心性

連携教育をするうえで，最も軸に据えなければならないことは「患者利用者中心」という信念である．これは，健康関連職種にとって，連携は何のためにするのかという究極の問いへの答えであり，われわれ健康関連職種のミッションだからである．

連携は，ある側面からみると"面倒なこと"でもある．異なる価値や専門性をもつ者同士が目標を共有し，お互いにできることできないことを理解し，歩調を合わせ物事を遂行していくのには，意見や感情のぶつかり合いもあれば対立もある．それを乗り越えて，質の高い医療等のサービスを提供していくには，質の高いコミュニケーションとチームワークが必要で，そのためにかなりのエネルギーがいる．なぜそのような"面倒なこと"をするのかと言えば，患者や利用者が望む医療等を提供するという目的にほかならない．

しかし，しばしば IPE に従事する教員，現場の専門職の間で，このことに対する認識がずれてしまうことがある．たとえば，「連携が進んで，われわれ〇〇職種はとても楽になった」といったコメントをしてしまう場合がある．連携の肯定的側面を学生に伝えようとするコメントではあるが，学習者に「連携はお互いに楽になるためにする」といった価値観を伝授し，「自分たちが楽になるために他の職種に〇〇を依頼する」といった望ましくない方向に発展する危険性を伴う．お互いが対等にフラットな関係でそれぞれの専門的能力を発揮しあって協働することで，患者の健康が改善や QOL が高まることが連携の目指すところであることを，教員も実践者である指導者もぶれずにもち続けることが重要である．

E チームワーク

Xyrichis らが作成した専門職連携活動の分類ツール：InterPACT によると専門職連携活動は，メンバー間のリンクの程度によって，①チームワーク，②コラボレーション，③コーディネーション，④ネットワークの4段階に分けられ，チームワークは，求められる6側面の強度が最も高い連携の段階，コラボレーションはチームワークに次いで高い段階であると示している[6]．

医療等の現場で初対面に近い多職種とチームを組んで協働しなければならない場面は多様であり，他者と効率的にチーム・ビルディングし，チームに課せられた目標達成のため

に各自がコミットして役割と責任を果たし業務を遂行できる能力，そしてチームのなかでメンバーに対して倫理的にふるまえる能力は不可欠で，IPE のなかでトレーニングを積むことでその基礎力が培われる．

F　地域包括ケアシステムにおける多職種多機関連携

WHO は 2010 年の報告で，「国や地域の実情に合わせた保健医療システムが，よりそのコミュニティや属する住民の健康アウトカムを増進させる方向で，IPE を実施するべき」ということを示している[7]．

わが国は超高齢社会のただなかにあり，国は，医療費や介護費の費用負担の増加，高齢者層の価値観や地域特性の多様化といった背景から，地域の実情に応じて，高齢者が，可能な限り住み慣れた地域でその有する能力に応じ自立した日常生活を営むことができるよう，医療，介護，介護予防，住まいおよび自立した日常生活の支援が包括的に確保される体制[8]を地域包括ケアシステムとして築くことを目指している．同システム下では，医療と介護連携，関係機関間での規範的統合など，多職種多機関間での連携協働がより一層求められる．こうした現状に即した即戦力となる連携協働能力の養成が IPE には期待される．大学や養成機関には，それぞれ設置主体や立地などから，卒業生への社会からの期待や，ディプロマポリシーには特色がある．卒業生が活躍する医療等の現場にも違いがあるであろう．IPE を実装しようとする大学や養成機関の置かれた背景に基づき，例えば，"地域ベースの IPE" "チーム医療中心の IPE" など，用意する IPE プログラムにも特色をもたせることにより，各養成機関の教育理念にかなった現実的な IPE プログラムにすることができる．

G　IPE の教育実践例

ここでは，筆者が所属する千葉大学の亥鼻 IPE の教育実践例を示す．

IPCC は，トレーニングによって身につけられる．すなわち，段階的な教育プログラムにより計画的に積み上げていくことが適する性質をもっている．そのため千葉大学では，「Step 1」〜「Step 4」の段階的な積み上げ式の教育プログラムを採用している[9]（「第 1章 2．IPE を実装する」の**図 4** を参照）．

トロント大学の提案する［導入期］［発展期］［実践エントリー期］にあてはめると，［導入期］に「Step 1」が，［発展期］に「Step 2」「Step 3」が，［実践へのエントリー期］に「Step 4」が該当する．

表 1 に亥鼻 IPE の各ステップにおける IPCC のコアドメインに該当する学習内容を示した．各期にどのような学習目標で，これらのコアドメインに該当する学習内容を入れているか，一部を紹介し概説する．

1　［導入期］の IPE 実践例

亥鼻 IPE では「Step 1」が［導入期］の IPE プログラムである．「Step 1」は，【専門

表1 亥鼻 IPE の各ステップにおける IPCC のコアドメイン*に該当する学習内容

千葉大学亥鼻 IPE			①学習とリフレクション	②患者利用者中心性	③コミュニケーション	④チームワーク	⑤役割/責任	⑥倫理
段階	学習内容	学習方法						
導入期 (Step 1)	毎回の授業のリフレクション	自己学習	○					
	コミュニケーションワークショップ	演習			○	○		
	当事者体験講演	講演		○			○	○
	医療の歴史	自己学習		○			○	○
	患者インタビュー	演習		○	○	○		
	学習成果発表	演習	○	○	○	○	○	○
発展期 (Step 2)	毎回の授業のリフレクション	自己学習	○					
	専門職連携基礎知識50問ノック	自己学習 反転授業					○	○
	チームとは, チームワークとは	講義				○	○	
	フィードバック	講義と演習			○	○		
	専門職インタビュー	演習		○	○	○	○	○
	学習成果発表会	演習	○	○	○	○	○	○
発展期 (Step 3)	毎回の授業のリフレクション	自己学習	○					
	対立とは 対立の解決を目指したストラテジー	講義			○	○		○
	対立の分析と伝達	演習			○	○	○	
	対立の解決, 合意形成	演習		○	○	○	○	○
	学習成果発表会	演習	○	○	○	○	○	○
実践へのエントリー期 (Step 4)	毎回の授業のリフレクション	自己学習	○					
	退院計画とは	講義		○			○	○
	コンサルテーションとは	講義		○	○		○	○
	模擬患者面接	演習		○	○	○	○	○
	専門職へのコンサルテーション	演習		○	○	○	○	○
	退院計画立案	演習		○	○	○	○	○
	学習成果発表会	演習	○	○	○	○	○	○

*IPCC のコアドメイン：第1章1-**5**で示した6つのコアドメイン

職としての態度の基礎を形成し，患者・サービス利用者及び他学部の学生とコミュニケーションできる能力を身につける】ことを目的として構築している．「Step 1」の主要な学習コンテンツは「コミュニケーション」と「患者利用者中心性」としている．

まず，コミュニケーションに関する学習内容を示す．

学習目標を"チームメンバー，他学部の学生及び教員と肯定的なコミュニケーションができる"，"患者・サービス利用者とのコミュニケーションから，患者・サービス利用者の体験と希望を理解できる"とし，相互理解のための《コミュニケーションワークショップ》，患者理解のための《患者へのインタビュー》を演習として組み入れている．なおCovid-19感染拡大以降は，これらの演習をすべてオンライン化して実施した．

次に，患者利用者中心性に関する学習内容を示す．

学習目標を"患者・サービス利用者とのコミュニケーションから，患者・サービス利用者の体験と希望を理解できる"とし，医療等を受ける患者・サービス利用者の体験を聞く・学ぶという学習コンテンツを複数取り入れている．1つ目は学部混成チームで取り組む《患者へのインタビュー》である．患者が医療等を受けるなかでどのような体験をし，健康関連職種に対しどのような期待や希望をもっているのか，また自分の望む生活や人生のうえで闘病，治療，療養といった経験はどのような意味をもつのかといったことについて，学生チームでインタビュー項目を考え患者との効果的なコミュニケーションを考慮しつつ，入院患者との30分の面接を行っている．学部混成のチームで患者を理解することを目標に協力してインタビューを実施することに意味があると考えている．

そのほか，《当事者体験講演》，《医療の歴史》の学習を入れている．《医療の歴史》は，感染症の隔離施策，患者の人権と倫理，薬害被害，患者の安全といったテーマについて自己学習し，患者中心の医療とは何かを考察することを課している．

2 ［発展期］のIPE実践例

亥鼻IPEでは「Step 2」と「Step 3」が［発展期］のIPEプログラムである．「Step 2」は，【チームメンバーそれぞれの職種の役割・機能を把握し，効果的なチーム・ビルディングができる能力を身につける】ことを，「Step 3」は，【患者・サービス利用者，医療専門職間の対立を理解し，問題解決ができる能力を身につける】ことを目的として構築している．まず，コミュニケーション，チームワークに関する学習内容を例示する．

「Step 2」では，学習目標を"チーム作りに必要な基礎知識とスキルを理解し，自分のチームに活用できる"として，《チームとは何かチームワークとは何か》の知識学習とともに，《フィードバックのロールプレイ演習》を取り入れている．チームメンバーのグループワークへの貢献への肯定的なフィードバックや，チームワークを乱す好ましくない行動や態度への本人のリフレクションを促すフィードバックをロールプレイし，チームワーク形成に効果的なコミュニケーションについて体験的に学ぶ．

「Step 3」では，学習目標を"チームの目標達成のために，チーム内の対立を解決できる"，"対立及び対立の解決について説明でき，チームで生じている対立に気づくことができる"として，《対立の解決を目指したストラテジー》についての知識学習や視聴覚教材を用いた《対立の分析と伝達》の演習を取り入れている．対立とは何かを講義で解説した

後，チームメンバー全員が異なる視聴覚教材を視聴し，そのなかに描かれた対立を分析した結果を，他のチームメンバーに伝達する．その教材を見ていないメンバーに，自分が分析した“対立”をできるだけ正確に伝達するという演習のなかで，“対立”というものの理解と，自分の判断を正確に相手に伝達するというコミュニケーションのスキルの向上を図る．

　次に，患者利用者中心性，地域包括ケアシステムにおける多職種多機関間連携に関する学習内容を例示する．

　「Step 2」では，患者中心の医療や地域包括ケアシステムにおける多職種多機関間連携についての学習目標を“医療・保健・福祉の場における多くの専門職の役割・機能を地域包括ケアシステムのしくみと共に理解する”，“医療，福祉サービス及びケアを患者・サービス利用者の自律及び自立の観点から理解し具体的に説明できる”としている．

　具体的なカリキュラムは，①地域包括ケアシステム，専門職の役割に関する知識を身につける，②現実の医療・保健・福祉施設に勤務する専門職の役割を知る，③地域包括ケアシステムにおける多職種・多機関連携を総合的に考える，の3点からなっている．①は，医療・介護・保健福祉の対象者，医療保険や介護保険など医療制度，地域包括ケアシステムの概要，医師，薬剤師，看護師，その他の専門職の役割，医療・介護・保健福祉施設の概要（法的規制も含む），に関する知識をe-ラーニングを利用して修得する．②は，医療・保健・福祉施設の見学を通して各施設に勤務する専門職が現在行っている業務や問題点についてインタビューを行い専門職の役割・機能を理解する．インタビュー先は，大学病院，地域病院，リハビリテーション専門病院，クリニック，保険薬局，訪問看護ステーション，介護老人保健施設，サービス付き高齢者向け住宅など多岐に渡っている．③は，地域包括ケアシステムにおける多職種多機関連携のまとめに当たる．従来，「地域包括ケアシステムにおける多職種連携についてまとめよ」との課題でグループごとにまとめさせていたが，教科書的な内容にとどまっていたため，「1人の患者をグループで設定し，入院から退院後の療養まで，その疾患の治療・ケアに関わる専門職をあげ，それぞれの連携について説明せよ．疾患の内容や重症度は自由とする」という課題に変更した．これにより，学生は1人の患者を通して地域包括ケアシステムの仕組みを具体的に考えることができるようになった．

　「Step 3」では，学習目標を“複数の問題解決案の中から，患者・サービス利用者らの意思を尊重したもっともよい方法をチームとして選択できる”とし，患者と専門職との間，あるいは専門職間に対立が生じているペーパー事例を教材に，学部混成チームで対立の起きている問題解決のための対話・議論・意思決定のプロセスを演習する．対立の背景にある価値観や信念の違いや，意見の食い違いのなかにも患者にとって最も良い方向とは何かを探しているという共通点に気づいたり，学部混成チームで最終的な落としどころを見つけるという経験のなかで多職種間で協働する意味に気づける学習となっている．

3 ［実践へのエントリー期］の IPE 実践例

　亥鼻 IPE では「Step 4」が［実践へのエントリー期］の IPE プログラムである．「Step 4」は，【患者・サービス利用者を全人的に評価し，患者・サービス利用者中心の専

門世よく連携によって診療・ケア計画の立案ができる能力を身につける】ことを目的として構築している.

　Step 4 では，チームワーク，患者利用者中心性，地域包括ケアシステムにおける多職種多機関間連携に関する学習内容を例示する.

　学習目標に“患者・サービス利用者への全人的評価に基づいた退院計画を医療チームとして立案できる”を掲げ，模擬患者を対象とした《退院計画の合同立案》，《専門職へのコンサルテーション演習》を取り入れ，1 人の入院模擬患者の退院計画の立案を通して，各専門職の役割や連携の実際を学習している.

　この演習では，患者アセスメント〜多様な専門職へのコンサルテーション〜退院計画の立案〜患者への説明までを学部混成チームで経験する. 各職種が別々に患者をアセスメントしたものを統合させるのではなく，最初から学部混成チームとして患者アセスメントを協働して行うというところが特色あるプログラムである. 患者をみる視点は専門職によって異なるが，この演習では患者理解の共通言語・共通枠組みとして ICF（国際生活機能分類）を使用している. ICF の枠組みに落とし込んだ患者情報から，専門分野の異なる学生が患者像を共通理解する. 学生に事前に渡される情報は，模擬患者の診療記録であるが，さらに患者の病識や治療への取り組み，家族の状況や退院後の生活に望んでいることなど，患者の個別性を反映させた退院計画となるように，模擬患者の協力を得てこれも学部混成チームで，患者面接を行い患者理解を深める. 専門職へのコンサルテーションは，医学部附属病院の協力のもと，現職の医師・看護師・薬剤師・管理栄養士・理学療法士・作業療法士・言語聴覚士・臨床心理士・遺伝カウンセラー・社会福祉士に，学生が退院計画について意見を聞くという，かなり現実的な演習である. このコンサルテーションの過程で，学生は多様な職種の専門性や患者への視点を学び，同時に患者中心の医療をどう実現させるか，病院内の専門職同士のコラボレーションのみならず，院外の機関とのコラボレーションについても考察を深めることができている.

【引用文献】
　1）Barr H et al：Interprofessional Education Guidelines 2017．CAIPE，2017
　2）Sioban N et al：Creating the Health Care team of the Future. The Toronto Model for Interprofessional Education and Practice, p52-53, ILR Press，2014
　3）東京慈恵会医科大学附属病院医療安全部（編）：チームステップス日本版医療安全 チームで取り組むヒューマンエラー対策，p14，メジカルビュー社，2012
　4）World Health Organization Health Professions Networks：Framework for Action on Interprofessional Education & Collaborative Practice. Nursing & Midwifery Human Resources for Health, p26, 2010
　5）日本学術会議：大学教育の分野別質保証の在り方について 回答．p32，2010
　6）Xyrichis A et al：Examining the nature of interprofessional practice；An initial framework validation and creation of the Interprofessional Activity Classification Took（InterPACT）. Journal of Interprofessional Care 34（4）：416-425，2018
　7）World Health Organization Health Professions Networks：Framework for Action on Interprofessional Education & Collaborative Practice. Nursing & Midwifery Human Resources for Health, p11, 2010
　8）持続可能な社会保障制度の確立を図るための改革の推進に関する法律，地域における医療及び介護の

総合的な確保を推進するための関係法律の整備等に関する法律

9）千葉大学大学院看護学研究院附属専門職連携教育研究センター：亥鼻 IPE プログラム構成
https://www.n.chiba-u.jp/iperc/inohana-ipe/contentsandsystem/index.html（2023 年 4 月閲覧）

4 IPE 授業の手法

　IPEでは，前項で述べた教育内容（コンテンツ）を複数の職種・学部の学生たちがともに学び，お互いから，お互いについて学び合うことができるよう，授業方略を工夫する必要がある．そのためには，学習到達目標を達成するために一番効果的な学習方略（教授方法）を選択すべきであり，特に学生の能動的な学習活動（アクティブラーニング）が促進されるような方法を考えなければならない．

A 協働学習とアクティブラーニング

　お互いからお互いについて学び合う，IPEの学修の基本は協働学習（協同学習）である．安永[1]は，一般のグループ学習と協働学習を区別する観点として，ジョンソンらが示した5つの基本要素（表1）を紹介している．また，ケーガン（Kagan）は「肯定的相互依存，個人の2つの責任，参加の平等性，活動の同時性」を協働学習の4つの基本要素としていて，それらが備わっているグループ学習を協働学習と呼んでいる[1]．安永は，「参加の平等性」と「活動の同時性」は，「授業に導入したグループ活動が協同学習になっているか否かの，分かりやすい判断基準として活用できる」[1]と述べている．

　つまり，グループで話し合うことが協働学習なのではなく，学習目標を達成するために自分のもつ力を最大限に発揮して話し合い，積極的に交流して学び合うことでお互いを高め合うこと，そして学習を振り返り，建設的に評価することが協働学習である．IPEの場合，これらを学部，学科，専門分野の違いを越えて行うことになる．準備したIPEプ

表1　協働学習の基本要素

①肯定的相互依存	グループの学習目標を達成するために，基本的な信頼関係に基づき，各自のもつ力を最大限に出し合い，仲間同士が互いに依存し合うこと 目標に近づくとき➡肯定的な相互依存 目標達成の障害となるとき➡否定的な相互依存（社会的手抜き）
②積極的相互交流	学生同士が対面して積極的に交流し，教え合い，学び合うこと
③個人の2つの責任	自分の学びに対する責任と，仲間の学びに対する責任
④社会的スキルの促進	グループでの学びに必要な学習スキルや対人関係スキル
⑤活動の振り返り	学習に対する建設的な評価．学習活動における自他の言動を振り返り，何を続け，何をやめるべきかを考える

[安永　悟：第4章 協同による活動性の高い授業づくり―深い変化成長を実感できる授業をめざして．ディープ・アクティブラーニング，松下佳代（編），p116，勁草書房，2015を参考に作成]

ログラムが，協働学習の基本的要素を満たしているのかを継続的に形成的に評価し，満たしていない場合はプログラムを改善する必要がある．

　杉江[2] は，「協同学習では，（中略）仲間を高める責任と仲間からの支援に誠実に答える責任という 2 つの『個人の責任』が求められる」と述べている．学生は，協働学習を行うことで，IPE の学習目標の 1 つである「役割と責任」を体得することになる．「協同学習は，授業の工夫で学習者の個々の意欲を高め，同時に」[2] お互いを高め合うという「協同的集団によって学習者全員の意欲を高める」[2] ことができることから，アクティブラーニングにつながるのである．

　溝上[3] は，アクティブラーニングを，「一方的な知識伝達型講義を聴くという（受動的）学習を乗り越える意味での，あらゆる能動的な学習のこと．能動的な学習には，書く・話す・発表するなどの活動への関与と，そこに生じる認知プロセスの外化を伴う」と定義している．アクティブラーニングでは，ただ「書く・話す・発表する」といった活動を行えばよいのではなく，「課題に対して『振り返る』『離れた問題に適用する』『仮説を立てる』『原理と関連付ける』といった高次の認知機能をふんだんに用いて課題に取り組む」[4] といった深い学習に結びつける必要がある．溝上は，「アクティブラーニング型授業の質を高めるための個々の授業やコースで行う工夫として，①学習内容の深い理解を目指す（ディープ・アクティブラーニング），②授業外学習時間をチェックする，③逆向き設計とアセスメント」[5] をあげている．学生に深い学びをもたらすためには，学生の深い学習アプローチを引き出す活動を組み込んだ，しっかりとデザインされた戦略性の高いアクティブラーニング型授業を行わなければならない．そのためには，「問いや課題の与え方に工夫が必要」[4] となる．

　以下に問いや課題の与え方，授業運営上の工夫に関する Tips と，IPE の授業を運営する際の教員のファシリテーションを紹介する．

B アクティブラーニングを促す課題の与え方，授業運営の8つの Tips

1 学習到達目標を明示する

　IPE プログラムの学習到達目標を明示し，学生と共有することが重要である．何のためにこの学習をするのか，今学習していることにどのような意味があり，どのような能力を身につけるためのものなのかを，学生をはじめ関係する全員が理解していることで，学習効果が得られる．毎回のセッション，各ワークそれぞれについて，その学習到達目標を説明，確認することで，理解を得ることができる．

　千葉大学亥鼻 IPE Step 1 の学習到達目標と，第 1 回コミュニケーションワークショップの学習目標の例を示す（図 1，2）．Step 1 のコース全体での学習到達目標は，最初のオリエンテーションで説明するとともに，LMS である千葉大学 Moodle のコース上，そして，学習ガイドとして全員に配布する「学習のすすめ方」にも掲載している．各回の授業の初めに「今日の授業の学習目標」を示し，解説している．

> 専門職としての態度の基礎を形成し，患者・サービス利用者
> および
> 他学部の学生とコミュニケーションできる能力

- ・専門職として成長するために何が必要かを考えることができる
- ・チームメンバーそれぞれの専門領域の役割機能を理解し尊重できる
- ・チームの取り組みと成果を説明できる
- ・患者・サービス利用者とのコミュニケーションから，患者・サービス利用者の体験と希望を理解できる
- ・チームメンバー，他の専門職および教員と肯定的なコミュニケーションをとることができる
- ・チームの目標達成のために自己の責任を果たすことができる

図1　亥鼻 IPE Step 1 の学習到達目標

> ・ユニットメンバーを知ることができる

- ・専門職連携には職種間の理解が前提．職種間の理解には「職種の理解」と「個人の理解」がある．ここでは「個人の理解」を深めます．

> ・ユニットの凝集性を高めることができる

- ・これから Step 1 では複数回のグループワークがあります．ユニットでの活動に慣れ凝集性（まとまり）を高めます．

> ・ユニットメンバーと肯定的なコミュニケーション
> 　をとることができる

- ・そのための肯定的コミュニケーションのスキルを学びます．

図2　学習到達目標の例
［亥鼻 IPE Step 1 第1回コミュニケーションワークショップ］

2 協働して取り組むことに適した難易度の課題を設定する

　インストラクショナル・デザインでは，学習者の分析を重視している．現在の学生が有している「知識や技術の程度」，「学習態度」，「学習へのモチベーション」，「学習スタイル」を分析することで，適切な難易度の課題を設定することができる．1人で取り組んだほうがよい課題では，学生は協働学習をする意義を見い出せず，学習意欲が低下する．また，学生同士協力しても達成が難しい課題では，学生の関心を向け続けさせることは困難となる．ケラー（Keller）の ARCS-V モデル[6, 7]（表2）を念頭に置き，学生が「おもしろそう」，「自分の将来に役立ちそう」，「やれば出来そう」，「やってよかった」，「またやりたい」と思えるような課題を設定することが重要である．ARCS-V の注意（Attention）や関連性（Relevance）を満たす，医療系学生の興味を引く学習内容は，「臨床現場につ

表2 ARCS-V モデル　学習意欲の分類枠と定義と学生の反応

分類枠	定義	学生の反応
注　意 (Attention)	好奇心　学習者の関心を獲得する．学ぶ意欲を刺激する．	おもしろそう
関連性 (Relevance)	動機　学習者の肯定的な態度に作用する個人的ニーズやゴールを満たす．	自分の将来に役立ちそう
自　信 (Confidence)	期待感　学習者が成功できること，また，成功は自分たちの工夫次第であることを確認・実感するための助けをする	やれば出来そう
満足感 (Satisfaction)	満足感　報奨によって達成を強化する	やってよかった
意　志 (Volition)	目標達成へのコミットメントと自己規制行動	またやりたい

[ケラー JM／鈴木克明（監訳）：学習意欲をデザインする　ARCS モデルによるインストラクショナルデザイン，北大路書房，2010，p47，表3.1 を参考に作成]

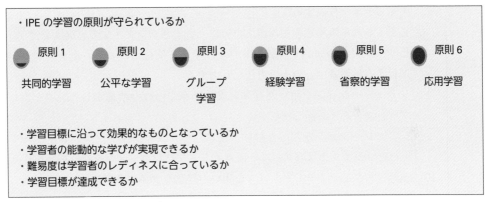

図3　学習コンテンツ点検のポイント

いて」や「患者・サービス利用者との関わりについて」である．これらの題材を，教材として設計するシミュレーションは，有効な教授方法の1つとなる．学習目標に合わせ，模擬事例（paper patient）や模擬患者を準備して，学生たちが将来経験するであろう状況を作り，それを学習として体験することで，深く能動的な学びへとつなげることができる[8]．シミュレーションのシナリオ / ケース / アクティビティを作成したら，それらの教材について，図3に示すようなポイントで「IPE学習の原則が守られているか」を再度点検する必要がある．「参加する学生の職種が登場しているか」，「参加する学生間で公平な学習が保証されているか」などには特に注意する必要がある．

■シミュレーション教育とは

　シミュレーション教育とは，実際の臨床現場・臨床場面を模擬的に再現した学習環境を提供し，学習者の疑似体験から，医療者としての実践力（知識・技術・態度）の向上を目指す教育である．実践を想定した教育であり，体験型学習である[A]．

　INACSL が提供している Healthcare Simulation Standards of Beat Practice™ の Simulation Design[B] には以下の 11 のクライテリアが示されている．

1. シミュレーションを用いた経験は，シミュレーション教育のベストプラクティス，教育学，そして実践の知識が豊富なコンテンツの専門家およびシミュレーショニストと協議して設計しなければならない．

2. 適切に設計されたシミュレーション教育のために，その必要性の基礎となる証拠を提供するニーズアセスメントを行う．

3. 学習者の基本的な知識をもとに測定可能な学習目標を設定する．

4. 学習目標とモダリティ（使用する機材やシミュレーションのタイプ）が一致するようにシミュレーションを用いた経験を構築する．

5. シミュレーションを用いた経験の背景となるシナリオ，ケース，あるいはアクティビティを作成する．

6. 必要とされる臨場感を生み出すために，さまざまなタイプの忠実度を使う．

7. 目的，学習者の知識や経験のレベル，そして期待されるアウトカムに基づいて進行する学習者中心の支援方法を計画する．

8. シミュレーションを用いた経験を成功に導くための準備資料と説明を含むプレブリーフィング計画を作成する．

9. シミュレーションを用いた経験の後に，デブリーフィングまたはフィードバックのセッションおよび / あるいはガイド・リフレクションを行う機会を作る．

10. 学習者およびシミュレーションを用いた経験を評価する計画を立てる．

11. 本格的な実施に先立ち，パイロットテスト（α テスト，β テスト）を行う．

【引用文献】

A) 阿部幸恵：看護のためのシミュレーション教育．p56, 医学書院, 2013
B) INACSL：Healthcare Simulation Standards of Beat Practice™ Simulation Design
https://www.nursingsimulation.org/article/S1876-1399（21）00096-7/fulltext（2023 年 4 月閲覧）

■シミュレーションシナリオとは

シミュレーションシナリオは，効果的なシミュレーション学習をねらって教員が作成する，体系化された計画（指導案）のことである[A]．したがって，シミュレーションシナリオには，以下の7つの要素が含まれなければならない．

1. シミュレーション学習の目標
2. 学習者の事前学習などの準備
3. シミュレーションの内容と指導者のかかわり方
4. シミュレートする学習の場の環境
5. 使用する医療機器や物品，シミュレータや模擬患者
6. デブリーフィングやフィードバックの内容と支援方法
7. 評価の方法

【引用文献】
A) 阿部幸恵：看護基礎教育におけるシミュレーション教育の導入，p28，日本看護協会出版会，2018

■ブリーフィングとデブリーフィング

ブリーフィングとは，経験学習の前に，学習目標の共有，経験学習を行ううえでのルールの確認などを行うことである．ブリーフィングを丁寧に行うことが，円滑な経験学習につながる．デブリーフィングとは，経験学習の後に相互作用的に出来事や行動についてふり返り，その背景にある思考過程や判断の根拠，その際の感情，気づきや学びを整理して，次の経験に活かすために外化することである．経験学習は，ただ体験や経験をすればよいのではなく，必ずブリーフィングとデブリーフィングをすることで，その体験や経験が意味づけられ，省察的学習となり，学生の次の実践に移行することができるようになる．

3 必要な知識を事前に提供する

学生が行う協働学習に必要な知識は，事前に提供しておく，あるいは，学生が自分で学べるしくみを作っておく必要がある．学生は，個人で事前学習に取り組む．必要な知識を伝える講義は動画としてあらかじめ LMS 上で提供し，確認テストやレスポンスシートを課して学習を確認する．協働学習では，「グループでの学び合い（集団志向）の前に必ず個人での学び（個人思考）を求める」[1] のが原則である．個人が必要な準備して協働学習に臨むことで，グループでの学び合いが深まり，学習効果が得られるので，学生が事前準備をして授業に臨み，協働して成果を生み出すような「反転授業」を行うことで，学生の能動的な学びを促すことができる．

■反転授業とは

　反転授業（flipped classroom/inverted classroom）とは，従来教室の中（授業学習）で行われていたことを外（授業外学習）にして，外で行われていたことを中で行うという形で入れ替える教授学習の様式だと定義される（Lage, Platt & Treglia, 2000）.

　授業では，授業外学習で学んだことをもとに，知識の確認や定着，活用，さらには協働学習など，アクティブラーニングを行うのである」[A].

　「反転授業」はアクティブラーニング型授業の質を高める工夫の1つである.

【引用文献】
A）安永　悟：第4章 協同による活動性の高い授業づくり―深い変化成長を実感できる授業をめざして. ディープ・アクティブラーニング，松下佳代（編），p140，勁草書房，2015

---

4 学生が取り組みたくなる仕組みを作る

　事前に提供する知識は，ただ「○○について調べなさい」と課題を出すだけでは一部の学生しか準備をしてこないことがある.「空欄があれば埋めたくなる」「選択肢を選びたくなる」というテストに慣れた学生の特性を利用して，LMS などの小テスト機能を使用し，資料を提示しつつ，穴埋め問題に答えさせるようなクイズを準備すると，学生は膨大な資料に目を通し，そのなかで必要な知識を自然と学ぶことができる. 満点を取るまで，何度も挑戦する学生の姿を見ることができる. 以下に千葉大学の例を紹介する.

a 千葉大学亥鼻 IPE　Step 2「専門職連携基礎知識 50 問ノック」の例

　亥鼻 IPE Step 2 では多学部混成の学生グループが臨床現場を訪問して実際の連携の現場を見学する「フィールド見学実習」を行っている.「フィールド見学実習」の事前学習として，自分が訪問する施設と当日対応予定の専門職の役割機能について調べることになっている. しかし，学習成果発表会での評価担当教員から「保健医療福祉のさまざまな機関の地域包括ケアシステムにおける機能・役割，専門職に役割についての知識や想像力が乏しい」，見学実習先の指導担当の専門職から「学生の質問項目が漠然としている」，「学生の事前学習が不足している」，と指摘された. そこで，地域包括ケアシステムが導入されるに至った日本の人口推計，人口動態統計，患者調査，国民生活基礎調査，病院や各種専門職の法的根拠についてなど 39 の資料を読みながら回答するクイズを 54 問用意した.

　この「専門職連携基礎知識 50 問ノック」（図4）を導入してからは，見学実習先の指導者から「施設の機能役割や各職種に関する事前学習がしっかりされていて感心した」「質問が的確で，質問されることでこちらも勉強になった」という反響があった. 学習成果発表会評価担当の教員からも，「見学して学んだことが活かされ，学生が発表する『理想の連携像』が以前より現実的なものになった」という評価が得られた. 学生からは，

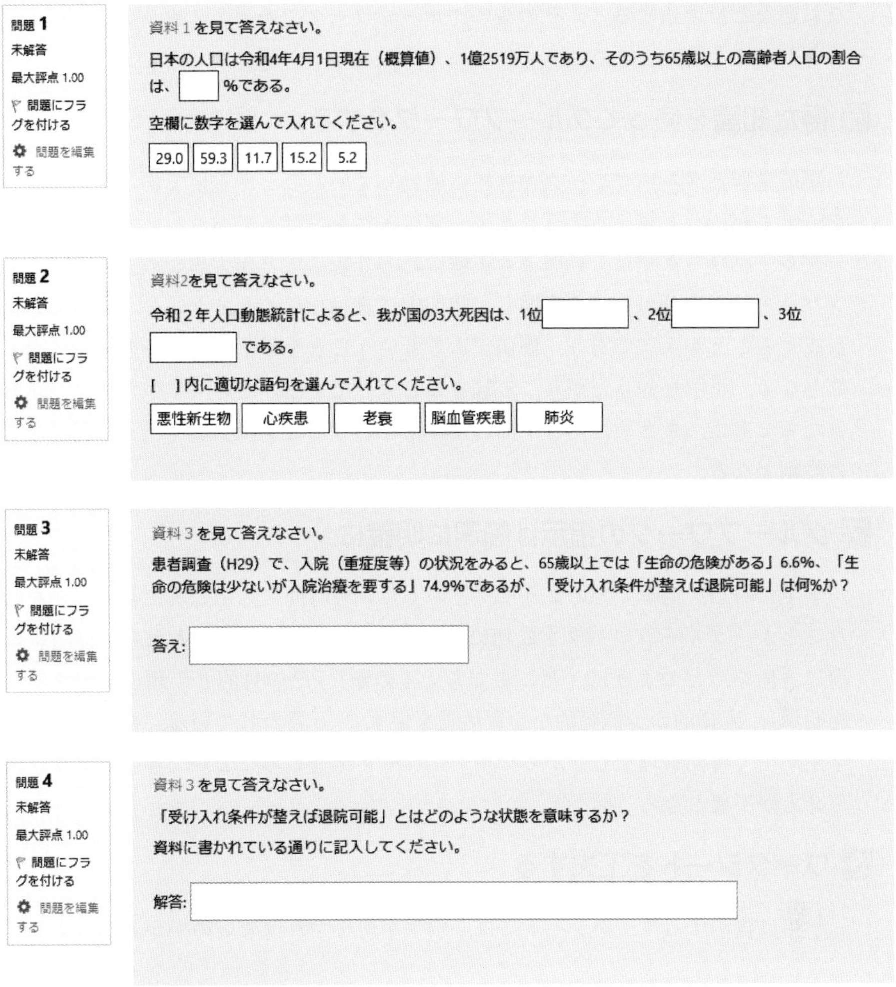

問題 1
未解答
最大評点 1.00
⚑ 問題にフラグを付ける
⚙ 問題を編集する

資料 1 を見て答えなさい。

日本の人口は令和4年4月1日現在（概算値）、1億2519万人であり、そのうち65歳以上の高齢者人口の割合は、☐☐☐%である。

空欄に数字を選んで入れてください。

| 29.0 | 59.3 | 11.7 | 15.2 | 5.2 |

問題 2
未解答
最大評点 1.00
⚑ 問題にフラグを付ける
⚙ 問題を編集する

資料2を見て答えなさい。

令和2年人口動態統計によると、我が国の3大死因は、1位☐☐☐、2位☐☐☐、3位☐☐☐である。

[　]内に適切な語句を選んで入れてください。

| 悪性新生物 | 心疾患 | 老衰 | 脳血管疾患 | 肺炎 |

問題 3
未解答
最大評点 1.00
⚑ 問題にフラグを付ける
⚙ 問題を編集する

資料 3 を見て答えなさい。

患者調査（H29）で、入院（重症度等）の状況をみると、65歳以上では「生命の危険がある」6.6%、「生命の危険は少ないが入院治療を要する」74.9%であるが、「受け入れ条件が整えば退院可能」は何%か？

答え：☐☐☐

問題 4
未解答
最大評点 1.00
⚑ 問題にフラグを付ける
⚙ 問題を編集する

資料 3 を見て答えなさい。

「受け入れ条件が整えば退院可能」とはどのような状態を意味するか？
資料に書かれている通りに記入してください。

解答：☐☐☐

図 4　専門職連携基礎知識 50 問ノック

「統計資料などをどう読むのかということが理解できた」「50 問ノックに取り組むことで，自分の知識不足を痛感した」などのリアクションがあった．

⑤ アイスブレイクでディスカッションを円滑にする

協働学習のためには，学生たちは「自分が学習してきた内容について」，「課題に対する自分の考えについて」を，グループ内で率直に話さなければならない．しかし，IPE の授業で初めて出会う他の学部，学科，あるいは他校の学生とすぐに意見交換ができるわけではない．そこで，グループワークの最初にグループメンバー間で自己紹介とアイスブレイクをして，少しだけ自己開示をすることで，話し合いの場を温め，意見が言いやすい雰囲気を作ることが重要である．

アイスブレイクのアクティビティとして，ゲーム性があるもの，その人の人となりが自然と現れるようなもの，ポジティブな感情を表出できるものや人間性が垣間見られるよう

なお題などを準備すると，その後のグループワークでのディスカッションをより円滑にすることができる．

6 得た知識を使ってグループワークをする

事前学習とグループワークの課題は連動していることが重要である．学生が事前学習をやってよかったと思えるようにグループワークを設計しておく．

グループワークでは，効率よく正解にたどり着くことが大事なのではなく，グループメンバー全員が自分の意見を表明し，時間内に議論を尽くしてグループとしての結論を合意形成することが大切であり，価値があるということを学生も教員も認識しておくことが重要となる．正解を知りたがり，無駄なことはしたくないという学生たちに，正答はなく自分たちで考え，まとめた内容が回答になるということを根気よく伝え，見守ることが教員の役割となる．

7 グループワークの指示は簡潔に明確に

学生に対し，何を，どのように，どのくらいの時間で，どこまで行うのかを明確に伝えることが，グループワークを成功に導く．協働学習では，「個人思考や集団思考を始める前に『何を，どのように，どこまで考えるのか』，その目的と手順を明示することが（課題明示），主体的かつ能動的な学習活動を促す」[9]と言われている．指示を明確にすると，学生同士で時間管理をしながらグループワークを進めることができ，ファシリテーションや介入が不要となる（図5）．

8 ワークシートを工夫する

学生に提示するワークシートには，学生が何をすればよいのかがわかるように指示語を

GW2-②: 対立の起きている問題の解決を目指して　　目安　10:30まで

□学習目標
・ペーパー事例に起きている対立を分析できる．
・対立の起きている問題に対する解決策について，対話と議論を通じて協働的に合意形成できる．
・グループでの討議の過程を振り返りチームビルディングとしてどうであったかリフレクションできる．

□グループワークの内容
以下の4点を，時間管理をしながら90分で完了させます．
・事例の状況を整理する（起きている対立を分析する）
・患者の目標を明確にする
・対立の構造を分析する
・現時点でのこの事例の対立解決方法を議論し，チームで合意形成して意思決定する

図5　グループワークの指示
[亥鼻 IPE Step 3]

記入しておく.

　紙ベースで作成するときは，学生がグループ番号やメンバー名を記入できるようにする．複数枚のワークシートがバラバラにならないようにグループごとにクリアファイルに入れるなどして，配布資料なのか，回収する必要があるのかなどの指示も明確に示しておく．紙ベースの場合，記入する人が偏ってしまったり，書記になった人の発言が極端に少なくなったりということが起こる．また，一部の学部・学科の学生がいつも書記になるということが起きたりする.

　クラウド上のドキュメントでグループワークシートを作成すると，グループメンバー全員で書き込むことができ，紛失の恐れもなくなる．また，事前学習を共有するときにも，グループメンバー全員が同時に閲覧でき，便利である．まれに，ほかのグループのワークシートを覗きに行くという学生も見受けられる．グループメンバーだけがアクセス，編集できるよう制限をすることができると，そのような行為を防ぐことができる．また，ときどき，ワークシートの段組みが学生の作業中に壊れてしまうことがあるので，定期的にダウンロードするなどバックアップを取っておくなどの工夫が必要である.

Ⓒ 教員によるグループ・ファシリテーション

　米国のIPEナショナルセンターが行っているTrain the Trainer（T3）研修[10]では，IPEを計画・実施するためのさまざまな内容を扱っており，そのなかで，IPEの授業を運営するための教員の行動や態度についても取り上げている．IPEが始まったのは2000年代であり，IPEを教える教員はIPEを受けた経験がない．しかし，教員は教室で教員同士協働することで，協働を学ぶ学生たちのロールモデルとして振る舞わなければならず，教員の態度が「隠れたカリキュラム」（第2章コラム参照）とならないよう注意しなければならない.

　基本的な教員の態度として，「教室に入ってくる学生を明るくフレンドリーに出迎える」「学生から見えるところで，他の仕事をしない」「さまざまな学生の要望に応えるよう努力する」「学生の意見を傾聴する」「どの学部・学科・大学の学生も平等に接する」ことが求められる．常に，100％学生のために存在するよう意識して振る舞うことが重要である.

　IPEでは，さまざまな意見を出し合い，話し合うことに価値があり，さまざまな意見には等しく価値がある．グループワークの場は，学生がどんな意見を出してもよい安全な場となるようファシリテートしなければならない．ここでは，T3研修で扱っている"IPE Small Group Facilitation Skills"をもとに，千葉大学亥鼻IPEで行っているFDの内容を紹介する．複数の教員でファシリテーションする際に，下記の4つの状況でファシリテーターに求められる行動について述べる．そして，オンラインIPEでのファシリテーションについても触れたい.

1 グループワークの準備

　ファシリテーターは授業に参加する前に，担当回の目的・内容・教材・段取り・教員としての自分の役割・一緒に担当する教員・学生への指示を確認し，練習しておく．そし

て，当日のグループワークでディスカッションが行き詰まったり目標からずれてしまった場合の，軌道修正するための質問を準備しておく．当日は少なくとも授業開始の 10 分前には，一緒にファシリテーターをする相手と顔を合わせて，ファシリテーター役割をどう分担するのか打ち合わせる．また，学習者のコミットメントの欠如（心ここにあらずな学生），授業とは関係のない会話（私語），または無礼な行動（教室を勝手に離れる，席を立って他のグループにちょっかいを出す）などの潜在的な問題にどのように積極的に対応するのかを事前にファシリテーター同士で相談し，決定しておく．

２ グループワークの場を作る

部屋を準備し，学生が職種別に固まらないように（同じ職種が横に並び他の職種と対峙するように座らず，さまざまな職種がバラバラにまじりあうように）着席してもらう．

教員同士，一緒に働く同僚として学生に対して自己紹介する（またはお互いに紹介し合う）．

積極的かつ支援的な方法で学生や教員同士互いに交流し，学習者に敬意を示す．教員が威圧的な態度をとらないように注意する．学部の垣根を越えて話しかける．つまり，自分の学部の学生にだけ話しかけたり，一部の学生にだけ親しく接したりしない．学生同士が自己紹介し，お互いを確認できる仕組みを作る．つまり，「アイスブレイク」の時間をグループワークに組み入れる．

３ すべての学習者が効果的に参加できるように配慮する

ファシリテーターは，共同で動き，役割を等しく共有する．学生からどちらか一方だけが仕事をして，他方は何もしていないように見られないよう，役割分担についても学生に説明しておく．グループワークの時間は，学生が十分に議論し作業する時間であるので，教員が講義をしたり，自分の経験を語ったり，不要な質問をしたりして学生の話し合いを中断させないようにする．そして，IPE の原則がサポートされる学習環境を作ることが大切である．学生がともに学び，お互いからお互いのことを学ぶのを助ける．必要があれば，「今の発言はどういう意味ですか？」「皆がわかる言葉でいうとどういうことですか？」などと，発言の意図を説明してもらう質問をしたり，一部の学生しか発言していないときは，「ほかの人はどうですか？」と声をかけたりして，全ての参加者に等しく焦点が当たるようにする．しかし，あくまで学生が主体でグループワークを進めるので，教員が司会者にならないようにする．学生に質問して気づきを促したり，学習者を励ましたりする．学生に意見がないからと言って，グループワークを早めに終了せずに，制限時間まで議論を促し，話し合いをさせる．しかし，終了時間は延長しない．そして，積極的に参加していない学生に対応する．心ここにあらずでいる学生には，そばに行って声をかけ，学習に集中できないことがあるのかを確認するなど，怒るのではなく冷静に丁寧に対応する．その際は，座っている学生の横に行って，立ったまま上から覗き込むことはせず，学生と目線が合うように横にしゃがんで声をかけ，話を聞く．

④ 異なる視点や考えを交換・共有できるように支援し，中立的な立場で発言する

オープンエンドの質問を使用して，学生が自由に意見交換することを促す．学生に他の人とは異なる独自の意見を共有し，他の学生の意見を補完するよう促す．学生が異なる視点を提供した際には，前向きにその違いを特定し，中立的な立場で発言する．例えば，「今の意見は○○の点で今まで出た意見と違っていて新しい意見ですね．ありがとう」などと，良い悪いというような価値判断を入れずに発言する．そして，多様な意見があってよいということを保証する．教師が求めていると学生が思っている結論に早く到達するのが目標ではなく，学生同士が議論を尽くし合意形成することが目標であるので，十分に議論できるようにファシリテートする．

Ｄ オンラインでのIPEにおけるファシリテーションのコツ

① 教員も自己紹介とアイスブレイクを

全体でのオリエンテーション時にグループワークを担当する教員を紹介する．その際，教員はカメラをONにして，15秒程度で自己紹介をする．学生のアイスブレイクと同様に少しだけ自己開示するお題についてのコメントを加えると，オンラインであっても学生との距離が少し縮まる．

② グループワークに入る際のカメラワーク

教員が，学生がグループワークとしているところに入るときは，カメラをOFFにしておく．学生からのリアクションがあれば，カメラをONにして「教員です．グループワークを観察しています．気にせずワークを続けてください」と言ってカメラをOFFにする．学生の議論を聞くときはカメラをOFFにして，学生に話しかけるときはカメラをONにする．

③ 議論を見守る際の観察ポイント

学生たちには時間内に達成すべきタスクがあるので，議論を見守る際には，①タスクをグループメンバー全員が理解できているか，②ついていけていない人はいないか，③タスク達成までの段取りを学生が共通認識できているか，④議論が目標に向かっているか，の4点を観察する．議論の方向性が目標に向かっていないときには，カメラをONにして「ちょっと，いいですか？」と声をかけ，現在の状況と今後の方向性について質問する．話し合いが停滞していたり，議論が表面的なときは，学生に質問して気づきを促したり，学生を励ましたり，良い発想をほめるなどの介入をする．話すのが苦手な学生もいるので，話さないからダメと決めつけず，ワークシートに記入するという方法で意見表明をしてもらう．発言することがグループ全体の学びや成果につながることをグループワークを通じて体験してもらい，徐々に発言に慣れてもらえるようにする．

4 欠席？　と思ったときは

オンライン会議に参加していない学生がいたら，グループのメンバーに，何か連絡を受けていないかを確認する．カメラが OFF のままで発言がない学生がいたら，名前を呼んで学生に呼びかけ，反応できるかどうか，通信状態を確認する．また，同じグループの学生に参加状況を確認する．ワークシートにアイコンが見られないときは，ワークシートにアクセスできるかなど，理由を確認し，技術的問題が解決せず，記入が難しいときは，他のグループメンバーに代わりに記入してもらってもよいことを伝える．

【引用文献】
1）安永　悟：第 4 章 協同による活動性の高い授業づくり―深い変化成長を実感できる授業をめざして．ディープ・アクティブラーニング，松下佳代（編），p116-118，勁草書房，2015
2）杉江修治：協同学習が作るアクティブ・ラーニング，p27-28，明治図書出版，2016
3）溝上慎一：アクティブラーニングと教授学習パラダイムの転換，p7，東信堂，2014
4）教育課程研究会（編）：「アクティブ・ラーニング」を考える．p65-66，東洋館出版社，2016
5）溝上慎一：アクティブラーニングと教授学習パラダイムの転換，p103，東信堂，2014
6）ケラー JM／鈴木克明（監訳）：学習意欲をデザインする　ARCS モデルによるインストラクショナルデザイン，p7，北大路書房，2010
7）鈴木克明：ARCS モデルから ARCS-V モデルへの拡張．第 17 回日本教育メディア学会年次大会発表論文集，p115-116，2010
8）臼井いづみ，井出成美：第 4 回 IPE の授業デザイン．NurSHARE「IPE をはじめましょう，そして続けましょう」第 4 回，南江堂，2022
　　https://www.nurshare.jp/article/detail/10173
9）安永　悟：第 4 章 協同による活動性の高い授業づくり―深い変化成長を実感できる授業をめざして．ディープ・アクティブラーニング，松下佳代（編），p140，勁草書房，2015
10）Train the Trainer
　　https://nexusipe.org/t3（2023 年 4 月閲覧）

「たこつぼ」現象に気を付ける

　IPE に関わる教員は，IPE を企画・運営していくなかで IPE を学んでいく．その過程で，たこつぼ（サイロ）のなかにいることがあぶりだされてしまうような自身の言動に気付くことが大事である．

　看護の教員によくあるのが，看護学生を「うちの子」と呼んでしまう現象．
　他学部の教員が看護学生に質問していたら，学生から求められてもいないのに，必要以上に学生をプロテクトしてしまったり．……学生はきちんと受け答えできていたのに．
　他学部の学生がグループワーク中に体調不良を訴えたら，自分で対応せずに，その学部の教員を探してしまったり．
　また，医学部教員によくあるのが，態度が悪いのは医学生と決めつけてしまう現象．服装が乱れていて，グループワーク中にうろうろしていた学生を，医学生と思って注意したら，薬学生だったなんていうことも．

　「○○学部だからリーダーとして振る舞わなければ」とか，「年上だからメンバーを引っ張って」というステレオタイプな考え方を手放して，ありのままの学生たちを見守ることが大切である．どの学部の学生も皆「うちの子」というマインドになり，平等に対応するようになるのが IPE 教員としての矜持となる．

■コラム■
・・・

隠れたカリキュラム（Hidden Curriculum）

　隠れたカリキュラム（Hidden Curriculum）とは，教育課程表やシラバスといった公式なカリキュラムの存在とは別に，学習・教育を阻害する「価値」，「規範」，「態度」，「プロセス」，「習慣」，「構造」であり，ひとまとめに「文化」と呼ぶことができる[1]．Hidden Curriculum は専門職のアイデンティティ形成に影響を与え，ときに，公式なカリキュラムよりも強い影響力をもつ．

　IPE では，従来からの専門職種間の力関係や IPE に対する職種間の認識や意見の違いなどから Hidden Curriculum が生じやすい．例えば，IPE のカリキュラムにおいて講義時間数や必修／選択の区別が学科によって異なることがしばしば認められる．これは，IPE の重要性が学科によって異なる（と教育する側が考えている）という暗黙のメッセージになり，学生の学修モチベーションに影響を与える可能性がある[2]．別の例では，実習中の医学生に対して医師が「看護師さんとは仲良くしておかないとね」と他意なく言った言葉は，看護師を専門職としてのパートナーとして敬意を払うべき対象として認めなくてよい，というメッセージとして受け止められるかもしれない．また，「医師はチーム医療のリーダーである」という言説は，IPE の学修においても医学生がリーダーシップをとらなくてはならない／とるべきであるという暗黙の了解を生み出すが，このような認識が IPE における円滑なグループ学習を阻害する場面を筆者は，しばしば目の当たりにしてきた．このような Hidden Curriculum の存在は，IPE の教育実践におけるグランド・ルール適用の障害になったり，教育の意図した目的を台無しにしてしまったりする．IPE の効果的な推進には，このような Hidden Curriculum の発見と排除，教員・指導者の意識改革の努力が必要とされる．

　Hidden Curriculum に着目する場合，以上のようにネガティブな影響をもたらすものが目につく．しかし，氏原[3] の「隠れたカリキュラム」の定義「教師が生徒に意図的に教える能力，あるいは規範，教師が意図的に行使する教師戦略」によれば，隠れたカリキュラムは「潜在的」であるだけでネガティブなものに限らない．IPE を担当する多職種の教員が連携よく授業を進めていくことや，患者の治療・ケアについて互いを尊重しながら真剣に議論する姿を提示することも隠れたカリキュラムに該当する．まずは，意図する，意図せざるに関わらず，教育の明示的ではなく潜在的な部分をとらえて認識することが，異なる背景をもつ教員と学習者が混在する IPE においては重要なことと思われる．

※本項は「山本武志：Practice-based IPE の実践と課題．保健医療福祉連携 11（2）85-88，
2018」の一部を改稿して執筆した．

【引用文献】

1）Mulder H et al：Addressing the hidden curriculum in the clinical workplace：A practical tool for trainees and faculty. Medical Teacher 41（1）：36-43，2018
2）笹野弘美ほか：多職種連携教育　なごやかモデルの紹介と学生の満足度．名古屋学院大学論集 医学・健康科学・スポーツ科学篇 5（2）：37-47，2017
3）氏原陽子：意図的な隠れたカリキュラム．名古屋女子大学紀要 家政・自然編 人文・社会編 （59）：149-159，2013

2 IPE の組み立て方と教育の実際

5 臨地 IPE 実習の企画運営と実際

A 地域セッティングでの臨地 IPE 実習

1 地域における IPE 実習の企画運営のポイント

　地域における IPE 実習の企画は，実習先との関係性の構築を主軸として行われると言ってよい．実習先への協力依頼やその後の関係性作りに関するポイントとして，次の点があげられる．

a 地域における「養成校−実習施設間関係」のグランドデザインを描く

　まず，実施規模の大小に関わらず，養成校と地域における実習施設とが，今後どのような関係性を築くことが望ましいのかというビジョンを検討し，そのためにはどのような戦略が必要かについて，グランドデザインを描くことが求められるだろう．

　地域 IPE 実習を何のために行うかと言えば，専門職連携に関する知識やスキルをもった人材の輩出であり，そしてその人材によって患者・利用者のよりよい生活がもたらされることである．地域 IPE 実習を行う必要性，そのために養成校側に求められている課題，課題解決のための地域 IPE 実習を含めた養成校と地域社会との目指すべき方向性を示す必要がある．

　そのうえで，実習先は地域 IPE 実習を実施するためのパートナーであることを前提に，協働の中長期的目標は何か，短期的にはどのようなことを行うのかについて，具体的に説明できるようにしておくことが求められる．

b 地域に出向き説明を行う

　グランドデザインを携えて，協力を依頼する施設に出向き説明を行う．従来までのような専門職養成の実習とは異なるため，できるだけ全体や部門を統括する管理者・責任者レベルに説明を行うことができるとよいだろう．現在の管理者・責任者レベルの人々は IPE の経験がない場合も多く，実習内容をイメージするのが難しい者もいるだろう．自校が考える実習の内容とともに，他校の事例なども踏まえた説明内容を準備することが望ましい．

　また，現場では専門職連携や多機関協働に関わる何らかの実践例や課題認識があるはずである．それらの情報を積極的に得ることを通じ，その施設において実施可能な IPE 実習プログラムを想起し，養成校側の研究・教育資源によって連携・協働の課題解決に向かうことはできないか，検討のための材料を収集することも肝要である．

c 実習受け入れ施設の組織化を行う

複数の実習先に依頼するのであれば，ある程度協力施設が出揃ったところで，当該実習施設同士の横のつながりを形成するための「組織化」ができるとよいだろう．これにより，実習施設やその担当者同士が，実習を受け入れるにあたっての疑問点や不安な点を共有する場，課題解決の場の形成を目指すのである．また，日常業務における専門職連携・多機関協働の諸課題やそれに対する解決策のノウハウが共有されることにより，養成校と実習施設との協働による「チーム」としてのアイデンティティ形成にもつながる．

さらにこのような組織化により，グランドデザインで描いた養成校─実習施設間関係の中長期的目標に対する評価や，新たな取り組みの構想，そしてさまざまな情報提供の場として機能させることも考えられる．

d 「多機関協働」の視点に配慮する

地域 IPE 実習が病院のそれと大きく異なることは，後者は主として専門職同士の連携を学ぶものであるのに対し，前者は多機関協働（Inter-agency Collaboration）を学ぶ機会にもなりうることである．例えば在宅で生活する要介護高齢者の場合，通所介護事業所，居宅介護支援事業所，かかりつけ医，訪問看護や訪問介護の事業所などが協働して利用者のケアを行っている．さらには，地域の社会福祉協議会が組織化した有償 / 無償のボランティア活動などにより生活支援を受けているかもしれない．

このように組織が異なる専門職同士や地域住民との連携を進めるには，各組織の運営理念や文化，主として取り扱う制度やサービス，業務や活動の進め方などの相違を理解することが求められる．また，情報共有や意思決定のあり方についても注意を向ける必要があるだろう．

e 実習先任せにせず教員がしっかりと関わる

実習施設において，自分の専門以外を学ぶ学生，しかも多種多様な専攻の学生に対して実習指導を行った経験のあるスタッフはそれほど多くない．また，学生間の相互作用による主体的な学びを支えるという IPE の基盤となる考え方に基づき，学生に関わった経験がある者はほとんどいないだろう．事前に実習に関わる情報提供や研修などを行うことはもちろんではあるが，実習中も教員がしっかりと学生グループに関わり，ファシリテーションを行う体制を整えておくことが必要である．また，実習指導者のファシリテーションに関わる疑問に答え，ときにはアドバイスを行い，実習を通じた指導者の経験や学びを可能な限りサポートする姿勢も大切にしたい．

f 学んだ成果を実習施設や地域に還元することを目指す

最後に，地域 IPE 実習において学生が学んだ成果を，何らかの形で実習施設や当該地域に還元することの重要性を指摘しておきたい．学生が学んだ内容は，地域の保健医療福祉従事者や，患者・利用者本人やその家族から評価を受けることが大切だろう．そのためには，発表会の開催や報告書の作成によるフィードバックを行うことが求められる．学生たちは異なる領域の専門職や地域住民にもわかりやすい言葉づかいや発表内容にするなど

2

IPE の組み立て方と教育の実際

95

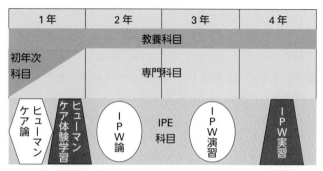

図1　埼玉県立大学における IPE カリキュラム（2022 年現在）

の配慮も行うこととなり，結果として「患者・利用者中心の IPW」という大切な理念を具現化することにつながるであろう．

　さらには，このような学習成果の還元を通じて，あるいはそれをきっかけに，地域における連携実践の諸課題の解決に向けた議論を行う場の形成が目指されてもよい．学生のフレッシュな視点に基づく課題提起が，現場実践のイノベーションをもたらすこともありうる．学生を単に教育の受け手に留めるのではなく，地域の保健医療福祉実践の担い手として位置づけることにより，学生自身も責任をもって学ぶ契機となるのではないだろうか．

2 埼玉県立大学における展開例

　埼玉県立大学は，保健医療福祉学部に看護，理学療法，作業療法，社会福祉という 4 つの専門領域の学科を擁して，1999 年に開学した．開学当初より 1 年時に地域 IPE 実習を配置していたが，より発展したのは，2006 年度入学生からの改訂カリキュラム以降である．このカリキュラムより，英国の事例[1] を参考に，1 年次のみならず 2 年次にも地域 IPE 実習を組み込み，2009 年度に埼玉県内約 80 の施設で約 450 人の地域 IPE 実習が行われた．

　2022 年度現在，IPE 関連科目は図1のように段階的に配置されている．このうち，4 年生で開講している地域 IPE 実習の企画運営について紹介したい．

a プログラムの内容と企画運営

　埼玉県立大学において 4 年次に開講している地域 IPE 実習（科目名：IPW 実習）は，各専門領域と IPE の段階的な学びを踏まえ，4 年次の 8 月ないしは 10 月に実施する学外実習である．埼玉県内約 80 の医療機関・社会福祉施設などにおいて，約 3.5 日間の実習を行い，4 日目の午後は県内各地で報告会を実施している．看護，理学療法，作業療法，社会福祉，臨床検査，歯科衛生，養護教諭など異なる領域を学ぶ学生が 5～6 名のチームとなって実習に挑む．また，埼玉医科大学医学部，城西大学薬学部，日本工業大学工学部とも協働して実施しており，一部のチームではこれらの学部の学生とともに学ぶ．

　この実習の目的・目標は表1，主なスケジュールは表2の通りである[2]．実習では，それぞれの専門領域で学んだ視点を生かして，患者・利用者・家族・専門職へインタビューなどを通じて情報を収集し，ディスカッションによってチームで支援の方向性を検討す

表1　IPW 実習の目的および目標

【IPW 実習の目的】
利用者中心の統合されたケアを創造するために専門職連携実践の方法を身につける
【IPW 実習の目標】
(1) 利用者・集団・地域の理解と課題解決の実践方法を身につける
(2) チームメンバーの専門性と多様性を相互理解する態度を身につける
(3) チーム形成と協働の実践方法を身につける
(4) 体験を振り返り，意味づけ，自分の課題を見出すためのリフレクションができる

[新井利民：埼玉県立大学における IPE 実習科目. 保健医療福祉連携 11 (2)：104-110, 2018 より図3を一部改変し引用]

表2　IPW 実習のスケジュール

日　程	実施内容
4月	学年ガイダンス：IPW 実習の科目に関する理解
8月上旬	オリエンテーション1 　チーム形成　　実習先の理解 　事前学習シートの活用
8月中旬 　または9月下旬	オリエンテーション2 　患者・利用者や地域課題の把握　　行動計画作成
8月下旬 　または10月初旬 （約3.5日）	IPW 実習 　病室・居室・自宅への訪問とインタビュー 　多職種へのインタビュー　施設・社会資源等の調査 　情報の共有と整理・援助の方向性についての議論 　各専門領域の支援内容の共有・役割分担・リフレクション 　施設内での報告会
実習4日目午後	IPW 実習報告会（埼玉県内10ヵ所余で開催） 　＜発表内容＞ 　①利用者・集団・地域の理解とその援助の方向性の検討からの学び 　②チーム活動のプロセスからの学び

[新井利民：埼玉県立大学における IPE 実習科目. 保健医療福祉連携 11 (2)：104-110, 2018 より表3を一部改変し引用]

る．最終日には埼玉県内の複数個所で実習報告会が行われ，学んだ成果を実習指導者や地域の方々に向けて報告する．報告は，患者・利用者や地域社会への援助の方向性に関する内容とともに，日々のリフレクションを踏まえチーム形成プロセスから得た学びも併せて行う．

b 運営体制

　埼玉県立大学で行われている地域 IPE 実習では，学生グループに1人の教員を配置し，ファシリテーターとして学習を支援する．ファシリテーターは主に学内と連携大学の教員が担うが，長年実習に協力してきた実習施設の指導者も非常勤講師として担当している．

　科目運営にあたっては約20人の教員が科目責任者となり，実習先との連絡調整，施設説明会や教員研修の企画実施，学習手引き書の作成，学生や担当教員の配置，オリエンテーションや報告会の運営などを担っている．さらに，実習先にも担当者を置いてもらい，実習施設側のファシリテーターとして，教員と連携しながら学生グループの学習を支援する．

C　地域における実習施設との協働

　2009年度より埼玉県内約80ヵ所の施設で地域IPE実習を実現させるためにはさまざまな準備が必要であった．

　第1に，数年間かけて試行的な実習を行い，プログラムの精緻化を図り，徐々に実習協力施設を増やしていくこととした．その第一歩として，学内有志の研究事業で，埼玉県内の民間病院において行われていた地域での臨地IPE実習である「対人援助のワークショップ」[3]に学生を参加させ，学習場面の観察記録や感想文などのデータを収集・分析する活動を行った[4]．その後，次に述べる「専門職連携推進会議」の構成メンバーの協力を得て2006年度より試行実習をスタートさせ，徐々に実習施設を増やしていった．

　第2に，単に学習環境として病院・施設をみなすのではなく，養成校と現場で働く専門職とが，学習環境や教育方法を「協働開発」するというスタンスに立った．そのため，埼玉県内の12の保健医療福祉圏域ごとに「専門職連携推進会議」という名称の組織を立ち上げ，大学と地域の病院や福祉施設との協力関係を構築することを目指した．この会議では，IPEに関する説明を行い，協力を依頼したうえで，試行実習後は教育方法について助言をもらう場として位置づけた．埼玉県やさいたま市の保健所の協力を得て，圏域内の主だった医療機関，福祉施設をリストアップし，病院長・看護部長や施設長などに面会を申し入れ，教員が訪問し実習の趣旨説明や会議への参画を依頼した．IPEについて理解をしていただくため，実習のイメージ動画を作成して配布するなどの工夫も行った．

　第3に，実習施設で学生チームの学びを支援するためのファシリテーションスキルを獲得してもらうため，研修プログラムを開発・実施した．学習者同士が相互に作用しながら学びを深め，主体的な学習を促進するのがファシリテーターであるが，この考え方は，現場レベルでも組織運営に役立つものである．IPEの考え方を示し，学生の学びを深化させる方法論を示しつつ，そのノウハウによって現場で活用できる知識・技術を習得する機会となるよう，研修プログラムを発展させていった．

　第4に，専門職連携推進会議を，現場レベルの連携に関する課題について解決を目指す協議体となるよう位置づけた．同会議において小グループによる意見交換の場を設け，医療機関と福祉施設とが顔の見える関係づくりを行うことを目指した．実習最終日には，この会議体のエリアごとに実習報告会を開催して構成メンバーに参加を呼びかけ，学生の学びを地域に還元することを目指した．これらを通じて，地域における専門職連携や多機関協働の質向上に向けた意見交換の場として機能した地域もあった．

　もちろん，これらはすべて順調に進んだわけではない．病院や社会福祉施設に訪問した際には，大学から当該施設への就職が少ないことへの不満の声もあり，その観点から協力を取り付けることができないところもあった．「専門職連携推進会議」も一定の役割を果

たしたが，継続して開催している地域は一部にとどまっている．さまざまな課題もあるが，その都度柔軟な対応を行ったことで，最終的に多くの実習先を確保することができ，現在も協力関係は継続している．

おわりに

地域 IPE 実習を展開するためには，養成校が地域の医療機関や社会福祉施設などと同じ目的・目標をもち，連携・協働する「チーム」を作るというスタンスが大切であろう．地域 IPE 実習の企画運営は，養成校が地域社会のさまざまな主体と IPW を行う営みなのである．そして地域 IPE 実習は養成校・実習施設・学生が協働し，患者・利用者ケアの質向上を目指した「地域づくり」を進めることのできる，高いポテンシャルを秘めていると言えるだろう．

【引用文献】
1）新井利民：英国における専門職連携教育の展開．社会福祉学 48(1)：142-152，2007
2）新井利民：埼玉県立大学における IPE 実習科目．保健医療福祉連携 11(2)：104-110, 2018
3）藤井博之：資格取得前に実施した IPE の長期的効果．保健医療福祉連携 11(1)：2-13，2018
4）平田美和ほか：ヘルスケアチームとしての連携・協働の実習教育の試み．埼玉県立大学紀要 4：145-150，2002

2

IPE の組み立て方と教育の実際

B　病院セッティングでの臨地 IPE 実習

1　病院における IPE 実習の企画運営のポイント

　病院 IPE 実習の企画運営では，実習先となる病棟の多職種職員が，チームとして学生チームの学習を支援できるかが成功の鍵を握る．病棟で IPE 実習を受け入れる多職種チームの構築に向けたポイント[1]を，文献を参考に以下に提示する．

a　カリキュラムにおける実習の配置を検討する

　医療系の学部学科では，それぞれのカリキュラムの後半，すなわち高学年に専門領域の実習が配置されていることが多い．IPE 実習は専門領域の実習の初期に配置されることが望ましい．

b　IPE 実習の目的と成果を教育者と受け入れる病棟の多職種チームが共有する

　IPE 実習の目的と期待される成果を言語化し，病棟の多職種チームに説明し理解を得ることが，実習受け入れ準備で最も重要である．IPE 実習で期待される効果には，他の専門職と自分の職種の役割と能力の理解，チームのメンバーに専門知識を要求することへの信頼，他の専門職との協働の強化，患者の評価と介入計画立案において学生チームの意思決定の改善などがあげられる．このほかに，実臨床の状況からその文脈の洞察力を高める，学生チームメンバーの職種以外の職種への学生の態度を変革する[2]があげられる．

c　実習の内容および患者選定の基準を共有する

　IPE 実習の目的と期待される成果の共通理解に基づき，参加する学生職種が公平に活躍し学ぶことのできるような状況の患者を選定する．そしてその受けもち患者に提供される予定の検査，治療，看護，指導，調整などの入院中のイベントを洗い出し，IPE 実習としての内容に組み込む．

d　実習上の学習環境の改善

　病棟における学習環境の改善が不可欠である．学生の荷物を置ける場，休憩を取れる場，学生ミーティングの場など，病院の限られた空間に参加する学部学科により待遇に格差が生じないように学習環境を整える．また電子カルテの使用許諾，持ち込み PC の管理なども必要となる．以上の物理的環境改善のほかに，学生チームが個人としてチームとしての実践を振り返る時間と空間を確保することで IPE 実習が機能する．

e　IPE 実習指導者に必要な能力の明確化と FD

　自専門領域の学生にだけ指導するということでは IPE 実習とならない．他の専門領域の学生に対しての指導力も必要となる．そのため，現場の IPE 指導者に必要な能力として，①同職種学生への専門的指導能力と肯定的な役割モデリングができる能力に加えて，②多職種と高いレベルでコミュニケーションがとれ，多職種との関係構築のスキルを有す

るという専門職連携実践能力，③実習を推進する指導者としての能力が必要となる．これらの能力獲得に向けて必要に応じて FD を実施する．

f 実習成果を臨床の改善に還元する

実臨床において，実際の患者を担当し，診療ケア計画を立案し実施評価することが病院セッティングでの IPE 実習の骨格である．そのため，実習過程において臨床の課題が浮き彫りになることが多い．これをそのままにすることなく，学生チームから改善提案がなされることを推奨し，改善提案が妥当なものであれば積極的に臨床の実践改善に取り入れる．

g 継続して行う

IPE 実習を毎年継続して受け入れることで，実習フィールド病棟の IPCP の改善がなされる．IPCP が強化された病棟での IPE 実習は学生にとって，リアルな IPCP を学ぶ場として機能することになるため，継続して実習を受け入れられるような調整が必要である．

2 千葉大学医学部附属病院における展開例

次に，亥鼻 IPE（Step 1～4）の次のプログラムとして選択制で行っている Clinical IPE の実際を紹介する．

a Clinical IPE

亥鼻 IPE は 1 年次から 4 年次まで毎年履修するクラスルーム，シミュレーションを中心とした IPE カリキュラムであるが，医療現場での専門職連携実践に結びつけるために，臨床で実践可能な実習 IPE プログラムが求められた．そのため，医学部と薬学部の 5 年生，看護学部の 4 年生の臨床実習に導入した（図 1）．

「診療・ケアの現場において，3 学部学生チームで受けもつ患者について全人的に理解を深め，診療・ケア計画が立案できる」ことを学習目標に，2022 年度は千葉大学医学部附属病院の 6 部署（集中治療部，小児内科を含む内科系診療科病棟）で行った．実習病

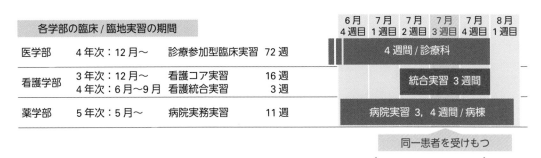

図 1　Clinical CIPE プログラムの実施期間

表1　患者の選定方法

学　部	例
医　学	・単一疾患よりも複数の併存症や合併症が生じている ・急性疾患でも後遺症がある，慢性疾患など長期の介入が必要
看護学	・ADLに援助もしくは見守り，セルフケア支援が必要 ・患者家族への教育が必要 ・家庭環境なども含めた，社会的な退院調整が必要
薬　学	・複数の薬剤の使用，副作用がある薬剤の使用 ・吸入薬や皮下注射薬など投与法が特殊な薬剤の使用 ・服薬指導が必要など

最終的にはIPERC＋部署指導者で調整する.
医学，看護学，薬学の面から介入する要素がある症例.

棟は実習の時期，病棟の状況などにより毎年多少の変動がある.

b Clinical IPE に向けた学生の準備

　Clinical IPE は，学生がこれまで履修してきた知識・技能・態度の統合であり，学生自身がパフォーマーとしてその力を発揮することが求められる．クラスルームIPE（亥鼻IPE Step 1，2，3）で得られた知識を，シミュレーションIPE（亥鼻IPE Step 4）で疑似体験し，知識と技能・態度を結びつける．ここまでに学生は，コミュニケーションスキル，チームビルディング，職種ごとの役割説明と責任の自覚，患者や同僚への倫理観が定着している．これを複雑で時間のない実際の臨床現場で発揮できるように，実習のオリエンテーションで亥鼻IPEでの学習内容の復習，身につけた知識とスキルと態度をClinical IPEでどのように活用するかを説明する．また亥鼻IPEのグランドルール[2]の確認などを行う.

c 実習病棟における患者の選定と準備

　受け持ち患者の選定については，表1にあるように，医学部看護学部薬学部の学生が公平に学ぶ機会を獲得できるように基準を設定している．医師，看護師，薬剤師は，それぞれの専門的見地から意見を出し合い，患者の意向を確認しつつ，患者選定を進めている.

d 指導者への説明

　実習指導者への説明については，それぞれの職種の活動の仕方，時間の使い方が全く違い，職種ごとの管理体制が違うため，指導者の確保および指導者への説明時間を共有することが困難ということがあげられる[3]．Clinical IPE では，実習を受け入れるそれぞれの診療科長，薬剤部職員全員，看護部師長会に全体説明を行い，その後，病棟ごとに指導に関わる医師，看護師，薬剤師実務者，医学部，看護学部，薬学部の Clinical IPE 担当教員に集まってもらい，Clinical IPE の目的，目標，実施の実際，評価などを説明し質疑応

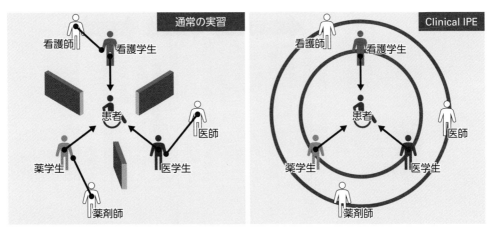

図2　Clinical IPE と通常の臨床実習の違い

［大久保正人：実務実習の一環として実施するクリニカル Interprofessional Education（IPE）．薬学教育 3：2019 より作成］

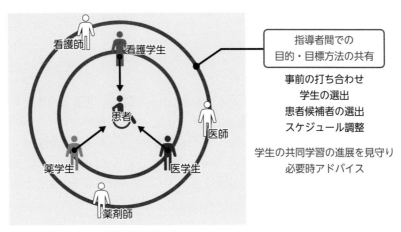

図3　Clinical IPE 学生指導者の役割

答の時間を取っている．これらの全体の準備統括を IPERC が行っている．

　特に重要なポイントとして，Clinical IPE と通常の臨床実習の違いを理解してもらうことと，そしてそのうえで指導者の役割を理解してもらうことがあげられる（図2）．すなわち，通常の実習では医学部生には医師，看護学生には看護師，薬学部生には薬剤師が臨床指導者として指導にあたるが，Clinical IPE では，学生チームに対して，指導者チームが指導にあたる．指導者がこの違いを踏まえて，医学部看護学部薬学部の学生に対して，医療者として公平に指導を行うということが，IPCP 環境として重要である[4]．

　また Clinical IPE の指導者の役割は，指導者間で目的と目標の共有を行ったうえで，学生の共同学習の進展を見守り，必要時アドバイスをすることである（図3）．この「必要時」の判断が，職種およびマネジメントしている患者の特徴および学部の指導方針により違うため，どのような学生の状況であったらアドバイスするのか，実習フィールドごとの基準合わせが必須となる．

103

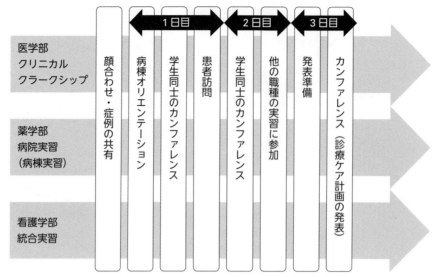

図 4　Clinical IPE プログラムの実施期間
［大久保正人：実務実習の一環として実施するクリニカル Interprofessional Education（IPE）．薬学教育 3：2019 より作成］

e Clinical IPE の進め方

　Clinical IPE は 3〜4 日間のプログラムである（**図 4**）．患者との面談や問診を行い，学生同士のカンファレンスで診療ケア計画を立案，複数の職種にコンサルテーションし，計画をより質の良いものとしていく．そして病棟カンファレンスで学生チームの計画案を発表し，治療・ケア計画の修正し，学生が実施できることは実施し，患者からのフィードバックを受け，診療ケア計画を評価する．この一連の流れを，最終日のカンファレンスで発表し，指導者からフィードバックを受ける．

f Clinical IPE の成果と影響

　Clinical IPE 最終日のカンファレンスでの発表内容には，そのまま患者の診療ケア計画として採用されたり，退院後計画にまで及ぶこともある．指導者もアドバイスを出し学生とのディスカッションを行うため，学生も指導者側も満足度の高い実践となっている．

　Clinical IPE 履修後の学生のレポートでは，「互いに専門性が高くなり，その専門知識が生かされたアセスメントとなっていた」と各々が違いを認識したものの，「話し合いによって意見が集約できた」「患者さんのためという目標が一緒であった」など，共通点も認識していた．また，他職種・他学部との情報交換が自身に新しい視点を増やすことを体感し，さらに自職の専門性を磨く重要性を再確認していた．

　亥鼻 IPE は Step 1 から複数のステップで医療関係者が関わり，その都度 FD を開催している．熱心なスタッフは多数のステップに関与しているため，IPE の考え方がしっかりと身についていく．Clinical IPE を経験することで，その意義，目的目標を現実の学生の反応に基づいて理解するようになる．

　また，亥鼻 IPE を受けた卒業生が，当院で働き始め，責任ある立場で活動し始めてい

ることにより，IPE 文化の醸成が進んでいると考える．尊重しつつ，互いに補い合うことは当たり前と理解して日常動いているように感じる．そうなると，当然意見交換が活発となり，各職種の職能を発揮できるような発言が他職種から得られたり，他職種への依頼内容も的確となる．また，亥鼻 IPE 経験者が，IPE を経験したことのない職員に対してリーダーシップを取り，全体をまとめている．

【引用文献】

1）Brewer ML et al：Interprofessional Education and Practice Guide No. 8: Team-based interprofessional practice placements. Journal of Interprofessional Care 30（6）：747-753，2016
2）千葉大学大学院看護学研究院附属専門職連携教育研究センター：亥鼻 IPE の原則「グランド・ルール」
https://www.n.chiba-u.jp/iperc/inohana-ipe/aboutinohanaipe/groundrules.html
3）山本武志：概論　Practice-based IPE の実践と課題　特集　実習と IPE. 保健医療福祉連携 11：85-88，2018
4）大久保正人：実務実習の一環として実施するクリニカル Interprofessional Education（IPE）：薬学部生の取組と影響. 薬学教育 3：2019

6 ICTを活用したIPE

はじめに

　本章の目的は，オンライン授業を含むICTを活用したIPEについて，以下の各点から整理し，各機関がその実施可能性を検討するための契機とすることである．

- ICTとは何か
- ICTにまつわる固定観念
- IPEにおけるICT活用の事例や可能性
- 各機関の状況とそれをふまえたFDの重要性
- IPEにおけるICT化の目的

　テクノロジーの進化は不断かつ著しく，教育においてもその流れは変わらない．ICTについても，新しいテクノロジーが生み出され，試行され，一部の教員によって適宜それらが利用されてきた．さらに，突如発生した新型コロナウイルス感染症（Covid-19）のパンデミックは，教育を非接触で実施することを求め，オンライン授業は一躍その「救世主」となり，教育におけるICT活用の重要性，必要性，意義をあらためて認識するに至った．結果として，教育ばかりでなく社会全体で，DX（Digital Transformation）への意欲も否応なく高まっている．

　しかし，各機関，受講者，教員がICTを活用したオンライン授業の経験値を高めた一方，ICTに依存したオンラインでのコミュニケーションへのある種の疲弊も蓄積し，今や「揺り戻し」のように，対面で行われる教育の重要性を再認識しつつある．文部科学省も，Covid-19発生から2年を経過した2022年度の授業について，「新入生はもとより，これまでCovid-19の影響を受けてきた在学生に対して，優先的に面接授業を実施すること」を求めるに至った[1]．

　こうした状況をふまえ，本項A段では，ICTとは何かについて，用語やそれが指すものを含め確認する．B段では，ICTを含むテクノロジーの活用，その帰結点の1つであったオンライン教育にまつわる固定観念について触れる．C段では，IPEにおけるICT活用の可能性について，事例や参考情報をどこに求めるかについて触れる．D段では，各機関に適したICTを活用した教育活動を実施するためのファカルティ・ディベロップメント（Faculty Development：FD）について触れる．加えて，各機関における受講者や教員の習熟度，IPEの実施規模（受講者数など），ICT機器やシステムの利用と各機関が定める規定やポリシーとの関係といった，条件やルールを考慮することの重要性について触れる．

　以上をふまえ，ICTを活用したIPEの実施可能性について触れ，それぞれに固有の状況を十分に認識したうえで，教育方法を検討するための糸口の1つとしたい．

A ICT とは何か

ICT（Information and Communication Technology）とは，情報通信技術を意味する用語である．高等教育では，インターネットが商用化された 1990 年代半ば，IT（Information Technology，情報技術）を活用する動きがみられるようになった．メディア教育開発センター（現在は放送大学学園に移管）が実施した「マルチメディア利用実態調査」では，1990 年代後半〜2000 年代はじめにかけて，E メールを用いた連絡，シラバスなどのウェブ掲載といった取り組みが普及し，IT 化が進んでいったプロセスをうかがえる．情報技術そのものを指す IT は，のちにそれを用いたコミュニケーションを含む ICT に包含されるようになったが，21 世紀初頭には，高等教育における IT を含む ICT の利用は，大きく 3 つの次元に分けることができると考えられていた[2]．

第 1 は，教育を支える諸活動に ICT を用いるものである．第 2 は，授業の一部に ICT を利用するものである．これらは，レポート提出，授業時に使用する資料などの提示，教員と受講者とのやりとりなどに ICT 機器や技術を用いるもので，現在の E メールや LMS（Learning Management System）を連想させるものである．第 3 は，授業そのものを ICT で実施するものである．これは，Covid-19 パンデミックにおけるオンライン授業を連想させるものである．

1 日本の大学における ICT 化の遅れ

前節の通り，高等教育の ICT 化は，1990 年代後半から議論されてきたが，円滑に達成されたわけではなかった．ICT の利用範囲に関する社会的文脈自体が絶えず激変しているという事実はあるが，その重要性が叫ばれ始めて 20 余年を経過してもなお，ICT の活用は課題とみなされている．2017 年に閣議決定された教育振興基本計画（第 2 期）でも，その重要性が強調されているが，結果として，ICT の普及・活用に遅れをきたしたまま，Covid-19 が発生した．大学をはじめ各教育機関は，コロナ禍という想定外の難題に直面するまで「ICT を活用する必要性を見出せなかった」ことにその大きな要因があると総括されている[3]．教育の運用・実施に関する課題の解決手段と ICT とを結びつけて考えられていなかったこと，結果的にそうした意識が欠如していたことで，教育機関も，授業を担当する教員も，ICT 活用のビジョンやスキルやアイデアを蓄積することができていなかった．また，Covid-19 パンデミック以前の日本における LMS の普及率の低さに見られるように，インフラとなる情報基盤の構築も遅れていた．

2 看護教員における ICT の普及

看護領域における ICT の普及状況について，看護教育に携わる教員に対して 2018 年に実施された調査の結果をみてみたい[4]．

同調査では，ICT への興味・利用状況について，「興味がある」と回答したのは 73.3％，「利用できる」と回答したのは 48.0％で，興味や利用状況に教員の所属学校種，性別，学歴間で差がみられたという．

各教員が置かれる状況の違いを考慮する必要は当然あるが，利用状況について，「約

50%"も"利用している」とみるか,「約 50%"しか"利用していない」とみるかを考え
たとき,高等教育における ICT 利用の遅れに関する総括的指摘をふまえれば,やはり後
者のとらえ方が妥当なのではないか.

3 「ICT を利用している」状況

教育において ICT を活用するには,機器やシステムが必要となる.PC,タブレット端
末,スマートフォンなどに加え,スクリーン,大型ディスプレイ,プロジェクタ,電子黒
板,オンライン会議システムなど,いずれも今では日常の教育シーンで見慣れたものだろ
う.ただし,これらの機器を用いるだけで教育を ICT 化したとは言い難く,実際には,
ICT における"C：Communication"を通信によって行うことが不可欠となる.

ICT 化を促すシステムには,Moodle（https://moodle.org/?lang=ja）,Blackboard
（https://www.blackboard.com/ja-jp）,Canvas（https://www.instructure.com/）などに
代表される LMS,あるいは Google Classroom（Google）や Teams（Microsoft）のよう
な,学修者と教員とのコミュニケーションを可能とするプラットフォームやアプリケー
ションが含まれている.これらのシステムの多くは,オンラインで利用されることを前提
としており,データはクラウド上のストレージに保存される.それらのシステムの機能に
より,授業時に使用する資料を受講者に提供したり,システムに付随する BBS やフォー
ムなどの機能を併用して課題や小テストの提示・集計・採点や成績管理をしたりできる.
また,受講者と教員との質疑応答などの機会の確保も容易に行えるようになり,"C：
Communication"を担保することができる.

現在的な意味で,教育に「ICT を利用している状態」は,"C：Communication"を通
信を併用して担保し,学修者のアウトプットを教員がオンラインで確認・評価し,フィー
ドバックできている状態を指すと考えるべきだろう.ICT には,一連のプロセスのなか
で,教員が学修者のアウトプットを確認・評価するのに要する時間を可能な限り削減し,
かつ,システム側で工夫された表示画面を利用してわかりやすく可視化された状態でアウ
トプットをフィードバックすることが求められる.

B ICT,その帰結点の 1 つとしてのオンライン教育にまつわる固定観念

すでに述べたように,授業の実施形態がオンラインから対面に回帰する流れが進みつつ
ある[1]が,Covid-19 パンデミックを経て教育方法のバリエーションが増えたからこそ,
どのように教育を実施するべきかについてのさらなる検討が可能となった.また,それが
必要になった.オンライン授業は,Covid-19 パンデミックにあって教育を停滞させない
ための「救世主」としてその役割をいかんなく発揮した一方,対面で行われる教育で得ら
れた諸経験,とりわけ学修者同士や学修者と教員とのコミュニケーションの機会を希薄化
させたかもしれない.しかし,そのことを理由に,教育は従前の状況に回帰すべきなのだ
ろうか.むしろ,われわれは,オンライン教育を対面で行われる教育の代替とみなす考え
方から脱却する必要があるのではないだろうか.

Covid-19 パンデミックを契機として，オンライン授業に向く教育内容（例えば，知識習得や思考力獲得を目指すもの）と対面授業に向く教育内容（例えば，施設・設備・フィールドを用いた活動でスキルを伸ばすもの）との棲み分けが検討され，教育は対面とオンラインとを組み合わせたブレンデッド学習にシフトすると予測されている[5]．本書のテーマである IPE は，後者の内容を多く含むものではあるが，専門職連携を支える理論的バックボーンについての学習，前提知識として先行研究などで何が語られてきたかなど，あらかじめ受講者が理解し，知識として習得して臨むべきことはある．そのため，「IPE のようなグループでの学習や演習，実習，調査を伴うものは対面でなければ実施できない，あるいは効果を最大化できない，IPE の醍醐味はオンラインでは味わえない」という考え方は，固定観念であるおそれがある．そうした固定概念に縛られずに，IPE のどの部分をどのような方法で実施することで効果を高められるかというさらに細かい視点から，対面授業とオンライン授業とを比較し，IPE の各シーンの特徴に見合った教育方法が選ばれることが望ましい．そして，決定した教育方法を円滑に遂行するため ICT の利用が検討される必要がある．

C IPE における ICT の活用事例

教育方法の成功例，失敗例，課題などを参照するうえで，各関連学会の発行する学術誌は，学術的価値，速報性の点から，新しい気づきを得るための契機となる．IPE についてみれば，日本保健医療福祉連携教育学会（JAIPE）の『保健医療福祉連携』があげられる．特に，2021 年に刊行された同誌 14 巻 2 号は，「ICT を活用した IPE」が特集されている．井出らは，Covid-19 パンデミック初期の 2020 年度前期に実施した IPE について，オンデマンド（非同期）型ツールのみを使用したグループと，それと同時双方向（同期）型ツールを併用したグループとを比較し，両者の協働学習に対する受講者の自己評価の違いなどを検討した[6]．同論文では，オンラインでの学習を支えるリテラシーに関する教育（例えば E メールのマナー）など，時宜に即した学習を取り入れたり，オンラインでの学習をファシリテートする教員向けの説明やマニュアルを作成したりするといった，IPE 実施上の工夫も紹介されている．加えて，Zoom のブレイクアウト機能を使用したり，Google Classroom 上に投稿したワークシートやスライドを各学生が別々の場所から同時編集したりして協働学習を円滑に進める様子も確認できる．協働学習や体験学習のような，対面で行うことを前提視していた IPE を，オンラインの学習で代替することに挑み，その実施可能性や注意点を指摘するとともに，効果，強みや弱み，課題を検証した点は示唆に富む．

佐々木らも，同様に，Covid-19 パンデミックがもたらした緊急事態に接し，YouTube，Google フォーム，Zoom などの使用できるシステムを最大限利用することによってそれを乗り越えようとし，場所・時間に制約がない学習の可能性や利点を見出した[7]．同論文では，一方で，受講者間にみられる予習への取り組み方の差，学生に対する教員の関わり方の差といった具体的な課題が浮き彫りにされた．

両者に共通するのは，Covid-19 パンデミックに直面し，「何もできない」ではなく

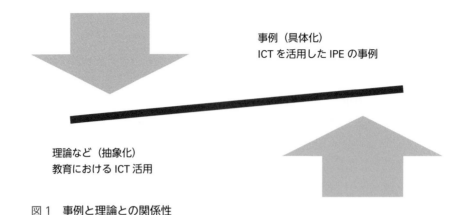

図1　事例と理論との関係性

「何ができるか」と考えた点である．いずれも，与えられた条件や環境を最大限活用することで，緊急事態をしのぎ，新たな気づきをも得た秀逸なケーススタディである．

　杉浦は，対面授業に向く点を多く有しているとみなされがちな IPE のなかに，ICT の力を借りて変換可能な部分があることを指摘し，IPE におけるブレンデッド学習の実現可能性を示唆した．また，各教員の ICT への経験値の差を考慮しながら，各教員が段階的に ICT 化のステップを上げていく必要性を示した[8]．

　図1のように，教育内容・方法の検討段階で，具体化と抽象化をバランスよく行い，ICT を活用した IPE の事例，教育における ICT 活用に関する理論などの双方を参照することで，それぞれの機関に適した IPE を検討できる可能性が高まるだろう．

　例えば，IPE の課題として，受講者が入院中の患者から専門職連携の必要性，その効果，それへの期待などを聞き取りによって調査することを想定する場合，従来であれば，受講者が患者のもとへ出向くしか選択肢はなかった（技術的には可能だったが，出向かずにあえてオンラインで対応するという発想はそもそも念頭に置かれていなかったと言ったほうがよい）．しかし現在では，患者は病室から，受講者は集わず別々にオンライン会議システムにアクセスすることに合理性や利便性が十分にあるならば，むしろそれが支持される状況になった．

　聞き取りを対面とオンラインで行った場合の違いは，表1のように整理され，どちらの方法もメリット（とデメリットの双方を）含み，その数では拮抗していることがわかる．聞き取りをオンラインで行う場合，患者は，受講者と接触することに起因する衛生上のリスクをなくすことができる．受講者を受け入れる協力施設も，受け入れ時の負担を減らすことができる．対面でなければ聞き取れないことや，ライブ感といった対面ならではの利点はあるかもしれないが，ICT の活用によって縮減できるリスクや負担がそれらの重みと釣り合ったり勝ったりすれば，患者・受講者ばかりでなく，受け入れ施設や教育機関もオンラインでの聞き取りを積極的に選択するのではなかろうか．また，聞き取り前後に受講者同士で学習する場合，受講者は，1つの電子ファイルに各々の端末を使ってオンラインでアクセスし，教室などに集合することなくディスカッションをしたり，協働して同時編集しながら成果物を作成したりできる．学習に協力した患者は，その会場となる教

表 1　対面・オンライン別, 受講者が患者から聞き取りを行う際のメリットやデメリット

	対　面	オンライン
受け入れ施設の準備	多い	少ない
受け入れ施設における患者や他の利用者への影響	大きい	小さい
患者と対面しているライブ感	大きい	工夫が必要
学生と患者との会話のテンポ・同時性	よい	工夫が必要
患者と受講者接触による衛生上のリスク	高い	ない
患者を取り巻く医療環境の観察・理解	しやすい	しにくい

表中の各行の色部分は, より他方と比べて勝っていることを示す.

室と病室を接続すれば, 自身が協力した教育活動の成果を確認し, さらなるアドバイスやフィードバックを行うこともできる.

　ICT は, Covid-19 のような疫病, 自然災害などの緊急事態に, 対面で教育活動を実施できない状況を代替するための手段ではもはやない. ICT を活用した教育は, それ固有の特徴を有しているため, 教育の効果を最大化するため, 対面授業と並立する方法の 1 つとして位置するものであると言える.

D 各機関を取り巻く状況の確認とファカルティ・ディベロップメント

　ICT を活用することは, 教育活動を実施するうえで生じる労力や, Covid-19 を含む衛生上のリスクを減らしたり, 地理的隔絶を撤廃して特別な講師を招聘したりするなど, 教育の質を改善するための取り組みや検討の可能性を高める.

　ただし, ある論文に記載された取り組みについて, その内容や方法などを完全に再現することは難しい. 各機関の文脈や条件が異なるためである. 各機関が所有する ICT 機器やシステムの種類, 受講者・教員がそれらに慣れているかどうか, 受講者の数といった諸条件を考慮したうえで, 実際の教育方法が決定されることになる.

1 各機関が所有する ICT 機器やシステムの種類

　先行研究に記載された方法や, 検討して考案した方法を取り入れたいと考えても, それぞれの機関が保有する機器やシステムが異なるために, 実施できない場合がある. 特定の ICT 機器であれば, それを用いることができるかどうかは, その有無によって決まる. 一方, Google Workspace や Microsoft 365 のようなクラウドベースのグループウェアは, 個人が所有するアカウントでも, 各機関が契約したアカウントと同じサービスがある（厳密には, 両者は機能も権限も異なる）. ただし, それらが提供するサービスを個人アカウントで用いることは, 各機関が定めるデータ保存・使用にかかわる規定やポリシーに抵触するおそれがあるため十分に注意する必要がある. それらのサービスでは, オンライン上

111

で受講者と教員とのやりとりが生じ，クラウド上にそのデータが蓄積される．そのため，各機関が契約したサービスを，各機関が発行したアカウントのもと受講者・教員が利用することが原則となる．また，各機関が関知しないシステムを用いてオンライン教育を実施することも，同様にデータ管理上のリスクをはらんでいる．教育の質を高めるために「検討を重ねて見出した方法により教育活動を実施したい」という想いに駆られることがあるかもしれないが，教育活動の実施にあたっては，各機関の定めるルールが当然優先されなければならない．

2 受講者・教員のシステムへの習熟度，受講者数などの諸条件

加えて，利用しようとする各システムに受講者・教員がどの程度習熟しているかという点も考慮する必要がある．仮に使用したいシステムが機関で契約されていたとしても，受講者・教員がその使用方法に明るくない場合，それを利用して教育効果を高めることは難しいだろう．こうした点について，例えば大学の場合，教員に対し，事前に各機関が保有・契約する各機器やシステムについての FD を実施し，教育方法に関する改善と向上を図ることができる．FD は，「大学の授業の内容及び方法を改善するための組織的な研修及び研究」[9] を指し，大学設置基準第 11 条第 2（改正に伴う）項においてもその実施が義務化されている．FD の機会を通じて各機関は教育に対するスタンスを示すこともできるため，教育方法を総合的に改善し，向上させるうえで有益であろう．また，受講者に対しては，シラバスなどを通じた周知・授業の実施方法に関わるイントロダクションを十分に行うなどして，円滑に教育活動を行えるような準備をすることが望まれる．

ICT のための機器やシステムは，設定を入念に行うことで，受講者やグループごとに活動内容を変えるなど，きめ細やかな活動を可能にする．ただし，あまりにも詳細に設定を行うことで，限られた者しかオペレーションを理解できていないといった状況が発生し，不測の事態への対応が難しくなるおそれもある．「策士策に溺れる」ということわざもあるが，システムを用いるからこそ，あえて簡素な設定・オペレーションとすることも重要である．

ICT を活用した IPE の実施可能性

本項では，ICT を活用した IPE について，その可能性や事例などを紹介したが，IPE において，ICT は果たしてどのような役割を果たすのだろうか．グループ学習・演習・実習・調査のような対面授業と親和性の高い活動を IPE は多く伴うことから，ポスト・コロナを機に，速やかに従前のような教育方法（対面で行われる教育）に回帰することは容易である．しかし，ここでは，結びに代えて，IPE における ICT 活用の意味と意義について，目指されるべき教育のあり方という点から再確認したい．

はじめに述べたように，教育における ICT 化の重要性は 20 余年にわたり語られ続け，ICT 化の推進が求められてきたが，その普及は遅れた．Covid-19 パンデミックという不可避の難題の影響を受け，各機関は慌てて ICT を活用したオンライン教育の実施に奔走した．IPE も，当然その影響を受けた．Covid-19 パンデミックが長引くにつれ，対面で行われる教育の重要性が再確認されてもいるが，社会では DX への期待と必要性が叫ば

れ，教育も同様にその流れのなかに位置づけられている．ICT は，DX へ至るための手段とみなされ，今後ますます強く求め続けられるだろう．

ただし，数々の喫緊の課題を前に，目的を見失いかねないが，ICT はあくまで目指されるべき教育のあり方に到達するための手段の 1 つである．そのため，ICT 化のために ICT 化を進めたり，ICT を使用したことをもって教育を刷新したとみなしたりしてしまうことは避けられるべきである．例えば，高等教育において目指されるべき学修者本位の教育[10] は，主体的な学びの質を高める教育システムの構築のため，教員が「何を教えたか」から学修者が「何を学び，身に付けられたか」への発想の転換を伴う．そこでは「時間と場所の制約を受けにくい教育研究環境へのニーズに対応するとともに，障害学び続ける力や主体性を涵養するため，大規模教室での授業ではなく，少人数のアクティブラーニングや情報通信技術（ICT）を活用した新たな手法の導入」が必要であるとされる．IPE においてもこの点は変わらない．本項でとりあげたさまざまな教育実践事例を参照しながら，IPE の内容や文脈をふまえ，ICT を活用することが望ましいシーンで ICT の支援を受ければよい．例えば，グループ学習を行うとき，授業時間内に行うものは対面で行い，授業時間外に行うものは ICT を活用してオンラインで行うなど，方法を使い分けることが可能となる．また，患者へのインタビューを行うとき，従来は実際に対面するしか方法はなかったが，ICT を活用すれば，病状などの制約から対面できない患者にアプローチすることも可能となる．

学修者本位の教育へのシフトを果たすうえで，大学をはじめとする各機関は，教学マネジメント（大学などの機関がその教育目的を達成するために行う管理運営）を確立させる必要があるとされる．教育成果などに関する説明責任を社会に対して果たすうえで，各機関は，教育成果に関するデータを的確に把握・測定し，その情報を教育活動の見直しなどに活用することが求められる．迅速かつ正確にデータを収集するとともに，各学修者単位で学修の達成状況がさらに可視化されることが求められており[10]，それを可能にする手段として ICT 化，あるいはその先に位置する DX が想定されている．迅速かつ正確に収集されたデータは，教育活動それ自体の改善に活用できるばかりでなく，第 3 章で触れられる IPE の評価に資するエビデンスにもなる．

教員は多忙で，教育・研究，運営のほか，多くの業務に取り組まなければならない．その状況下で，ICT 化をはじめとする課題にも対応することは，特に ICT 機器やシステムを使い慣れない教員にとっては負担になりうる．一方で，ICT は，本質的には収集された学修に関するデータの処理を容易にするためのものであり，先行研究が示す先駆的事例を参照したり，FD を通じて ICT 活用のテクニックを向上させたりすることで，その恩恵を享受できるようにもなる．そして，ICT は，教育を受ける者の学習成果を最大化・可視化することで，その質を保証し，さらに高めることを可能にする．

ICT 化は ICT 化のためにあるのではなく，学修者が最も豊かな学びを経験し，社会にその成果を還元するためにあるのである．

【引用文献】
1) 文部科学省：令和 4 年度の大学等における学修者本位の授業の実施と新型コロナウイルス感染症への対策の徹底等に係る留意事項について，2022
https://www.mext.go.jp/content/20220318-mxt_kouhou01-000004520_01.pdf（2023 年 4 月閲覧）
2) 吉田　文：IT 化の 3 つの次元―大学の IT 化は進んでいるのか？　アルカディア学報 168，2004
https://www.shidaikyo.or.jp/riihe/research/168.html（2023 年 4 月閲覧）
3) 飯吉　透：高等教育 2050 に向けた展望―日本の大学における教育的 ICT 活用の推進を巡る可能性と課題．高等教育研究 24：11-31，2021
4) 古川亮子ほか：看護教員の ICT 利用と課題．看教学会誌 31(1)：123-132，2021
5) 佐藤浩章：ポスト・コロナ時代の大学教員と FD ―コロナが加速させたその変容―．現代思想 48(14)：75-84，2020
6) 井出真由美ほか：COVID-19 感染拡大下の大規模オンライン IPE の実際．保健医療福祉連携 14(2)：126-132，2021
7) 佐々木裕子ほか：小規模校における多職種連携教育の導入について― ICT だからこそできること―．保健医療福祉連携 14(2)：133-137，2021
8) 杉浦真由美：ICT を活用した多職種連携教育の展望．保健医療福祉連携 14(2)：121-125，2021
9) 独立行政法人大学改革支援・学位授与機構：高等教育に関する質保証関係用語集（第 5 版），2021
https://www.niad.ac.jp/media/008/202107/NIAD-QEGlossary_5thedition.pdf（2023 年 4 月閲覧）
10) 中央教育審議会：2040 年に向けた高等教育のグランドデザイン（答申），2018
https://www.mext.go.jp/content/20200312-mxt_koutou01-100006282_1.pdf（2023 年 4 月閲覧）

ICTを活用したIPEで学生が満足する
要因，不満足になる要因

Covid-19感染拡大を受け，2021年4月から千葉大学では「亥鼻IPE」（Step 1～4）を同時双方向型授業で実施することになった．授業のICTツールとして，Moodle（授業コンテンツのアップ）・Zoom（授業時利用）・Googleワークシート（グループワーク共同作業用）が使われた．亥鼻IPEの受講者が学習課題達成のためのオンライン上におけるグループワークの経験を明らかにするため，筆者はStep 1の受講者の学習レポート（医学部・看護学部・薬学部の1年生と工学部3年生，計343名）を手掛かりに，オンライン上でのグループワークにおけるコミュニケーションに関する記述を抽出し，質的に分析した．研究期間は2021年7月から10月まで，本研究は千葉大学倫理審査委員会の承認を得て実施した[1]．

オンライン上でのグループワークにおけるコミュニケーションの促進要因として，
①オンライン上での話し合いのための工夫ができた，
②グループワークの成功体験があった，のカテゴリーが形成されていた．
それぞれのサブカテゴリーとして，
①a．ICTツールを上手に応用できた（例：Googleシートに各々書き込んでから意見を述べる），b．リアクションを意識したことが良かった，c．Zoom上における話し合いの制限を意識して参加できた（相手の言うことを確認する，自分の意見をきちんと伝える）．
②a．議論の進め方を意識してグループワークを運営した（ゴールと役割を意識して話を進める），b．司会の力量を発揮できた（誰でも話しやすい環境を作る），c．司会とメンバーの良好な関係性が作れた（司会に任せすぎず，積極的に助言する），などの学生の成功体験が抽出された（**表**）．

一方，オンライン上でのグループワークにおけるコミュニケーションの阻害要因として，
③オンライン上での話し合いの不慣れ，
④グループワークの能力の不十分さ，のカテゴリーが形成された．
それぞれのサブカテゴリーとして，
③a．ハード面における課題（機材トラブル発生，ネット環境が悪い），b．受講者の経験上の課題（初対面の人とオンラインでの話し合いに不安や緊張を感じたため，沈黙の場面が多くあった），c．バーチャル空間の限界（画面越しでは相手の表情・反応がわかりにくい，空気感の共有ができない）．
④a．ディスカッション力の不足，b．司会としての力量の問題，c．参加者の積極性が足りない，があげられている．

表　オンライン上のグループワークにおける学修者の体験

カテゴリー	サブカテゴリー	コード
①オンライン上での話し合いのための工夫ができた	a. ICT ツールを上手に応用できた	・Google シートに各々書き込んでから意見を言う
	b. リアクションを意識したことが良かった	・普段より大げさに頷いたり，相槌を打ったりすることが非常に重要であると感じました
	c. Zoom 上における話し合いの制限を意識して参加できた	・相手の言うことを確認する，自分の意見をきちんと伝えることを心掛けた
②グループワークの成功体験があった	a. 議論の進め方を意識してグループワークを運営した	・ゴールと役割を意識して話を進める ・毎回自分がどのような役割を果たそうかを考えてグループワークに参加した
	b. 司会の力量を発揮できた	・誰でも話しやすい環境を作ることができた ・同じユニットに居た方がとても明るく活発で，いろいろな話を振ってくれた
	c. 司会とメンバーの良好な関係性が作れた	・司会に任せすぎず，積極的に助言した
③オンライン上での話し合いの不慣れ	a. ハード面における課題	・機材トラブル発生 ・ネット環境が悪い
	b. 受講者の経験上の課題	・初対面の人とオンラインでの話し合いに不安や緊張を感じたため，沈黙の場面が多くあった ・今まで Zoom でのグループワークをきちんとした形で行ったことはなかったためはじめはなかなか慣れなかった
	c. バーチャル空間の限界	・画面越しでは相手の表情・反応がわかりにくい ・空気感の共有ができない ・オンラインだと集中力が切れやすい ・ミュート切り替えで話す意欲を失う
④グループワークの能力の不十分さ	a. ディスカッション力の不足	・対立した意見に対する対応の仕方がわからない
	b. 司会としての力量の問題	・議論の流れを想定できず，途中でどうしていいかわからなくなってしまった． ・ときに曖昧な説明や，適切でない言葉選びにより，メンバーを混乱させたり，話し合いの発展を阻害してしまったりすることがあった
	c. 参加者の積極性が足りない	・特定の人のみが発言する

　ICT を活用した IPE で学生が満足する要因と不満足になる要因として，オンライン上でのグループワークのコミュニケーションが ICT 環境とグループワークの進展の両方から制約を受けており，さらに両者の間に相互作用も見られているということが確認できた．これは，片方にアプローチすることにより，全体のコミュニケーション状況が改善し，学生の満足度の上昇につながる可能性も示している．例えば，比較的改善しやすいと考えられる ICT 環境に対してアプローチすることで，学生の授業に対する満足度が改善することが十分考えられよう．具体的に，授業が正式に始まる前に，受講者同士で知り合えるプラットフォームの構築なり，オンライン授業で生じやすいコミュニケーションの課題を事前学習で学んでもらうなり，受講者に心の準備を持ってもらった上での参加，または，毎回授業終了時に，グループワークで生じたコミュニケーションの課題を共有し，その教訓を次回の話し合いに生かすという学習プロセスの構築など，学習の満足度を高めることができると考えられる．

【引用文献】

1）孫　佳茹ほか：同時双方向型授業でのグループワークにおけるオンライン上のコミュニケーションの課題．第 14 回　日本保健医療福祉連携教育学術集会プログラム・抄録集，p38，2021

2　IPE の組み立て方と教育の実際

7　教員と職員を対象とした IPE のための研修

A　ファカルティ・ディベロップメントとは

　ファカルティ・ディベロップメント（Faculty Development：FD）とは，教育能力を高めるための実践的方法のことであり，各組織が教員の役割を手助けしたり，刷新するために用いるさまざまな活動を示す．FD は教員の教育能力の向上のみならず，教育活動を行う目的や意義に関して理解を促す働きがあり，教育の質の維持・向上のために重要な活動である．

　同じ教員養成を表す言葉として，スタッフ・ディベロップメント（Staff Development：SD）やヘルス・プロフェッショナル・ディベロップメント（Health Professional Development：HPD）がある（図 1）．

　FD は主として大学教員を対象としたもの，SD は事務職員や技術職員を含む職員の職業開発能力を対象とした活動のことを指す．HPD は，大学の教員ならびに附属病院の職員に限定せず，他の医療機関に所属するすべての医療従事者を対象としたものである．ここでは広義の意味として，SD や HPD を包含する意味として，FD という用語を用いる．

B　ファカルティ・ディベロップメントの対象

　FD の対象となるのは，対象となる学修者の能力開発に関わるすべての医療従事者である（図 2）．学修者が卒前教育であれば，早期体験実習や臨地（臨床）実習で学生の指導にあたる医療専門職（医師，看護師，薬剤師，事務員，教員，大学院生など）になる．

　ここで重要になるのは，定める学修目標が何か，それを学ぶためにはどのような学修方

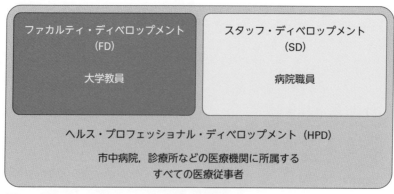

図 1　広義のファカルティ・ディベロップメント

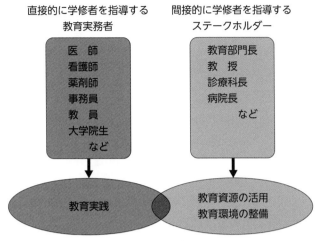

図2　ファカルティ・ディベロップメントの対象者

表1　ファカルティ・ディベロップメントの開催形式

①対面型
②オンライン型 　1) 同期型：学修者と教員が同時に参加する（例：Web 会議システム） 　2) 非同期型：学修者は各自のペースで参加（例：オンデマンド）
③ハイブリッド型 　1) ハイフレックス型：同じ内容の授業を，対面とオンラインで同時に行う 　2) ブレンド型：対面とオンラインを，教育効果を考慮し組み合わせる方法 　3) 分散型：同じ回に異なる内容の授業を対面とオンラインで行い，学修者は分散して参加する方法

略があるか，それに適した教育資源を考慮したうえで選定する必要がある．直接的に学修者を指導する医療専門職以外にも，その教育活動に間接的に関わるステークホルダーも対象となるかも知れない．教育能力を開発する以外にも，その教育実践を実装するために必要となる教育資源を動かすための協力者に対して，理解を促進することも重要なことである．

C ファカルティ・ディベロップメントの開催形式

　従前，FD は対面形で開催されることが基本的な開催形式であった．しかしながら，新型コロナウイルス（Covid-19）感染症の流行を形式に，Web 会議システムやオンデマンド教材などを活用した ICT の導入が急速に推進され，FD の形式は，①対面型，②オンライン型，③ハイブリッド型と多様な開催形式が用いられるようになった（表1）．
　対面型，オンライン型，ハイブリッド型，それぞれの開催形式に応じた強みがある．
　対面型であれば，非言語情報を含めた機微のコミュニケーションや，学修者のリアルタイムの反応は，FD を行う教員にとっては非常に重要な情報であろう．さらには，授業間

表2　ファカルティ・ディベロップメントの形態と特徴

FD の形態	特　徴
経験学習	・自分自身が実際に経験した内容を，次の経験に活かすプロセスを通じて学ぶ方法
コーチング	・指導者（コーチ）が相手（クライアント）に対し，目標達成に向けて主体的な行動を引き出したり，気づきを与えたりする支援方法
メンタリング	・人材育成の方法で，指導者（メンター）が指導される側（メンティー）に対して，自身の豊富な知識や職業経験を元に，個別支援活動を行うこと
ワークショップ	・参加者が能動的に作業や発言を行う環境を整え，ファシリテーターを中心に，参加者全員が体験学習することを目的とした方法
セミナー	・教員が学修者に対して一方向性に講義を行う，あるいは少人数でテーマに関する報告や議論を行う方法
継続的プログラム	・上記の教育期間を，長期間にわたり継続的に行う方法

の休み時間などといった，ちょっとした時間での閑話が，参加者間の結びつきを強くする．

　一方，オンライン型の場合，空間的・時間的制約を取り払うことが可能になるため，地域医療機関など，遠隔地も含めた施設からの参加は容易になる．極論，国外でも FD に参加するハードルは下がるだろう．

　ハイブリッド型の場合，オンライン型の弱みを，対面型を組み合わせることで補填している良さがあるかも知れない．例えば，オンライン型のみでの FD になると，参加者の能動性の低下や，ドロップアウト率の増加が懸念される．これは参加者が周囲に支援を上手く求められないことや，モチベーションの低下が関与すると考えられる．この部分を対面型と組み合わせることで，学修者間のネットワーキングや，教員からの支援が得られやすいようになり，参加者のドロップアウトを回避することにつながる．

　いずれにしても，対面型，オンライン型，ハイブリッド型にはそれぞれの強みがあり，場面場面によってそれらを使い分ける必要がある．

D ファカルティ・ディベロップメントの形態

　FD の形態としては，現場での経験学習，コーチング，メンタリング，ワークショップ，セミナー，継続的プログラムなど多様である（表2）．また，格式張ったフォーマルなものもあれば，格式張らないインフォーマルなものもある．後者の例としては，職場の上司から教育を受けているうちに，自分もこのように教えようと思ったりすること，といったものもあり，必ずしもグループで集合して，指導医養成講習会のように開催するものばかりではない．FD でどの形態を行うかは，それぞれの特徴に応じて，実施したい目的に応じたものを選択する必要がある．

表3 効果的なファカルティ・ディベロップメントの特徴

1. エビデンスに基づく教育デザイン
2. 参加者の置かれた状況に関連のある内容
3. 経験学習によるトレーニングや応用の機会
4. 参加者へのフィードバックや振り返りの機会
5. 教育プロジェクトの機会
6. 参加者や教員間の人間関係構築やコミュニティを形成する機会
7. 継続的なプログラムのデザイン
8. 施設からの支援

[Steinert Y et al : A systematic review of faculty development initiatives designed to enhance teaching effectives : a 10-years update. Medical Teaching 38（8）: 769-786, 2009 より引用]

E ファカルティ・ディベロップメントが与える影響

FD を行う目的は，参加者が教育について学び，その内容を自分達のフィールドで，教育活動として現場に還元し，結果としてその教育を受けた学修者達が，患者に医療として還元することにある．また，FD はその臨床現場のアウトカム向上だけでなく，その参加者が，個人・組織・教育といったさまざまなレベルで能力を開発することができる．例えば，同じ FD で学んだ教員同士でコミュニティを形成し，参加者が働く組織内でのストレス回避や自己効力感を得るといった役割もある（表3）.

F ファカルティ・ディベロップメントで遭遇する課題

FD で遭遇する課題としては，①学修者にモチベーションがない，②関連となるステークホルダーから協力が得られないといったことが大きな課題だろう.

1 学修者にモチベーションがない

指導医養成講習会の開催者側は，参加者は「臨床研修医を指導するための資格を取るためだけに参加していて，この長い2日間が早く終わればと思っているのかも知れない」などと感じることがあるかも知れない．開催側としては，臨床研修に必要となる教育能力を身につけて欲しい，その一心で開催しているにも関わらず……．

ここで重要になるのは，学修者のニーズと，教育者が学修者に身につけてもらいたいことに関するギャップを評価することである．学修者はアウトカムの1つとして，指導医養成講習会を終えて修了証を手に入れることはあるだろうが，日々の教育活動で疑問に感じていること，自分の教育が果たして本当に効果的なものなのか，学修者のモチベーションを高めるためにはどうするかといった，日々の教育現場で抱いている学修へのニーズがあるはずである．そのニーズを上手く見極め，参加者に対して動機づけを行うことが重要になる.

2 関連となるステークホルダーから協力が得られない

　関連となるステークホルダーからの協力が得られなければ，多くの教員の参加は見込めず，教育活動は頓挫してしまうかも知れない．その場合，どういった戦略が取れるのか．当然ながら，ステークホルダーとなる人物や部署を同定することから始まる．その同定を行ったのち，そのステークホルダーがメリットと感じること・デメリットと感じることを整理する．そのメリットとデメリットについて対話を行い，ステークホルダーにとって十分なメリットがあるならば，協力を得ることができるだろう．相手にとってのメリットを探し，それを実行することでお互いにどんなメリットがあるかを算出することが重要になる．

　これらの課題は，FD を行ううえで，しばしば遭遇する課題だろう．開催者としての教育を実践する強い心も打撃を受け，ときにはしなりきれずに折れてしまうかも知れない．そんなときに重要になるのが，同じ志を持った仲間だろう．仲間との対話により，自分のレジリエンスは回復するだろうし，新たな戦略が思いつくかも知れない．FD の課題に遭遇したときは，同僚との作戦会議は重要である．

G IPE におけるファカルティ・ディベロップメントの実践例

　上記で学習した，FD の理論に基づきながら，今度は IPE という教育基盤における FD について，事例ベースに学びを深める．事例については，筆者が所属する千葉大学で開催されている「亥鼻 FD プロジェクト」で取り上げた FD の内容を紹介する．

　亥鼻 FD プロジェクトでは，グローバルなリーダーシップを備えた医療人材を育てるために，自分自身のリーダーシップや多分野・多職種連携能力を磨くために，教員の総合的・多角的資質開発および授業開発のためのプロジェクトとして開始された FD である．

事例　Google Classroom で授業をひっくり返す！： ICT ツールによるアクティブラーニングの推進

a ファカルティ・ディベロップメントの目的

　この FD の背景には，医師，看護師，薬剤師などの学修方法は，従前は受動型の学修形態が主流であった．しかしながら，知識を得る授業から問題解決を主とする授業に変革するためには，アクティブラーニングを導入する必要があるとの認識があった．アクティブラーニングの教育技法の 1 つとして，「反転授業」が注目されている．反転授業では，授業前に動画教材などを活用して事前学習を行う，授業では事前に得た知識をもとにディスカッションをし，互いに学び合う形式のことである（図 3）．

b ファカルティ・ディベロップメントの対象

　対象は同じキャンパスで勤務する医師，看護師，薬剤師などの教員である．参加人数は全体で 20 名程度と小規模で，参加者層は 3 学部ともに同様であった．

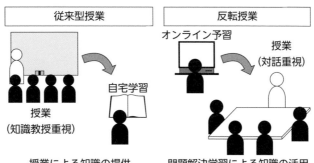

図3　反転授業
反転授業は，学生・教員間の双方向な学習機会を構築し，効果的に問題解決能力を獲得する革新的な教育手法である.

c 参加者のニーズアセスメント

　参加者は，アクティブラーニングとして「反転授業」という名前は聞いたことはあったが，自分が実際に反転授業を受けたり，あるいは実施したりする経験は乏しい状況であった．そのため学修者は，反転授業はどのようなものかを知り，その理論を学び，まずは自分自身が反転授業を経験するところにニーズがあると把握した.

d ファカルティ・ディベロップメントの開催形式

　同じキャンパス内で実施ができるため，対面型での開催を行った．そのほかにも，対面型であることで，参加者の反応（理解できるのかどうかなど）を速やかに掴むことができたり，多職種でのコミュニティ形成につながるメリットがあると判断した.

e ファカルティ・ディベロップメントの形態

　実施した形態としては，ワークショップの形式を選択した．その理由としては，参加者のニーズアセスメントでは，まずは自分が反転授業を経験したいというところがあったからである．ワークショップ形式にすることで，参加者はこれらを経験できる仕組み作りになっている．具体的には，この FD を実施する前に，授業に関する PDF について，プレリーディングが課された．プレリーディングは，ラーニングマネジメントシステム上で提供をされ，参加者は事前にこの PDF について読んでくることが求められた．また，授業開始時には，この PDF に関する簡単な理解度確認が行われた．この場合，小テスト形式を用いることもあるし，講師から受講者への問いかけと説明ということがある．事前学習で行った知識をアウトプットすることは，学修者のさらなるモチベーションの更新につながる．そして，最初に得られた知識をもとに，参加者に与えた課題についてディスカッションを行ってもらい，知識を応用させることでより実践的な問題解決能力を養うことができた.

　また，多職種連携や多様性を学ぶという観点からは，学修者は必ず異なる職種のメンバーでグループを構成するようにした．また，教員や大学院生，研修医など，さまざまなポジションの人たちが参加することで，さらなる多様性が産まれ，ダイバーシティやリー

ダーシップを学ぶ格好の機会となった.

⨍ ファカルティ・ディベロップメント教育技法

アクティブラーニングの一環として，think-pair-share を用いた．これは，2人1組となり，お互いに意見交換を行うものである．2人であるため，ある程度心理的安全性が保たれており，十分な意見交換がしやすい．ある程度，意見がまとまったところで，今度はその複数ペアでの意見交換を行う．2人ペアで練られた意見であるため，全体討議のなかでも発言がしやすくなるのが特徴である．このようなアクティブラーニングの手法を組み合わせて，参加者自身がアクティブラーニングを実践できる取り組みを構築した.

⨍ アクティブラーニングのメリットとデメリット

アクティブラーニングを実際に活用できるためには，そのメリットとデメリットについて熟知をする必要がある．今回の FD を通じて学んできたことを用いて，参加者間で FD のメリットとデメリットに関してディスカッションを行った（図4）．

1つの例としては，「能動的に参加することで，記憶がより定着する」ということが述べられている.

⨍ ファカルティ・ディベロップメントの効果

今回の FD を通じて，参加者した教員は，身をもってアクティブラーニングを経験することができた．実施後のアンケートでも，「今後，アクティブラーニングを実施してみたい」という学修者の反応が確認された.

研修効果を測定する方法の1つに，カークパトリック（Kirkpatrick）による4段階評価がある[3,4]（図5）．レベル1では，学修者の反応（満足度など）を確認する．レベル2

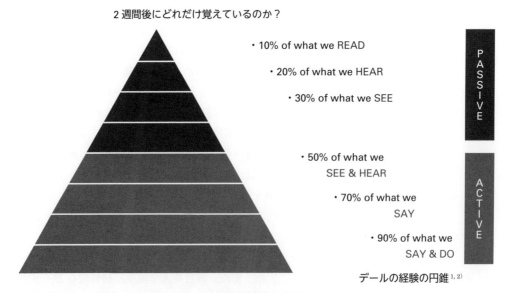

図4　アクティブラーニングのメリットである記憶の定着について

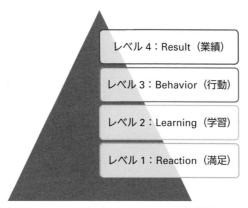

レベル 4：Result（業績）

レベル 3：Behavior（行動）

レベル 2：Learning（学習）

レベル 1：Reaction（満足）

図 5　カークパトリックによる 4 段階評価

では，学修者が何を学べたか（学習）について評価を行う．レベル 3 では，学修者がどのような行動を取るようになったか，レベル 4 ではその結果，どんなアウトカムが得られたかを評価していく．当初はレベル 1～2 の反応であったが，長期的に見た場合，アクティブラーニングが認知されるようになり，反転授業も，さまざまなところが用いられるようになったことを考えると，一定の効果があったのではと思う．

🅸 ファカルティ・ディベロップメントの課題

今回の FD での課題は，学修者のニーズの把握であった．ここに対しては，あらかじめ FD を行うことの趣旨を明示し，その目的に合致した方が参加できるスタイルにした．そのため，学修者のニーズも合致していることから，速やかに導入ができた事例である．また，医師，看護師，薬剤師のステークホルダーとなる教員については，今回の FD に向けて対話する機会があり，いずれの部署からしてもメリットが高いと判断され，実施が推進された流れがあった．

おわりに

FD で重要なことは，なぜその FD を行うのかという目的を明確にし，それによって誰が恩恵を受けることができるのか，また参加者のニーズはどこにあり，それらを満たすにはどのような形式で行うのが良いか，そのような理論を駆使し，より最適な FD を構築することが重要である．

【引用文献】
1) Dale E：Audio-Visual Methods in Teaching, 3 rd ed, Holt, Rinehart & Winston, 1969
2) Lalley J：The learning pyramid：dose it point teachers in the right direction? Edication 128（1）：64-79, 2007
3) Kirkpatrick JD et al：Evaluating, training programs：the four levels, Berrett-Koehler, 2006
4) Frye AW et al：Program evaluation models and related theories：AMEE Guide No. 67. Med Teacher 34：e288-299, 2012

2

IPE の組み立て方と教育の実際

8 継続教育としてのIPE

　WHOは，国や地域の実情に合わせ，さまざまな健康関連職種（本項では医療・保健・福祉・介護などに従事する多くの専門職についてこの用語を用いる）が，連携協働実践能力（IPCC）を向上させることを目的としたIPEを基礎教育だけでなく継続教育でも実施することによって，住民の健康アウトカムに成果をもたらすような保健医療システムの構築を目指すべきであることを示したフレームワークを報告している[1].

　医学教育・看護学教育・薬学教育などの健康関連職種養成モデル・コアカリキュラムに位置づけられるようになり，IPEの基礎教育への実装は進みつつある．しかし，健康関連職種への「新規参入者」である学士教育課程や専門学校の学生がIPEを受ける機会が増えても，すでに現場で働いている実践者たちがその内容に触れる機会は，現場によってあるいは個々によって大きく異なる可能性がある．基礎教育でIPW（Interprofessional Work）の実践能力をトレーニングされた卒業生が実際の実践の現場でその能力を発揮しにくい現状を脱却していく必要がある．基礎教育と継続教育が同時並行的にIPEを導入し，この問題を解消していく努力をすべきであろう．

　本項では，継続教育におけるIPEを，「A. 大学院におけるIPE」と「B. 現任教育としてのIPE/IPL」に分けて論じる．

A 大学院におけるIPE

1 大学院教育におけるIPEの必要性と課題

　Squiresらは，大学院レベルでIPEとIPC（Interprofessional Collaboration）に取り組むことは，より効果的に協働的な実践ができる健康関連職種を育てるために重要であると述べている[2].

　文部科学省の大学院教育振興施策要綱には，「大学院においては，学部段階における教養教育とこれに十分裏打ちされた専門的素養の上に立ち，専門性の一層の向上を図るための，深い知的学識を涵養する教育を行うことが基本であり，各大学院が体系的なカリキュラムを提供し，組織的な教育展開を強化するため，各課程（修士課程，博士課程，専門職学位課程），専攻ごとにそれぞれの人材養成目的を明らかにすること」[3]が求められるとある．

　大学院教育で目指す人材養成目的は，健康関連職種を養成する各学問分野によってさまざまである．研究者としての養成に重きを置く分野もあれば，より高度な実践能力を養成することを目指す分野もある．

　こうした大学院における人材育成目的の多様性に関連して，実践経験やIPEを受けた

経験，大学院進学への目的意識など，背景が多様な学習者が混在しているという点に大学院教育の特徴がある．田村は，専門職の継続教育で見直すべき点として，①教育の方法，②学習環境としての職場のあり様，③専門職の条件でもある生涯学習としての価値づけ[4]の３点をあげている．学習者の背景が多様ななかで，IPE プログラムの目的をどこに置くか，どのような学習目標を共有してどのような教材でどのような教授方法が適切かについては，各大学院において，学習者がどのような環境のなかでの実践経験があるのか，大学院での学習にどのような価値をもっているかなどのニーズ分析を丁寧に行うことが重要と思われる．

② 大学院教育の IPE の現状

　米国では，2016 年に大学院医学教育における IPE の実施状況が調査されている[5]．American Medical Association のデータベースをもとに 1,757 人のプログラム責任者に調査を実施し，233 人（13.3%）の回答を得たこの調査の結果では，調査協力者の約 6 割が IPE 経験があり，IPE を実施する理由は，コラボレーションの改善（92.2%）とコミュニケーションの改善（87%）と回答している．また，時間不足が IPE の障壁であるという回答が 5 割を超えている．さらに，IPE 未経験者のうち 1/3 が将来何らかの IPE 実施への関心をもっていることがわかっている．医学以外では，精神看護分野での大学院IPE の報告がある[6]．

　わが国の大学院での IPE は，どのような現状であろうか．筆者が調べた限りであるが以下のようなプログラムがある．

　滋慶医療科学大学大学院の医療安全管理学修士課程では，「専門職実践論（IPW 論）」を設置し，「さまざまな職業背景をもつ学生が，医療の実践現場で医療安全のためにどのように協働するかに焦点をあて，職種間の協働に関する実践理論を学び，学生個々が所属する実践現場に学びを還元できることを目指している」[4]．

　また，文部科学省の競争的資金事業である「多様な新ニーズに対応するがん専門医療人材養成プラン」の採択を受けて行われている，近畿圏の国公私立 7 大学 9 学部の連携個別化がん医療実践者養成プランでは，患者中心の個別化医療を実践できる多職種のがん専門医療人材の養成を目指し，近畿大学，神戸大学，大阪府立大学，大阪市立大学，関西医科大学，兵庫医科大学，神戸市看護大学の医学，看護学，薬学，理工学系大学院研究科が相互連携し，大学院において人材育成プログラムを実施し，多職種参加型の学習プログラムを構築している[7]．

　福祉分野では，日本福祉大学大学院の医療・福祉マネジメント研究科で，社会福祉領域，医療福祉サービス領域と組織・人材マネジメント領域，それぞれのマインドと知識を併せもつ「医療・福祉現場の高度専門職業人」の養成を目指した IPE を導入している[8]．

　筆者の所属する千葉大学大学院では，2021 年から，看護学研究院の博士前期課程の共通基盤モジュールに「専門職連携実践論」「専門職連携教育論」「災害時専門職連携演習」の 3 科目を設置し，他領域の大学院生の受講も受け入れている．2022 年現在，看護学研究科の大学院生のみの参加となっているが，まずは大学院での IPE のカリキュラム化が実現できた．

IPE の組み立て方と教育の実際

　さらに，2022年度，日本学術振興会の大学の世界展開力強化事業に「グローバル地域ケア IPE プラス創生人材の育成（GRIP Program）」が採択された[9]．この事業は，地域ケアを創生する多職種の人材を育成することにより，SDGs の開発目標3「すべての人に健康と福祉を」の実現と，Universal Health Coverage「すべての人が適切な予防，治療，リハビリテーションなどの保健医療サービスを，支払い可能な費用で受けられる状態」の推進を目指すことを目的としている．このなかで，大学院前期課程の副専攻が立ち上がった．IPE 関連科目3単位を含む8単位の取得により，博士前期課程副専攻国際実践学 GRIP の学位（大学院国際実践教育の学位）が授与される．医療系大学院だけでなく，教育，工学，行政などの分野の学生も対象とした大学院の正規科目として整備された．

3 大学院教育に求められる IPE・IPW に関連した人材育成の目的

a 高度実践職業人としてのさらなる連携協働実践能力の発展

　大学院教育に求められる IPE・IPW に関連した人材育成の目的として，大きく2つあると考える．1つは，高度実践職業人としてのさらなる連携協働実践能力の発展である．

　看護学のように大学院をさらなる高度な能力を身につける場として位置づけている健康関連専門分野がある．看護学分野では，大学院に専門看護師，診療看護師，特定看護師といった高度実践者養成のコースに加え，助産師資格，保健師資格を大学院で取得するコース，看護管理者コースなど，一度実践経験を経た学習者のさらなる能力開発を目的としたコースが設置されている．看護学を例にとったが，他にもこのような高度実践能力者養成コースをもった健康関連の学問分野はあるだろう．

　連携実践能力はトレーニングによって発達する能力であり，こうした高度実践職業人の養成プログラムのなかに，学習者のニーズに応じた IPE プログラムを構築する必要性は高いと思われる．

　前述したわが国の大学院での IPE の実施状況を見ると，医療保健福祉の多様なニーズに対応する高度実践のできる人材を，そのニーズやテーマに即して学際的で領域横断的なプログラムにより育成しようとするなかで IPE を行うパターンが多いように見受けられる．

b IPE カリキュラム構築および教育実践の指導者育成

　もう1つの目的は，IPE カリキュラム構築および教育実践の指導者育成である．

　基礎教育のなかに IPE が浸透しつつあるが，IPE のカリキュラムを構築し，かつ教育指導に従事する教員は，ほとんどが IPE 受講経験はない．自分の時間を使い IPE に関連した背景となる教育理論や，教育方法，カリキュラム構築に関する知識を学習したり，IPE 実施校同士のネットワークを作り[10]，情報交換，視察などを行い，対応してきた．2008年に日本保健医療福祉連携教育学会が設立され，IPE，IPW に関する知見の集積と共有が図られるようになったことは，IPE，IPW の発展に大きく寄与している．

　世界的には，医療者教育において教育者は医療者教育学の修士課程を修了することが求められるようになっている．わが国では，2019年に岐阜大学大学院医学系研究科に初め

て医療者教育学専攻修士課程が設置されている．医療者教育学を，「さまざまな医療系専門職の教育者が，医療系学生や若手医療者を指導するにあたり，指導上の多面的課題を究明すべく，職種を超えてその課題の根源にある教育学を体系化し，その研究を推進する学際的な学問」であるとし[11]，多職種協働を念頭に置いたプログラムが実施されている．

また，千葉大学大学院看護学研究院では，2018 年度から附属専門職連携教育研究センター（IPERC）の主催事業として，「IPE カリキュラムマネジメント＆授業開発研修」「IPW（IPC）マネジメント研修」「IPW（IPC）ベーシック研修」を実施してきており，全国の大学や専門学校の教員が，IPE カリキュラム構築や授業設計について学ぶ場，そしてさまざまな健康関連専門職の実践者や管理者が，IPW（IPC）の実践能力を高める場となっている．この研修で蓄積・発展させてきたプログラムを基盤に置き，先に述べた「グローバル地域ケア IPE プラス創生人材の育成（GRIP Program）」のなかで，大学院の副専攻プログラムに反映させ，IPE カリキュラム構築および教育実践の指導者育成の場として大学院教育に位置づけることを視野に入れ取り組んでいる．

こうした動きがさらに大学院プログラムのなかに増えてくることが望まれる．

【引用文献】

1) WHO：Framework for action on interprofessional education and collaborative practice. WHO reference number, 2010（WHO/HRH/HPN/10.3）
https://www.who.int/publications/i/item/framework-for-action-on-interprofessional-education-collaborative-practice

2) 文部科学省：大学院教育振興施策要綱．平成 18 年
https://warp.ndl.go.jp/collections/info:ndljp/pid/1621348/www.mext.go.jp/b_menu/houdou/18/03/06032916/001.htm（2023 年 4 月閲覧）

3) Allison S et al：Graduate level health professions education：how do previous work experiences influence perspectives about interprofessional collaboration? Journal of Interprofessional Care 35（2）：193-199, 2021

4) 田村由美：専門職実践論：専門職連携教育（IPE）から専門職連携実践（IPW）へ 特集 専門職連携教育（IPE）の現状と展望．医療ジャーナル 51（12）：73-78, 2015

5) Achkar MA et al：Interprofessional education in graduate medical education：survey study of residency program directors. BMC Medical Education 18（11）：2018. DOI 10.1186/s12909-017-1104-z

6) Lora Humphrey Beebe：Transforming health care through interprofessional graduate education. Perspectives in Psychiatric Care 54（1）：19-24, 2018

7) 大学連携個別化がん医療実践者養成プランとは
https://www.med.kindai.ac.jp/ganpro/outline1.html（2023 年 4 月閲覧）

8) 日本福祉大学大学院：医療・福祉マネジメント研究科先行概要
https://www.n-fukushi.ac.jp/gs/divisions/hssm/about/outline.html（2023 年 4 月閲覧）

9) 日本学術振興会：大学の世界展開力強化事業
https://www.jsps.go.jp/j-tenkairyoku/sentei_jigyo.html（2023 年 4 月閲覧）

10) 日本インタープロフェッショナル教育機関ネットワーク：JIPWEN とは
https://jipwen.dept.showa.gunma-u.ac.jp/jp/?page_id＝6（2023 年 4 月閲覧）

11) 東海国立大学機構岐阜大学：岐阜大学大学院医学系研究科医療者教育学専攻修士課程のご紹介
https://www1.gifu-u.ac.jp/~medc/graduate/master.html（2023 年 4 月閲覧）

2

IPE の組み立て方と教育の実際

B 現任教育としての IPE/IPL

　英国では，1970年頃から，保健・医療・福祉の現場の専門職間の連携が不十分であったためにさまざまな不幸な事件が起こった．その検討を通じて，各専門職が単一の専門職内の教育を受けていること，それにより他職種の職務に対する誤解や偏見が生じ，職種間のコミュニケーションが不足していることが指摘された[1]．しかし，現任者の誤解や偏見は各職種の価値観，職場のカルチャーなどに深く結びついてそれを改善するのは難しく，現任者の根強い固定概念が形成される以前の卒前の時期からの教育が不可欠であろうという見地から IPE はスタートした．その流れのなかで，現任者への IPE はまず卒前教育の IPE をファシリテーションする教員や臨床指導者へのファカルティ・ディベロップメント（Faculty Development：FD）あるいはスタッフ・ディベロップメント（Staff Development：SD）という形で始まった．

　それらの FD/SD に参加し，IPE に携わることを通じて，IPE は徐々に現任の専門職者に認知されるようになり，保健・医療・福祉の現場での専門職連携実践（IPCP）が現任者の間でも注目されるようになった．現場における専門連携能力の開発には2つの効果があると考えられる．1つは各個人の専門職連携能力の向上，これは卒前からの IPE と継続するものである．もう1つは患者のケアチーム，あるいは現場の医療安全などの病院機能の維持・改善に必要な公式のチーム活動におけるチームとしての IPCP の質の改善である．

1 学生向け IPE のための FD・SD を通じた現在専門職者の連携能力の向上

　卒前教育としての IPE の導入や実践の際には，教員や現場の指導者はカリキュラムを主導あるいは提供するために新しい役割を担う必要がある．IPE がさまざまな大学で導入された当時，教員は自身の卒前教育から卒後のトレーニングの過程においては IPE にほとんどあるいはまったく経験してこなかった．2012年初頭から米国の大学で行われた教員向けのプログラムでは，講義やグループワーク，教育現場への参加などを含む多職種教員に対する FD が行われ，学生に対する IPE を推進することに成功したと報告された[2]．さらに，この活動をより多くの教員や指導者に拡大して，専門職ケアチームの実践と結びつけることができる，すなわち，IPE を指導する側の教員や指導者がまず IPE を学ぶ過程で IP 実践を経験して学び，さらにそれを現場の専門職者に伝え，連携能力を向上させることで現場の専門職連携チームでのより良い実践と教育活動へとつながっていくことが期待される．

　千葉大学では2015年から学生の臨床/臨地実習での IPE（Clinical IPE）のパイロット実施が開始された．従来の各学部ごとの実習では各学部の教員が独自に選定した患者を学生に割りあて，同じ職種の専門職者が指導をするという実習様式である．それに対し，Clinical IPE は医学部，看護学部，薬学部の学生がチームとなり同じ1人の患者を受け持ち，3日間で患者のケアを実践しながら協働して診療・ケア計画を立案するというプログラムとなっている（第2章第5項）．指導にあたる各専門職者への FD/SD を事前に行い，IPE の概念や学部混成学生チームへの指導についての説明を行っている．プログラム終

了後，参加した指導者へのインタビュー調査の結果から，学生に対する専門職能力および専門職連携能力向上の効果があったということに加え，指導者自身のチーム活動の振り返りや学生指導に対する多職種指導者との協働のあり方を考える機会となったとする意見があり，Clinical IPE の実習指導を通じて現任者自身へも IPE の影響があることが検証された[3].

2 現任者向けの専門職連携能力の開発プログラム

現場の専門職者は卒前 IPE の経験の有無，また経験したプログラムの内容にもばらつきがあり，現場での実践の経験もさまざまである．山本ら[4]は，特定機能病院の医療専門職者を対象とした調査で，現任者向けの IPE が専門職連携能力向上に関連があり，また卒前 IPE プログラムの経験が現任 IPE を通じて専門職連携能力に影響を与えていると報告している．すなわち現任の専門職者の専門職連携能力は実践を通じて自然に獲得されていくものと考えられてきたが，それに加え現任者向けの IPE 研修プログラムを行うことでより効果的に連携能力を向上させることができる．

現任者向け IPE の例として，新入職員を対象に入職直後に2つのプログラムを行っている千葉大学医学部附属病院の例を提示する（表1）.

事後のアンケート調査によると，両演習に対する満足度は高かった．入職時に IPE を行うことにより，他職種への関心が高まり連携・協働に対する動機づけとなる．また新入職員に対し，大学病院の IPCP に取り組む姿勢や理念を伝える効果も期待される．

3 患者ケアチームや院内チームの専門職連携能力向上

個人の専門職連携能力が現場での実践を通じて向上していくことが期待されるのと同様に，現場のチームの能力も実践を通じて向上していくことが期待されている．このことについて，Hammick ら[5]は専門職連携チームでの学習を提案している．各専門職者が業務とは別に，これまで働いてきたチームについて振り返ってみる機会を提供することを勧めている．そのなかでチームは Appreciative Inquiry[6, 7]の方法を使い，以下の点について振り返りを行う．

- チームはどのような価値観を示して行動していたか
- リーダー／進行役およびメンバーの役割は何だったのか？
- このようなチームの一員であることについてどのように感じたか？

このプロセスを通じて，チームが従来の階層構造の下で集められただけのチームなのか，患者のために，互いが協力して働き，すべての人が尊重され，学び合う専門職連携チームなのかを確認する作業を行い，意識的なチームの改善につなげることができる．

Hammick ら[5]はさらに専門職連携チームでの学習は個人にとっての生涯教育でもあると以下のように述べている．

"専門職連携チームでの学習により，他の職種の役割，スキル，トレーニング，知識，気風についての個人的知識や理解が深まるだけではなく，自分の職業的アイデンティティについての考察を促し，明確化できる".

表 1　現任者向け IPE プログラム

---

1. 全職種を対象とした IPE

- 目　的：①専門職連携の学習目標を理解する．②同僚理解の方法を説明できる．③仕事上のコミュニケーション方法を理解し，使うことができる．④チームワークを実践できる．
- 対　象：看護師，臨床研修医（医・歯），薬剤師，リハビリテーション療法士，臨床検査技師，放射線技師，栄養士，事務職員
- 人　数：200〜300 名
- 時　間：120 分／グループ（全体を 3 グループ程度に分けて実施）
- 担当者：教員と専門職指導者（看護師，医師，薬剤師）
- 内　容：多職種 3〜4 名で 1 チームとなり，以下の活動を行う．
  ①アイスブレイク：大切にしている価値は何かを伝え合う．
  ② ISBAR 演習：ISBAR を使ってチームに情報を伝達する．
  ③ゲーム演習：迷路を使って協働作業を体験する．
  ④チームワークの振り返り

---

2. 採血シミュレータを使用した採血合同演習

- 目　的：患者の気持ちに配慮しつつ，定められた手順に従って安全かつ的確にシミュレータを用いた静脈採血を実施できる．
- 対　象：看護師，研修医，臨床検査技師
- 人　数：約 120 名
- 時　間：150 分／グループ（全体を 4 グループに分けて実施）
- 担当者：教員と専門職指導者（看護師，医師，薬剤師，臨床検査技師）
- 内　容：事前説明に引き続き，多職種 3 名で 1 チーム（実施役，患者役，評価者役）となり順番にシミュレータを利用して一連の採血動作を行う．実施者が実践を振り返り，次に患者役と評価者役がフィードバックを行う．患者への配慮，安全の確保，正しい手技の実施についてチェックリストを用いて自己評価，他者評価を行う．多職種からなるファシリテーターがグループを担当し学習支援を行う．最後にグループ全体で振り返りを行う．

おわりに

　Majima ら[8] の特定機能病院の看護師を対象とした調査では，「専門職としての態度・信念」，「チームの凝集性を高める態度・行動」および「病院外の他職種との情報交換の機会」が看護師の職務満足度と関連があったことが報告され，高い専門職連携能力をもつことが高い職務満足度につながることが示唆される結果であった．現任の専門職者が職場での実践を通じて非公式に多職種連携を振り返り，学習することに加え，公式の IPE プログラムを導入することによりさらに個人の職務満足度やチーム連携能力が向上し，それが患者のアウトカムの改善につながることが期待される．

【引用文献】

1) 新井利民：英国における専門職連携教育の展開．社会福祉学 48(1)：142-152, 2007
2) Hall LW et al：Interprofessional Education and Practice Guide No. 1：Developing faculty to effectively facilitate interprofessional education. Journal of Interprofessional Care 29(1)：3-7, 2015
3) 朝比奈真由美ほか：クリニカル IPE の臨床指導者への影響．保健医療福祉連携 12(1)：32-33, 2019
4) 山本武志ほか：専門職連携実践コンピテンシーに関連する要因の検討：特定機能病院の医療専門職を

対象とした調査から. 札幌保健科学雑誌 12：21-27, 2023

5）Hammick M et al：Learning in interprofessional teams：AMEE Guide no 38. Medical Teacher 31
（1）：1-12, 2009

6）Cooperrider D et al：Research in Organizational Change and Development. APPRECIATIVE IN-
QUIRY IN ORGANIZATIONAL LIFE, Vol.1, p.129-169, JAI Press Inc. 1987

7）朝比奈真由美：Appreciative Inquiry ─楽しいプロフェッショナリズムの振り返り. 医学教育 51（4）：
431-432, 2020

8）Majima T et al：Job satisfaction and related factors of nurses in university hospitals：Focusing
on collaborative competency factors. Journal of Nursing Management 27（7）：1409-1415, 2019

2

IPEの組み立て方と教育の実際

■コラム■
・・

回復期リハ病棟での現任 IPE プロジェクトの実際と効果

　筆者の施設は，回復期リハ病棟の中での専門職連携実践ができておらず，患者のリハへの希望を共有せずに，職種ごとに目標をたてて実践している状況であった．そのため，退院患者の FIM（Functional Independence Measure，機能自立度評価法）利得が低いという影響が出ていた．以上から，参加する専門職が発言できる環境を作り，リハカンファレンスが効果的に実施でき，リハプロセスを改善するという目標を設定し改善に取り組んだ．

　キックオフミーティングを開催し，「チームで大切にしていること」，「互いの役割を考える」ワークショップを実施した．その内容から，専門職連携のグランドルールを作成し，各専門職の役割を病棟要項に明記した．その後，リハカンファレンスの改善策を話し合い，リハカンファレンスグランドルールの作成を行い，作成したグランドルールを用いて模擬カンファレンスを実施した．また，リハ総合実施計画書の多職種による合同作成を通し，職種ごとに立案していたリハ目標と計画を統合した．

　看護師は，専門的な研修機会が少なく，移動レベル変更の判断を他職種に委ねるなど，生活機能のアセスメントを主体的に果たしていない現状が推察された．そのため，リハ看護に関する専門書の抄読会を行い専門的な知識を確認しながら，互いの看護を語り合う機会を持った．

　取り組みの前後に，専門職連携実践能力，リハカンファレンス発言状況，FIM 利得を比較した．参加者の専門職連携実践能力 CICS29（Chiba Interprofessional Competency Scale29）の自己評価点は，「項目合計点」で得点の上昇がみられ，「チーム運営のスキル」「チームの目標達成のための行動」「チームの凝集性を高める態度」「専門職としての役割遂行」の 4 下位尺度で統計的に有意な得点上昇が認められた．また，カンファレンスでの発言数の増加，FIM 利得の上昇がみられた（櫻庭智子ほか：第 27 回日本老年看護学会学術集会，2022）．

　専門職連携・リハカンファレンスのグランドルールを参加者の対話を通して設定したことにより，行動規範が明確になるとともに，相互理解を促進させた．加えて，患者のリハへの希望をチームの目標として共有することが，カンファレンスの活性化につながった．また，専門書の抄読会を通して，他者の経験から学び，自己の経験を肯定することで，看護師が他職種へ意見を述べる機会が増加した．それぞれの専門職が，各分野の能力や知識を発揮することが，単独の職種では生み出すことのできない力となり，患者の健康アウトカムの改善に貢献できた．

第3章

IPE の評価

1　IPE 教育プログラムの評価

A　教育プログラムと評価

そもそも「教育プログラム」を評価するとはどのようなことだろうか．まず，「教育プログラム」の意味を確認しておく必要があるだろう．

「教育プログラム」は，一般に「教育目的を達成するために体系的に編成された授業科目群（カリキュラム），並びにその実施のための教育方法，学習成果の評価方法，教職員配置，教育環境等，計画的に設計された教育プロセス・環境の総称」[1] とされる．「総称」として記載されているように，そこには「学位プログラム」に代表されるように，学位や専門士の称号などに結び付けられた長期的なものも含まれる一方で，必ずしもそれらに結びつかない短期的なプログラムも含まれ，それが意味する様態は多様性を含む，広範な概念と言える．

IPE を教育プログラムの関係性から見れば，IPE そのものをどのように運営するかという IPE としての教育プログラムをどう考えるかという視点もあるだろうし，例えば看護教育課程全体における IPE というように，保健医療系の教育プログラムから IPE をどう考えるかという視点もある．

特に後者に関連して言えば，IPE は保健医療系教育としてだけでなく，広く高等教育全体としても特徴的な教育でもある．多職種との連携・協働という医療現場ではその重要性が実感されつつも，可視化しづらい関係性に焦点があてられた教育は，学習者評価においても複雑な側面に注目するものであり，それゆえに学習者[註1] の評価にも手間がかかりがちになる．それらの側面の評価方法として用いられることの多いポートフォリオ評価やパフォーマンス評価などは，その複雑な知識やスキルを評価の対象としているために，評価の妥当性や信頼性を担保するためには高コストな評価にならざるを得ない部分もある．

註 1：「学習」と「学修」の表記の違いについて，大学設置基準第 21 条の単位制度の観点から「学修」と記載される傾向はあるものの，IPE 自体は単位制度に基づく学修以外の内容を含む広範な概念としてとらえられるため，本項では基本的には「学習」という表記を使用し，特に単位制度に関わるものについて「学修」という表記を用いる．

近年は，そうした高コストな科目レベルの評価を教育プログラムの評価としても利用する PEPA（Pivotal Embedded Performance Assessment，重要科目での埋め込み型パフォーマンス評価）などの提案[2] も見られる．これは，科目レベルの学習目標が教育プログラム全体の目標に直結するような科目を「重要科目」とみなし，その科目のパフォーマンス評価の結果を教育プログラムとしての習得状況の評価と考えるものである．それらがそれぞれの教育プログラム評価において実際に機能しうるかという課題を別として，そもそもの複雑なものを評価することは本来的に難しいという当然さを乗り越え，そうした

複雑な評価を低コストでいかに実施するかということは，教育評価上の課題である．しかしながら，現状としてはコストがかかる以上，その導入や実践は一教員の思いつきではなく，機関としても教育課程全体としても，計画的に実施される必要がある．そうしなければ，評価の妥当性や信頼性が低くなり，評価によって学習者の学習を促進するどころか，その動機づけを阻害したり，他の学習にも影響を及ぼすだけでなく，それ以外にも IPE に関わる教職員の業務時間を圧迫したり，労働環境に深刻な影響を与える危険性がある．

　このように，教育プログラムという観点から IPE を考える場合に，IPE のみの部分最適だけでなく，機関や教育課程全体を踏まえた全体最適を追求することも重要であろう．

B プログラム評価の特徴

　教育プログラム評価を考えるうえで，それを包括する概念である「プログラム評価」とは何かを確認しておこう．

　プログラム評価の定義はさまざまにあり，それぞれの定義において強調されるものは異なるが，本項では次の定義[3]を採用しておく．

　　プログラム評価はプログラムの運営や結果に関する問いに対処するためのシステマティックな方法の適用であり，プログラムの継続的なモニタリングだけでなく単発的な，プログラムのプロセスあるいはインパクトの調査が含まれ，その方法として社会科学的な調査方法や専門的基準に依拠したアプローチが用いられる．

　　〔Newcomer KE et al : Handbook of Practical Program Evaluation（Essential Texts for Nonprofit and Public Leadership and Management），Wiley，Kindle 版，2015 より引用〕

　このプログラム評価の定義に限らずのことではあるが，この定義でも他の定義でも強調されている特徴として以下の 4 点があげられる．

　第 1 に，システマティックな方法（systematic method）という点である．これはプログラム評価は場当たり的に行われるものではなく，本来的に「評価計画」に基づき実施されるものであるということが示されている．

　第 2 に，継続的なモニタリングもあれば単発的な評価もあるという点である．モニタリングとは評価が継続的に実施され，同じ内容について繰り返しの測定や調査が実施されることを意味する．そのような定期的な評価もある一方で，時間や労力などのコストあるいは調査手法の特殊性に関連して単発的に実施される評価もあり，評価のスケジューリングという点でも重層的であることが示されている．

　第 3 に，方法として社会科学的な調査方法に依拠するという点である．プログラム評価が対象とするプログラムそのものが社会的に構成されたものであるということを前提にすれば，そこにはさまざまな要素が交絡・影響し合い，またそれ自体が変化するという複雑性を踏まえたアプローチの必要性が示されている．

　第 4 に，「基準」に依拠するという点である．プログラム評価に限らず，評価という営為において「基準」の設定は，価値判断を下すうえでの指標となる．このことが実態を明

らかにすることを目的とする測定と評価を区別する点であり，特に教育プログラムの場合には，さまざまな組織によって提供・設定される「専門的基準」（Professional Standards）が参照される必要がある．

これらの 4 点はそれぞれが独立した特徴というよりは，互いに補完し合う関係にある．評価という営為はその重要性に対する社会的認識が拡大する一方で，そのコストも膨張の一途を辿る傾向がある．そのなかで，プログラム評価を自己目的化させないためには，評価自体の実行可能性（feasibility）が課題であり，そのためには事前の評価計画や評価のスケジューリングの策定，評価方法・アプローチの取捨選択，基準の選定は重要な要素となる．

C プログラム評価の種類

実際にプログラム評価を実施するにも，その評価方法にはさまざまなものがあり，評価されるプログラムが置かれている段階や状況，社会的な動向などによってもどの方法に力点が置かれるべきかは異なる．IPE に関しても，その導入期なのか定着期なのか安定期なのかによって，プログラム評価において注目すべき点は変わりうる．これはそれぞれの段階の評価において，重視される「問い」が異なるためであり，この点は「評価計画」の策定とも大きく関わる．

プログラムの置かれた段階などに応じたプログラム評価の種類としては，以下の 5 種類があげられ，これらの評価は階層性をもっているとされる（表1）[4]．

1 ニーズ評価（Assessment of Need for the Program）

この評価はプログラム評価としてだけでなく，プログラム自体を構成するうえでも最も基盤的なものであり，プログラム版の「診断的評価（Diagnostic Assessment）」とも考えられる．すなわち，プログラムが求められている社会的な背景やプログラム参加者のニーズ，期待などを評価するものであり，新しくプログラムを計画したり，大幅な改変や再編を行うにあたって実施されるものである．

IPE やそれが含まれる保健医療系教育プログラムの場合には，後述の保健師助産師看護師学校養成所指定規則やモデル・コアカリキュラムなどによって実施することが前提に

表 1　プログラム評価の種類と特徴

階層性	性質	プログラム評価の種類	段階（目安）	評価の焦点
下位 （基盤的） ↓ 上位	診断的 ↕ 形成的 ↕ 総括的	ニーズ評価	計画・再編	ニーズ，期待，実施する理由
		セオリー評価	計画・再編	介入，方法の適切さ
		プロセス評価	実施過程	実践上の課題，想定外
		インパクト評価	事後	成果，効果，達成度
		効率性評価	事後	費用効果，費用便益

なっており，実施しなければならないから実施するという側面があるため，そのプログラムを「なぜ」実施するかについては，曖昧になりやすい傾向がある．しかしながら，この評価が最も基盤的である理由としては，この評価を通じて，プログラムの具体的なアウトカムや基準を設定したり，プログラムの構造を特定するうえで必要な情報を取得したりするためであり，IPE においてもそれらは確認される必要がある．

② セオリー評価（Assessment of Program design and Theory）

この評価はプログラムの具体的な設計や開発に関わるものであり，ニーズ評価の次の段階として実施されるものである．ニーズ評価によってプログラムがどのような社会的なニーズあるいは参加者のニーズに対応すべきかが特定されたとしても，それが実際にどのような介入によって満たされるかという方法論は提供されない．目標を達成するためにどのような方法を用いるかについては，さまざまな見込みや仮定を前提としなければならないものの，より妥当と考えられる方法が採用される必要があり，その想定を評価するのがセオリー評価である．

教育プログラムに関連して言えば，例えば「アクティブラーニングを行えば学生もアクティブラーナーになる」という考えは一種の素朴な想定とも言える．そうした想定は無意識的に前提とされていることも多いため，どのような学習理論や研究知見に基づき学習活動や教育プログラムを構成するのか，それらは教育プログラムの目標に照らして妥当なものかどうかは注意深く検討される必要がある．後述のロジック・モデルとの関連で言えば，それぞれの要素の関連性を根拠づけ，プログラムのロジックを支える理論的な枠組みを評価する作業と位置づけられる．

③ プロセス評価（Assessment of Program process and Implementation）

この評価はプログラムの過程に注目するものであり，プログラム版の「形成的評価（Formative Assessment）」と考えられる．実際に良くプログラムが設計されても，それが良く実行されるかは別の問題であり，現場ではさまざまな想定外が起こりうる．また，プログラムを実施している側はうまく行っていると思っていても，実際には問題が起こっている場合もある．そのように実施しているプロセスの問題点を析出し，改善策を検討するために行われるのがプロセス評価である．

教育プログラムに関連して言えば，この種の評価はすでにさまざまな形式で実施されており，学生による授業評価アンケートや種々の学生調査，教員間の意見交換などもその一部に該当する．

④ インパクト評価（Assessment of Program outcome/impact）

この評価はプログラムの成果に注目するものであり，プログラムの「総括的評価（Summartive Assessment）」と考えられる．期待された成果がどの程度達成されたのかを明らかにすることが主な目的であり，プログラム評価において最も注目されるのがこのインパクト評価である．近年はエビデンスの重要性が至るところで主張されており，実験的手法

139

が用いられにくい政策評価の文脈でもEBPM（Evidence-Based Policy Making）を掛け声に，準実験的手法である傾向スコア（Propensity Score）や回帰不連続デザイン（Regression Discontinuity Design）などの統計的因果推論のアプローチを駆使した効果検証が実施されている．

実験的手法を用いにくいという点で共通する教育プログラムも例外ではなく，EBE（Evidence-Based Education）の掛け声のもと，効果検証を求める圧力は強まっているが，倫理的な問題やサンプルサイズの小ささ，ゴールドスタンダードとしての客観的かつ繰り返し測定可能な基準設定の難しさといった教育プログラム特有の条件から，単に教育プログラム前後の学習者の変化だけでなく，「教育プログラムによって学習した対象が，もし学習しなければその対象はどのような状態であったか」「教育プログラムによって学習しなかった対象が，もし学習していればその対象はどのような状態であったか」という実際には起こらなかった変化である反実仮想を前提とした因果推論のアプローチを適用するには制約もあり，工夫が求められる．

5 効率性評価（Assessment of Program cost and Efficiency）

この評価は事後的という点でインパクト評価と共通する部分もあるが，プログラムの成果を投入された資源などのインプットの観点から評価するものである．一定の効果を得るためにどの程度のコストが必要かを分析する費用効果分析（cost-effectiveness analysis）や経済的なコストと便益に注目する費用便益分析（cost-benefit analysis）が代表的なものであるが，教育プログラムの場合，理念などが重視され，この評価が等閑視されることが多く，このことはインプットの枯渇をまねきかねず，大きな課題となっている．

D ロジック・モデルとIPE

評価の方法として階層性が成立するためには，基盤的な部分であるニーズ評価やセオリー評価に基づいた，より妥当性のあるプログラムの構築が重要であり，それらが暗黙の了解のもとではなく，明示的に実施される必要がある．

その方法として有用とされるのがロジック・モデルである．ロジック・モデルは，（1）Inputs，（2）Activities，（3）Outputs，（4）Outcomes（Immediate, Intermediate, Long-term）を要素として構成され，プログラムを構成する論理（logic）を目標が達成されるまでの流れに沿って構造化し明示したものである（図1）．

セオリー評価において記述した通り，ロジック・モデル作成時点では，多分に見込みや素朴な仮定といったものが混在するが，このロジック・モデルをどの程度詳細に記述できるかどうかはその後のプログラム評価のあり方に大きく影響する．インプットとして具体的に何が投入されているかが明らかになれば，効率性評価の実行可能性は高まるし，教育プログラムとしては理念的になりやすい長期的なアウトカムを，どのようにアクティビティと関連づけながら短期的・中期的アウトカムに落とし込むかはプログラム設計という点でも，学習者評価という観点からも重要である．

科学において「反証可能性（falsifiability）」[註2]の高い仮説ほど優れた仮説とみなされ

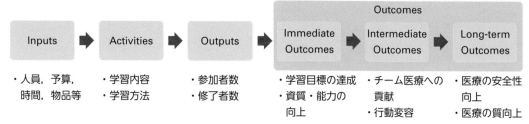

図1　ロジック・モデルと設定内容の例

るように，プログラム評価においてもロジック・モデルをより詳細に構築する作業は，プログラムとしての反証可能性を高める1つの方法と言えるだろう．すなわち，プログラム評価の定義にある「プログラムの運営や結果に関する問い」を明確化させる作業であり，より具体的かつ明確な問いであればあるほど，評価可能性を高め，評価の系統性も担保されうる．得てして「呪術化」しがちな教育プログラムを合理性の領域に押しとどめる作業とも言える．

註2：カール・ポパーが提唱した科学と疑似科学の境界を設定する基準であり，あらゆる科学的な命題や理論は反対証拠によって反駁される可能性があるという考え方を指す．

IPEや教育プログラムにおいてロジック・モデルを作成する際，より妥当なロジックで構成するために注意を払いたいこととして，近年の教育に関する研究動向がある．特に短期的・中期的なアウトカムをどのように長期的なアウトカムに結びつけるか，短期的・中期的なアウトカムによってどのように長期的なアウトカムを達成するかについては，これまでカークパトリック（Kirkpatrick）の4段階評価モデル[5]が参照されることが多かった．

カークパトリックの4段階評価モデルでは，時間の経過とともに「反応」「学習」「行動」「業績」の4つに段階を区別し，長期的な教育の効果を視野に入れる．「反応」は学習者の満足度を評価する段階であり，主にアンケート調査などによって把握される．「学習」は学習者の理解度を評価する段階であり，主に試験などによって把握される．「行動」は学習者の行動変容を評価する段階であり，主に学習者の行動を良く知る関係者による評価によって把握される．「業績」は学習活動の業績への影響を評価する段階であり，主に学習活動と関連性の高い業績指標の変化によって把握される．

しかし，カークパトリック自身が認めるように「行動」と「業績」の評価は，事前事後にそれを測定するための長期的な期間が必要となるし，時間が経つにつれて，評価が注目する教育プログラムの影響以外の要因も数多く混在するようになり，教育プログラムの影響のみを識別することは容易ではなくなる．

加えて，知識や学習の転移研究の知見として，ある場面で獲得した知識を別の場面で利用できるかという転移については，きわめて限定的であり，学習場面と同じような内容であれば転移は起こりやすいが，似ていなければ転移が生じる確率は低い，ということが指摘されている[6]．このことは，教育プログラムにおける実際の学習がいかに実際の現実世界の状況を反映した「真正の学習（authentic learning）」であり，その評価も「真正の

141

評価（authentic assessment）」であるかが問われると同時に，「学習」と「行動」の境界線を曖昧にする．このように，教育プログラムのロジック・モデルを構成する際には，近年の研究知見などを基盤にすることによって，その妥当性を高める必要がある．

E IPE プログラムと基準

IPE に関する教育プログラム評価を行う際に，基準の設定の重要性は前述の通りであり，そこにはニーズ評価の結果から設定されるものもあるが，公教育として学校において実施される教育プログラムという点で法的要件という基準を満たすことが前提としてある．

IPE を取り巻く法的要件については，それが実施される保健医療系の教育制度の複雑さもあり，ここでは詳述しない．これは IPE がさまざまな保健医療系専門職の養成と関係していることに加え，それらの養成機関の指定権者と各職種の免許付与者が異なり，それぞれの規定の差異に注意する必要があること，看護教育に代表されるように養成機関としてさまざまな学校種（大学・短期大学・専修学校・各種学校など）があり，それによって適用される法律や基準が異なること，機関レベルの質保証と専門分野レベルの質保証のそれぞれについて多元的な取り組みがあり，それぞれの基準で強調される点が異なること，などがその理由としてあげられる．以下では，全体像を概説することの限界を前提としつつも，その輪郭を示すことを試みる．

1 機関の質保証と教育プログラム評価の基準

教育プログラム評価という点に注目するあまり，それを提供する機関の要件が捨象されてしまう状況も散見されるが，教育プログラム評価においても機関の要件が満たされているかどうかは確認される必要がある．

日本の教育制度に基づいて提供される教育プログラムである以上，日本国憲法，教育基本法，学校教育法の遵守は共通の前提であるが，より具体的な内容を規定する設置基準等については学校教育法が規定する学校種によって異なる．

学校教育法第 1 条に定められるいわゆる一条校の場合，大学であれば大学設置基準，短期大学であれば短期大学設置基準，専門職大学であれば専門職大学設置基準が適用される．また，学校教育法第 124 条に定められる専修学校であれば専修学校設置基準，第 134 条に定められる各種学校であれば各種学校規程が適用される．

医学教育や薬学教育の場合，専門職としての身分や業務を規定する医師法や薬剤師法において，国家試験の受験資格を大学における正規の課程を修めて卒業した者に限定しているため，機関という点では大学設置基準が軸となる．一方で，例えば看護教育の場合，保健師助産師看護師法（保助看法）において受験資格が認められる養成機関が「文部科学省・厚生労働省で定める基準に適合する」という条件のもと，複数設定されている．この条件が「保健師助産師看護師学校養成所指定規則」であり，大学も短期大学も専修学校も各種学校もそれぞれの設置基準に加え，この基準が満たされる必要がある．これらの基準については近年大幅な改正が実施されており，大学設置基準は 2022 年 10 月に，保健師

助産師看護師学校養成所指定規則は 2021 年 4 月に，改正省令が施行となっている．

　設置基準が満たされているかどうかについては，大学・短期大学・高等専門学校の場合，学校教育法第 109 条および第 123 条により，文部科学大臣の認証を受けた認証評価機関により，7 年以内ごとに認証評価を受審することとなっており，2021 年度時点では，大学については 5 つ，短期大学については 3 つ，高等専門学校については 1 つの認証評価機関が存在し，それぞれの評価基準が定められている．専門職大学については，2019年度から設置された新しい機関であるため，5 年以内ごとの分野別認証評価を受審することとなっている．専修学校や各種学校については，機関別認証評価は義務化されていないものの，これに対応して看護教育の場合には，「看護師等養成所の運営に関する指導ガイドライン」が厚生労働省医政局から技術的助言として通知されている．

　設置申請・認可後のこれらの質保証の基軸となるのが，それぞれの機関における自己点検・評価の実施と公表であり，機関別認証評価における各機関が自ら行う質の改善に向けた組織的な活動としての「内部質保証」の実質化の強調も相俟って，確実な実施が求められる．特に大学の教学面では中央教育審議会大学分科会「教学マネジメント指針」（2020年 1 月 22 日）が取りまとめられており，それらを参照しつつ，それぞれの機関の実情を踏まえた運営も考慮される必要がある．

　IPE の制度的な要件となる単位制度やシラバス，教職員配置，教育環境などはこれらの基準が前提であり，保健医療系の教育プログラム全体における IPE の位置づけやあり方を検討するうえでも参照することが求められる．

❷ 専門分野の質保証と教育プログラム評価の基準

　機関別質保証の取り組みに加え，分野別質保証の取り組みも特に保健医療系において活発化している．その 1 つにモデル・コアカリキュラムの策定がある．

　モデル・コアカリキュラムは，本来的にカリキュラムの構築は各機関の理念や特色に基づき設定すべきものとしながら，医療に貢献する専門職に対する社会的な期待や信頼を担保するため，それぞれの専門職について共通に必要となる資質・能力を特定したうえで，教育内容のガイドラインを提示するものである．このため，モデル・コアカリキュラムで提示されるのは，各機関が策定するカリキュラム全体の学修時間数の 2/3 程度が目安となっており，特に学問の自由と大学の自治の原則が損なわれないことが意識されている．

　モデル・コアカリキュラムは大学を対象としており，医学教育，薬学教育，歯学教育は，先述の通り，医師法，薬剤師法，歯科医師法の観点から当然ではあるものの，看護学教育のモデル・コアカリキュラムは大学の学士課程に限定されている点には注意が必要である．また，看護学教育については，文部科学省が中心になって策定された「看護学教育モデル・コア・カリキュラム」（2017 年 10 月）以外にも，一般社団法人日本看護系大学協議会が策定した「看護学士課程教育におけるコアコンピテンシーと卒業時到達目標」（2018 年 6 月）が存在する．加えて，日本学術会議によって「大学教育の分野別質保証のための教育課程編成上の参照基準」も医学，薬学，歯学，看護学などを含めてそれぞれで策定されており，これについては「すべての学生が身に付けることを目指すべき基本的な素養」の考えをもとに，学習方法および学修成果の評価方法に関する基本的な考え方や

市民性の涵養といった側面が強調されるものであるが，基準が乱立しているように見えるのも事実であろう．

　モデル・コアカリキュラムに関連するもう1つの代表的な分野別質保証の取り組みとして，分野別教育評価がある．医学教育であれば日本医学教育評価機構（JACME），薬学教育であれば一般社団法人薬学教育評価機構（JABPE），看護学教育であれば一般社団法人日本看護学教育評価機構（JABNE）などによるものがあり，これらについてもいずれも大学が提供する教育プログラムに対するものである．

　モデル・コアカリキュラムにしても分野別教育評価の受審にしても，これらは法的要件ではなく，各機関の教育プログラムの任意性に委ねられるものであるが，機関別質保証とは異なり，教育プログラムの具体的な内容や学習方法，学習者評価の方法にも踏み込んだものであり，IPEに対する直接的な示唆も多く含まれる．

F 教育プログラム評価と Institutional Research

　教育プログラム評価の側面は多岐にわたり，すべての内容をプログラム関係者で実施することには現実性がなく，確証バイアスを避けて客観的かつ多角的な評価結果を得るためにも，学内外のリソースを活用することが望ましい．

　それに関連して，特に機関内部において質保証を実質化する基盤として Institutional Research（IR）の機能がある．IR は，学内外のデータを収集・分析・報告することを通じて，学内の改善に資していく活動や機能を意味するが，機関別質保証や分野別質保証の文脈でも，それらを確立していくことが求められている．

　令和2（2020）年法律44号およびデジタル庁関連法案としての令和3（2021）年法律37号による個人情報保護法の改正が2022年4月に施行されており，学術研究目的の明確化や仮名加工情報の創設などによる内部分析のあり方も変化していることもあり，学術研究として進められる教育プログラム評価もあれば，内部分析として進められる教育プログラム評価もあり，今後その役割分担や連携などを含め，進展が期待される．

　実施された評価結果も活用されなければ意味がなく，評価をもとにしたコミュニケーションの機会や時間こそが重要とも言える．それらを確保するうえでも，評価の活用を含めた評価計画やスケジューリングとともに，例えば，機関別認証評価や分野別教育評価，SoTL（Scholarship of Teaching and Learning）に代表される授業実践研究などのそれぞれの実施主体を含む有機的な連携や機関を横断した共同調査の実施など，教育プログラム評価に係る作業を学内外の協働やシステム化などを通じて効率化していくことも模索される必要があるだろう．

【引用文献】
1) 大学改革支援・学位授与機構：高等教育に関する質保証関係用語集，第5版，2021
2) Matsushita K et al：Combining course- and program-level outcomes assessments through embedded performance assessments at key courses：A proposal based on the experience from a Japanese dental education program. Tuning Journal for Higher Education 6（1）：111-142, 2018
3) Newcomer KE et al：Handbook of Practical Program Evaluation（Essential Texts for Nonprofit

and Public Leadership and Management), Wiley, Kindle 版, 2015

4) Rossi PH et al/大島巌ほか（監訳）：プログラム評価の理論と方法, 日本評論社, 2005

5) Kirkpatrick DL et al：Evaluating training programs, 3rd Edition, Berrett-Koehler, 2006

6) 鈴木宏昭：私たちはどう学んでいるのか, 筑摩書房, 2022

2　IPE カリキュラム評価

A　自校の IPE カリキュラム評価

1　カリキュラム評価の目的

　医療専門職教育機関における教育の質保証のためには，カリキュラム評価は不可欠とされているが，なぜカリキュラムを評価しなければならないのだろうか．カリキュラム評価の目的は主として，①学生が授業の学修目標を達成するために有効であったかを確認するため，②教員自身の教育における改善点を見つけるため，③教員（教育資源）の配置の際の参考にするため，④教員や指導医へのフィードバックに用いるため，⑤教育業績の評価に用いるため，⑥社会からのニーズに応えられるカリキュラムの開発・構築に生かすため，の 6 つに集約される[1, 2]．

　いずれも教育カリキュラムの改善や教員の指導方法の改善，学修者の学習成果の改善に役立てるものであり，カリキュラム評価の目的が評価のみに留まることや，目的なく闇雲に評価するものであってはならない．医療専門職教育機関における教育カリキュラムである IPE カリキュラムの評価の目的も同様である．IPE カリキュラムを評価することにより，IPE カリキュラムの改善，医療専門職教育機関のより良い教育，カリキュラムの改定に生かすことが目的であり，このことが機関の教育の質，教員の質を保証することにつながる．

2　カリキュラム評価に重要なチェックポイント（5W1H）

　医療専門職教育機関の教育カリキュラム評価を行う場合に重要なチェックポイントとして，以下の 5W1H で整理するとわかりやすい[3]．

　まず，上記のカリキュラム評価の目的でも記したように，カリキュラム評価をなぜ評価を行うのか？（Why）を明確にし，教育チームで共有することは最も重要である．

　次に，誰に向けての評価なのか？（To Whom）を意識する．カリキュラム評価の場合，カリキュラムを担当する教育チーム，指導教員が最も重要な対象者であり，医療専門職教育機関のカリキュラム構築，開発や内部質保証を担当する部門，組織も評価の対象である．

　カリキュラム評価の際は，何を評価するのか？（What），どのように評価するのか？（How）を明確かつできるだけ具体的に計画することが実装につながる．カリキュラムを履修することによって学習者が獲得できる能力・コンピテンシーに基づいた評価尺度，学習者の学習成果，授業評価などを形成的および総括的，主観的および客観的に多面的な角度から評価することが求められる．

誰が評価するのか？/誰から情報を得るのか？（Who）の観点は，カリキュラムに関わるステークホルダー（直接的または間接的に影響を受ける利害関係者）からできるだけ広く評価されるべきである．主たるステークホルダーはカリキュラムを履修した学生や卒業生であり，カリキュラムを担当した指導教員やファシリテーター，模擬患者，カリキュラム履修後の学習者からケアを受ける立場である患者，一般市民も，特にカリキュラムに協力いただいた場合には評価者となりうる．

いつ評価するのか？（When）に関しては，評価の時期としては，カリキュラム実施直後から速やかに評価されるべきである．評価の基準（コントロール）を取得する場合はカリキュラム開始前から，また卒業生などから評価を得る場合はカリキュラム履修後経年的に評価を実施することがある．

評価結果をどのように用いるのか？（What for）という点においては評価結果が妥当であれば，第一に次年度のカリキュラム改善，教員の指導改善に役立てる．また，効果が見込める場合や必要な場合は，カリキュラム改定に反映されるべきである．

いずれにせよ，評価解析結果は個人が特定されない方法でまとめ，組織の教育カリキュラム責任者，予算に責任のある組織を含む，ステークホルダーに報告，開示し，フィードバックを得ることが重要である．

3 IPE カリキュラム改善のために重要な評価と実践の PDCA サイクル

医療専門職教育機関におけるカリキュラム評価および内部質保証のために必須とされる評価と実践の PDCA サイクルを示す（図1）．Check としてカリキュラム評価に関する情報収集を大学組織の教育評価部門（IR部門）が担い，Action として，得られた結果の分析と考察を自己点検・評価部門・委員会などが実施する．Plan として，次期に向け，評価結果をもとにした教育計画を学部学務・教務委員会，カリキュラム部会などが検討，策定する．Do として，それぞれの科目およびカリキュラム担当者によりカリキュラムの改善が行われ，実践される．

それでは，IPE カリキュラム改善のための評価と実践の PDCA サイクルの実際はどの

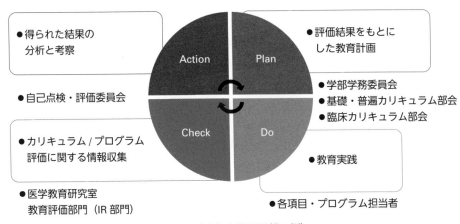

図1　評価と実践の PDCA サイクル（千葉大学医学部の例）

ようなものであろうか．千葉大学亥鼻IPEカリキュラムを例にとり示す．

　亥鼻IPEのカリキュラム評価は，Stepごとのプロセス評価およびアウトカム評価からなる形成的評価を主体としている．学習方法や学習内容が適切であるかを評価するプロセス評価は，学生への授業評価アンケートや従事した教員へのアンケート，実習などに協力した現場の専門職へのアンケートを行い，それぞれの意見を反映させて改善する．学生が学習到達目標を達成できているかを評価するアウトカム評価については，千葉大学で開発したCICS29（Chiba Interprofessional Competency Scale，専門職連携実践能力自己評価尺度）[4]を用いた総括的評価を卒業時に行い追跡調査のベースライン調査としている．形成的評価として，Stepごとに専門職連携実践能力（IPCP）と連携して設定された学習到達目標に対する達成度自己評価を授業後に実施している．また学生のリフレクションシートや最終レポートの記述から，テキストマイニングなどの方法で質的分析を行う．卒後の追跡評価は，大学病院を中心に卒業生へのCICS29を用いた調査や，さまざまな機会を利用してインタビュー調査を行い，専門職連携実践能力が育っているか，身についているかを評価する．

　これらの分析結果を教育研究実践部会（コアメンバー会議）で検討，総括的に評価し，カリキュラム・カリキュラムに反映させる．大きなカリキュラム改変を要する場合は，必要に応じ学部学務委員会・カリキュラム部会などの全体のカリキュラム調整（もしくは規制）を行う会議体での審議を経てステークホルダーの合意を得る．カリキュラム改変後はさらに改変の妥当性を検証しPDCAサイクルを循環させIPEカリキュラムの質を担保している．

B 自校のIPEカリキュラム改定と評価の実際

1 IPEカリキュラム評価結果と課題

　亥鼻IPEにおいて，専門職連携実践能力の総括的評価および形成的評価に基づきIPEカリキュラム評価を行い，自己カリキュラムの改定に反映させた例を示す．

　亥鼻IPEはStep 1からStep 4およびClinical IPEとして体系的に構成された，1年次から体験学習，協働学習を基本とする積み上げ式必修カリキュラムである[5]．2007年にStep 1を開始し2010年にStep 4までの4段階カリキュラムが完成した．2013年より学部間共通の評価指標として，県内健康関連専門職へのインタビューから帰納的に亥鼻IPEで獲得する多職種連携実践コンピテンシーを決定，卒業時到達目標に設定し，ルーブリックを作成した（「第1章2．IPEを実装する」の図5を参照）．カリキュラム亥鼻IPEでは本コンピテンシーを基盤とした多職種連携実践能力を測定するための尺度（CICS29）を開発し，その妥当性を証明した[4]．

　CICS29をはじめとする専門職連携学習自己評価得点を用いて学年（Step）ごとに形成的評価，卒業時に総括的評価を行い，定期的にカリキュラムの改善を行っている．

　具体的な評価結果を以下に示す．

①卒業時CICS29の得点平均において有意に薬学部の得点平均が低かった．薬学部学生

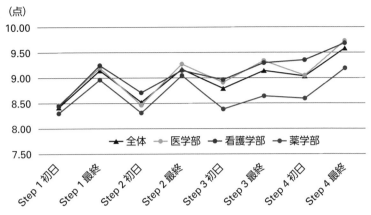

図2 全学部 IPE 履修者における専門職連携学習自己評価得点の推移

の自己評価点が低いことについてはオーストラリアからも同様の傾向の報告がある[6].

②専門職連携学習自己評価得点の推移を，2014年入学生が4年生になるまでを追跡比較した．それぞれの Step 初日の自己評価得点と比較すると Step 最終日には自己評価が高くなるが，学年ごとの IPE カリキュラムが終わると，次の学年（Step）の初日には専門職連携学習自己評価得点が低下しており，特に低学年に顕著であった．高学年になると低下幅は緩やかになる一方で学部差が大きくなった（図2）．つまり，学部ごとに成熟度が違っており学習成果に影響している可能性が考えられた．

③②の理由として，看護学部生は Step 3 の時期は臨地実習真っ最中，Step 4 では臨地実習はほぼ終了しており，IPE カリキュラムに先行して臨地実習が行われてしまうというカリキュラムの順次性に課題があることがあげられた．医学部，薬学部カリキュラムでは臨床実習前の状態であった．

④全体的に医学部生の自己評価の高さと薬学部生の自己評価の低さが認められ，この結果については，現在も教材などを改善中である．

② 自校カリキュラム改定の検証（カリキュラム評価）

IPE を行うにあたり，前述の通り従来のカリキュラムは6年制の医学部・薬学部と4年制の看護学部で学習進度が異なり，3年次，4年次においては，3学部間の学習レディネスに違いがあることが課題として抽出された．そこで，2017年の看護学部カリキュラム改定に伴い，IPE の一部のカリキュラム（Step 3）について看護学部の受講年次を変更した．カリキュラム評価として改変前後で協働学習の成果を比較，カリキュラム改定の効果と妥当性を検証した．

Step 3 は2日間で4つのグループワークと学習成果発表会を通じて協働学習を行うカリキュラム内容であり，学部混成6〜7人グループが7〜8教室に分かれて対面で実施した．対象は医学部・薬学部の3年生に加え，2017年は看護学部の3年生，2018年は2・3年生，2019年は2年生，3年間で合計821名である．

2日間のカリキュラム終了後，協働学習の評価指標の自己評価（10点満点）とグルー

独立サンプルによる Kruskal-Wallis の検定

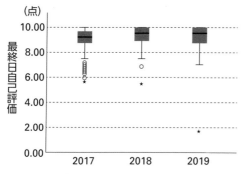

図 3-1　受講年度の違いによる自己評価比較

独立サンプルによる Kruskal-Wallis の検定

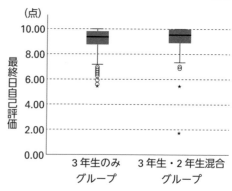

図 3-2　グループパターンの違いによる自己評価比較

プ評価（20 点満点）を実施し，以下の方法で比較した．①受講年度別では 2017 年度，2018 年度，2019 年度の 3 群で，②学生の構成グループ別では 3 年生のみグループ，3 年生・2 年生混合グループの 2 群で，中央値ならびに分布の差を比較した．統計手法として中央値についてメディアン検定，分布の差について Kruskal-Wallis 検定を用いた．統計ソフトは IBM SPSS 28.00 を使用した．

　結果として，中央値の比較では①受講年度間のグループ評価に差はなく，自己評価は 2017 年と比べ 2018 年，2019 年で有意に上昇した（有意確率 5% 未満．以下同様）．② 3 年生のみグループと混合グループ間ではグループ評価に差はなく，自己評価は 3 年生のみグループと比べ混合グループで有意に上昇した．分布の比較では①受講年度間のグループ評価に差はなく，自己評価は 2017 年と比べ 2018 年，2019 年で有意に上昇した（図 3-1）．② 3 年生のみグループと混合グループ間の，グループ評価で分布が異なっていたが差はなく，自己評価は 3 年生のみグループと比べ混合グループで有意に上昇した（図 3-2）．

　看護学部の受講年次の変更により，協働学習の評価指標を用いた自己評価は高くなった．これらのことより，亥鼻 IPE Step 3 においては，学生の学習進度が学部間で均一化されたことで，カリキュラム改変前に比べ同等あるいはそれ以上の学習効果が得られたと言える[7]．

　ここでは学生の自己評価，グループ評価を中心としたカリキュラム改定の検証（カリキュラム評価）を紹介した．教員からの学習成果評価などの客観評価も加え多面的に検討すると，さらにカリキュラム評価の妥当性を高めることができる．

C IPE カリキュラムの評価とインパクト

　カリキュラム評価における効果検証をカリキュラム評価の観点から考える際，教育カリキュラムが与えたインパクトを 1 つのファクターとして論理的に検討することは重要である[8]．ここでは亥鼻 IPE カリキュラムが及ぼしたインパクトを可視化しカリキュラムの

包括的な評価として述べる.

1 IPE・亥鼻 IPE のインパクト（1）：
学生の学習効果と学内教職員の連携協働向上

専門職連携の継続的発展は IPE の重要なインパクトである[9].　亥鼻 IPE の内容の改善が進み，学生の学習効果と学内教職員の連携協働が向上したことは，専門職連携の継続的発展の 1 つと言える．2022 年度亥鼻 IPE Step 1 の学生レポート内容の質的分析より，学生の学習効果を 4 つに分類し報告した[10].

学習効果 1 として，自分のステレオタイプな考えに気づいたことである．具体的には，「他の職種に対しての固定観念がない人はいないと教員が話してくれて，固定観念をもっていたら気づいたそのときに改めていくとともに，自分には固定観念がないという思い込みをもたないことが大切」「この授業で医師という職業があくまで医療現場における 1 つの職業に過ぎないことに改めて気づかされた」という内容である.

学習効果 2 として，これからの学びの Journey をイメージできたことである．具体的には，「この授業で学んだことは，理想である患者中心の医療を実現に向けて，自分達が成長するために何が必要かを考えることが大切」との報告を得た.

学習効果 3 として，患者中心性について自分たちの言葉で語ることができた，ということである．具体的には，「自分達のユニットでは患者さんの生活に関することや社会復帰後の展望などを聞くことがより良い関係を構築するのに重要なのではないかという結論が出た」ことや，「グループ担当の教員からの『患者との会話で生活や将来のことを話すことが重要であることに気がついてとても良かった』とのコメントを得たことより，自分達の気づきは間違っていないと自信をもてた」という報告である.

学習効果 4 として，共同学習の必要性に気づいた，ということである．具体的には，「自分の専門以外の知識も身につけることが重要だと分かった．これからの授業で，自分に有益なことを他の人にもたくさん共有していきたいと思う」と述べられている．亥鼻IPE が Step 4 まで完成したばかりの 2011 年度の学生レポート分析からの「話し合いが上手くいかなかったりメンバー間で到達の目標も違ったりと戸惑った」「これで将来医療現場に立つことができるのだろうか？」などの意見と比較すると，学生の困難感の表出がほとんどなく，学習目標に対応した論述となっている．またこれからの学習の Journeyをイメージすることができている．学生グループを担当する教員は複数学部から構成されているが，学生のレポートから教員が適切な対応をしていることがわかる.

これらの学生の学習成果の質的分析による IPE カリキュラム自体の形成的評価を行うことで，経年的にカリキュラム改善を進めることができ，学生の学習効果と学内教職員の連携協働が向上した．具体的な結果として共同研究の増加，大学病院と学部との人事交流増加，共同プロジェクトの増加，学生対応での相互支援の増加，大学病院就職者増加，大学志望動機が「亥鼻 IPE」である学生の獲得が得られ，研究，学生生活支援を含む量的・質的両面のアウトカムの向上につながった.

2 IPE・亥鼻 IPE のインパクト（2）： Clinical IPE による病院と大学の連携協働強化

　専門職連携の継続的発展に関し，亥鼻 IPE における第2のインパクトは，2016年より開始された Clinical IPE 実施により病院と大学の連携協働が強化されたことである．

　Clinical IPE は，診療参加型臨床実習の一環として医薬看学生の混合グループで同じ患者を受けもち，現場の多・他専門職指導者との関わりのもとでケアや治療を学ぶ実践カリキュラムである．現場におけるチーム基盤型専門職連携実践（TIPP：Team-based interprofessional practice）の指導者に必要な能力として，①専門職連携実践能力：多職種と高いレベルでコミュニケーションがとれる，他職種との関係構築のスキルを有する，②実習を推進する指導者としての能力：自己覚知が正確である，他職種との相互作用がもたらす学生への影響を理解できる，③同職種学生への専門的指導能力とモデリング：同職種学生へのプロフェッショナルとしてのスーパーバイズ，肯定的な役割モデリングができることが求められている[11]．

　IPE-IPL（Interprofessional Learning，IPE-IPC（Interprofessional Collaboration）の連続体を強化する千葉大学医学部附属病院の TIPP 指導者養成の取り組みとして，新入職員全体研修（300人）に IPC 研修2時間＋BLS（一次救命処置），研修医・新人看護師合同採血演習，管理者向け IP カリキュラム開発，看護師のクリニカルラダーに IPL・IPC を組み入れた．また，職種ごとの研修を多職種に開放，特定行為研修に IPC 実践論を導入し，地域実習フィールドの開発，コンサルテーション，現任者向け教材開発を行っている．

　Clinical IPE の効果として，事後アンケートの量的評価で80％以上の学生に高い評価を得た項目は「チームとしてケア・治療に取り組む方法を身につけられる」「他職種と議論したり，調整をする力が養われる」「他職種の職能や役割の理解につながる」などであった．質的な評価として「今までの IPE に比べてより実践的，本格的であったと感じた」「実際の医療現場で実習を行うことで患者さんを取り巻く医薬看以外の職種（臨床工学技士や理学療法士など）についての理解も深めることができた」「他学部の専門性を理解するだけでなく自分の専門性についてもより深く学ぶことができた」など，臨床現場での多・他専門職との実践的な関わりから得た深い学びが報告された．IPE-IPL-IPCP の連続体を強化する取り組みが，IPE カリキュラムの充実化，質的向上の好循環を及ぼしたと言える．

3 IPE・亥鼻 IPE のインパクト（3）： 内側からの専門教育変革

　最も時間を要するが高度な IPE のインパクトは，内側からの専門教育変革である[9]．教育機関はさまざまな理由で卒前の IPE をスタートさせている．自発的に行いたいと思う場合もあるだろうが，多くの場合外圧や規制によりスタートする．亥鼻 IPE も，英国からレスター大学教員の千葉大への訪問なくして IPE はスタートしなかったであろう．コアカリキュラムに組み込まれた，ステークホルダーである理事長の指示，カウンターパー

トとしての申し入れなどの契機は重要である．

　いったん IPE カリキュラムをスタートさせカリキュラム評価を実施してみると，多職種の理解が進んでいることに気づく．それにより「自分達の職種が楽になるチーム医療」の位置づけから「患者のために，この医療チームに自分達の職種がどう貢献できるか」という，自職種の役割機能を再定義することになり，IPE の基盤を盤石にすることができる．IPE カリキュラムの基盤ができると，正式に科目としてカリキュラムに組み込む段階に移行する．正規科目に IPE を組み込み，単位として認められるためには，自職種カリキュラムを改定する必要がある．

　亥鼻 IPE は 2007 年に正規科目として組み込まれ各学部のカリキュラムを改定した．2016 年になると医学教育コアカリキュラムをはじめ指定規則に IPE が組み込まれるようになり，国内の医療専門職教育機関にとってカリキュラム改定を伴う IPE カリキュラムの正規導入には追い風となっている．カリキュラム改定作業の実装過程では，教育理念，コンピテンシーが洗練され，配置がきまり，担当科目のシラバスを作成することになる．シラバス作成は，他の科目との重なりや順序を互いに調整するという，教員間連携協働実践の成果である．正規導入された場合，IPE カリキュラムが自校カリキュラムに組み込まれたことによる，専門教育カリキュラムを含むカリキュラムの定期的な形成的，総括的な評価が不可欠となり，専門教育の改善と変化を自ずともたらすことが期待できる．専門教育の改善と変化は，IPE カリキュラムの評価，改善と一体であり，IPE カリキュラムのさらなる拡大，高度化，発展につながる．IPE カリキュラムと専門教育に相互利益をもたらすことで，学習者の学びの質を高め医療専門職教育機関の教育全体の質向上に寄与できるといえよう．

【引用文献】
1）Morrison J：Evaluation. *In*：ABC of Learning and Teaching in Medicine, 3rd Ed, Cantillon P et al (eds), Wiley-Blackwell, 2017
2）錦織　宏ほか：医学教育におけるカリキュラム／プログラム評価．医学教育 45（2）：79-86，2014
3）Musick DW：A conceptual model for program evaluation in graduate medical education. Academic Medicine 81（8）：759-765，2006
4）Sakai I et al：Development of a new measurement scale for interprofessional collaborative competency：The Chiba Interprofessional Competency Scale（CICS29）. Journal of Interprofessional Care 31（1）：59-65，2017
5）千葉大学大学院医学研究院附属専門職連携教育研究センター：亥鼻 IPE プログラムの構成 https://www.n.chiba-u.jp/iperc/inohana-ipe/contentsandsystem/index.html（2023 年 4 月閲覧）
6）Hoti K et al：Evaluating an interprofessional disease state and medication management review model. Journal of Interprofessional Care 28（2）：168-170，2014
7）臼井いづみほか：看護学部のカリキュラム改変が IPE の学習成果に与えた効果―学生の自己評価の分析から．第 15 回日本保健医療福祉連携教育学会学術集会．オンライン開催，2022.11.13
8）安田節之：カリキュラムの評価とマネジメントをめぐって―「効果検証」を中心に―カリキュラム評価における効果検証：プログラム評価から考える．カリキュラム研究 28：44-50，2019
9）Barr H et al：Interprofessional Education Guidelines 2017. CAIPE，2017
10）酒井郁子：多職種連携教育の潮流とそのインパクト―今後の展望と可能性―総合大学必修積み上げ型 IPE の運営拠点としての，専門職連携教育研究センターの課題と展望．医学教育 53（Suppl）：22-22，2022

11）Brewer ML et al：Interprofessional Education and Practice Guide No. 8：Team-based Interprofessional Practice placements. Journal of Interprofessional Care 30(6)：747-753, 2016

3 IPE の学修者評価

Ａ 学修者評価の要素

　アウトカム基盤型教育またはコンピテンシー基盤型教育においては，学修目標に照らし合わせた学修者評価が重要である．学修者評価は教育の現場で日常的に行われているものであり，評価というと一般に筆記試験［記述式，多肢選択式問題（Multiple choice questions：MCQ）など］がイメージとして浮かぶことが多い．大学や専門学校における授業では筆記試験に加え，その授業に関連したテーマに対するレポートでの評価や実技試験など評価法が多様化する．

　学修者評価を行う目的は，学修者がその授業を履修したことで，その授業の学修目標であるコンピテンシーを修得しつつあるか，あるいは修得できたかを判断し，修得過程においてはそれを支援し，修得の最終段階においてはそれを確認することである（それぞれ後述の形成的評価と総括的評価が該当する）．この目的を達成するために適切な学修者評価が必要である．では，適切な評価とはどのようなものか．適切な評価を構成する要素をChandratilake らは図 1 に示すように式に表現した[1]．学修者評価にはこの式のようにさまざまな要素が関連することを意識する必要がある．そして，適切な学修者評価のためには，妥当性・信頼性が高く，学修者への教育的影響が十分にあるとともに学修者が受け入れしやすく，実現可能性があり，費用対効果の高い評価を計画することが重要である．

　学修者評価を計画する際には 6W1H（Why ？：何を目的に？，Who ？：誰が？，When ？：いつ？，What ？：何を？，Where ？：どこで？，How ？：どのように，Whom ？：だれを？）に分類して考えると実践しやすい．ここでは学修者評価の一般論と IPE における学修者評価を合わせて解説していく．

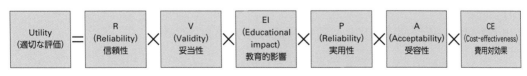

$$\text{Utility} = R \times V \times EI \times P \times A \times CE$$

（R＝信頼性，V＝妥当性，EI＝教育的影響，P＝実用性，A＝受容性，CE＝費用対効果）

図 1　適切な学修者評価のための式

[Chandratilake M et al：Evaluating and designing assessments for medical education: the utility formula. The Internet Journal of Medical Education 1 (1)：2009 より作成]

1 評価目的（Why ？：何を目的に評価するか？）

　学修者評価はカリキュラムにおけるその評価を行う目的から分類すると，形成的評価と総括的評価に分類され，それぞれを以下に概説する．形成的評価と総括的評価は独立したものではなく，形成的評価の積み重ねが総括的評価となることもある．

a 形成的評価（Formative assessment）

　授業，カリキュラムのなかで随時行われ，学修者に対するフィードバックを目的とする．フィードバックとは学修者が学習目標を達成するために支援することであり，各授業の課題や学修者の振り返りに対するフィードバックがあげられる．また，実習中に学修者の行動を観察して，指導者がフィードバックをすることも，形成的評価とも言える．このように形成的評価は日常的に行われている評価であり，適切なフィードバックを行うためには適切な評価が必要であり，指導者間で学修目標を共有し，学修者の行動を十分に観察する必要がある．

b 総括的評価（Summative assessment）

　カリキュラムの終了時に行われ，最終的なカリキュラムの学修目標を達成しているかを判断するための評価である．講義型の授業であれば最終日に行われる試験や最終レポートなどで行われ，実習や演習が主体の授業では観察記録，口頭試問，レポートなどで行われる．

　総括的評価はその授業の合否判定にも用いられるものであり，最終試験のみで評価されることも多かったが，近年では 1 つの評価法だけでなく，さまざまな評価法を複数回のタイミングと評価者で継続的に行うことで形成的評価を繰り返し，その一つひとつの評価の結果を統合して総括的評価を行う Programmatic assessment が提言されている[2]．

IPE では

　IPE における学修者評価は確立しておらず，各施設で試行錯誤されている状況である．しかし，IPE においても各授業や実習の間での形成的評価を繰り返し，IPE の学修目標の修得を促し，総括的評価においては学修目標が修得されたかを判断する点については変わらない．そのうえで，学修者を適切に評価するためには IPE において何を学習目標とするのか，教員および各施設が学修者に対して求めるコンピテンシーを定め，それを教員内で共有することが重要である．

2 評価項目（What ？：何を評価するか？）

　医療者教育においては多くの学修者が最終的には医療者となり，臨床の現場で医療を提供することとなる．そのため，ただ，"知識がある"だけでは不十分であり，知識をもとに疾患の診断，病態の評価，診療・ケアの必要性の判断を行う．知識に加え，診療やケアの手技といった技術を習得し，それを臨床の現場で実践できることが求められる．Harden らが提唱した医療者のアウトカムを示す 3 サークルモデルでは，評価項目を 3 つ

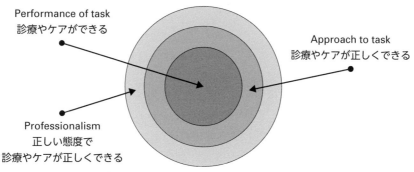

図2　3サークルモデル
[Harden RM et al : AMEE Guide No. 14 : Outcome-based education: Part 5-From competency to meta-competency: a model for the specification of learning outcomes. Medical Teacher 21(6) : 546-552, 1999 より引用]

の円のそれぞれに分類している（図2）．中心の円は"Performance of task"であり，まずは患者を医療者として診療やケアできることである．その外側の円は"Approach to task"であり，診療やケアができるだけでなく，正しいアプローチでできることである．そして，一番外側の円は"Professionalism"であり，医療者として，正しい態度で診療やケアをできることを表している[3]．

IPE では

　IPE では個々の能力はもちろん評価項目となるが，特徴的な評価項目として学修者個人だけでなく他職種の学生との連携における態度や行動が身についているかを評価する必要がある．その評価のためにはグループ活動におけるグループ内での個人の態度や貢献に加え，グループ単位での成果物も評価項目となりうる．

3 評価者（Who？：だれが評価するか？）

　評価を行う場合，1 人の評価者だけではなく，複数の評価者が関与することで多様な視点による客観的な評価が可能となる．また，臨床実習など学修者が小人数であれば評価は1 人でも可能だが，学修者が多数になる授業では評価自体に多数の評価者を要することもある．その一方で評価者が複数になった場合，評価者間での評価のばらつきが懸念される．評価結果が一律でないことは学修者にとって混乱をまねくとともに，在学中の成績にも影響するため望ましいものではない．評価の標準化のためには評価基準であるルーブリックを定めることが重要である．ルーブリックを定めるとともに，評価しやすいような用紙やフォーマットの作成を行うことで評価者の負担を減らして実行可能性を高めることで，評価の信頼性が向上する（具体的な例として亥鼻 IPE のルーブリックを後述する）．また，評価者に対してファカルティ・ディベロップメント（FD）を通じて評価計画や評価の実践をわかりやすく説明しておくことも重要である．

　加えて，評価者は必ずしも教員に限る必要はない．形成的評価として学生同士の評価（ピア評価）や複数の専門職者からの評価，さらには患者からの評価といった 360 度評価

が有用であり，さまざまな視点からのフィードバックは，学修者の新たな気づきを促す効果もある．

IPE では

授業には医療系の複数の学部の学生や教員が参加し，臨床現場での実習の場合はその現場の複数の専門職者が関わることとなる．そのため評価者も複数の学部の教職員で構成される．IPE において専門職種により評価のばらつきがありうることが報告されている[4]．その一方で，IPE での複数の専門職者による学修者評価においては，いわゆる 360 度評価の評価者として複数の専門職者を活用するのみならず，学修者の学部と異なる専門職種のからの視点が多様であることを知ることそのものが貴重な学習機会となりうる．

また，IPE では授業の参加者が多いことから，評価者の人数確保が問題となる．評価者数が少ないと個々の評価者の負担の増大となり，評価が正しくできない可能性があるため，自施設内の教職員内での十分な調整が必要であり，どの程度の人数が必要か，逆に準備できる評価者の人数に応じて評価の計画を立てていくことが実行可能性を高めることにつながる．

4 評価時期（When？：いつ評価するか？）

評価時期は評価の目的に応じて決まる．形成的評価はカリキュラムの終了時のみならず，各授業においても行うなど頻回であることが望ましい．各授業で行われる学習活動を学修目標と紐づけて観察し，適時学修者評価を行うことが理想的である．このような形成的評価においては FAST（Frequently：頻繁に，Accurate：正確に，Specific：具体的に，Timely：タイミングよく）を意識するとよい[5]．

一方で総括的評価は一定の期間ごとやカリキュラムの終了時に行われる．複数の形成的評価を統合して行うこともあるが，評価の機会を増やすことは確かに妥当性の向上につながるもののデータが膨大となり，かえって総括的評価が煩雑となる可能性がある．妥当性の向上は意識すべきことであるが，それとともに各種の評価が無理なく実施できているか，実行可能性についても検証しておくことも重要である．

IPE では

形成的評価として学修者個人の行動や成果物を適時確認することに加え，グループでの活動中の観察評価を逃さず行うことが重要である．また，総括的評価はカリキュラムの終了時の個々のレポートやグループでの成果物の発表会のタイミングが考えられる．多年度にわたって行われる，連続性のある複数の科目で構成されるカリキュラムにおいては，各科目を通して学修者の能力がどのように発達していくか，という観点も重要である．

5 評価対象（Whom？：誰を評価するか？）

学修者評価の対象は当然ながら授業に参加する学修者である．しかし，評価には学修者評価だけではなく，授業やカリキュラムに対する評価があり，日本語では "評価" で同じ単語で語られるが，英語では前者が "Assessment"，後者が "Evaluation" と異なる評

価として分けられている．適切な評価により得られた結果は，授業・カリキュラム評価の根拠資料の 1 つとなり，個々の授業やカリキュラム全体において十分に教授できていないことが明確となり，授業・カリキュラム改善にもとっても重要である．

そして，得られた形成的評価および総括的評価の結果についても検証することが重要であり，ただ成績をつけて終わりではなく，実施した評価法の問題点，改善点を明らかにし，さらには授業内容とコンピテンシーとの整合性の判断にも用いることができるため重要である．こちらについては前項のカリキュラム評価に関わる内容であるため本項では言及しない．

IPE では

IPE において評価対象である学修者は，医療系学部および医療に携わる可能性の高い学部学科に所属し将来医療専門職を目指す学生であり，複数の学部の学生が参加し，人数が多いという特徴がある（千葉大学の亥鼻 IPE では授業参加者は 1 学年 200〜300 名以上となる）．さらに，学部ごとに学生がそれまでに履修してきた科目が異なり，準備状況が多様で，ときに学部ごとに参加する学年が異なることもあるなど履修学生が多様である．

6 評価場所（Where？：どこで評価するか？）

評価する場所の設定はその評価項目や評価方法により異なる．実習など臨床の現場での学修であれば Workplace-based assessment があり，指導者や現場の教職員などによるその場その場でのリアルタイム評価が行われる．この評価に際してはさまざまな場面で多面的に学修者を評価できるように工夫して評価の妥当性を高める必要がある．また，技術や態度といった評価では，評価の場を特別に設定する．臨床技術の評価法としては Objective structured clinical examination（OSCE）があり，評価項目ごとに個別に評価していく．筆記試験であれば不正防止の点からも試験会場を用意する必要がある．

IPE では

IPE ではグループワークが中心となり，個別の筆記試験で評価する場面は少ない．そのため，評価する場所としては実際に学修者が活動している教室や現在ではオンラインミーティング会場も想定される．さらに模擬患者を使用したシミュレーションや実際の臨床現場での実習も想定され，その場合はその場でのリアルタイムな観察評価が行われることが多い．

7 評価法（How？：どのように評価するか？）

カリキュラムの評価項目によりその評価法が多岐にわたり，上述の要素を加味したうえで選択していく．ミラー（Miller）の臨床能力評価ピラミッド[6]は医学教育における評価すべき学修者の能力を図式化したものである．図 3 に示すように "Does"，"Shows How" で主に行動を，"Knows How"，"Knows" で主に認知を評価する．Workplace-based assessment は "Does" を実際の臨床の現場で，教員のみならずその現場で働く専門職者が

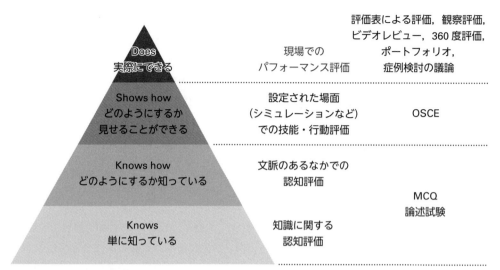

図 3　ミラーの臨床能力評価ピラミッド

[Miller GE：The assessment of clinical skills/competence/performance. Academic Medicine 65（9 Suppl）：S63-67, 1990 より引用]

直接観察することで評価を行う．OSCE は "Shows how" を設定された場面で評価する．例えば，模擬患者やシミュレータを対象に学修した内容を実践し，そのパフォーマンスを教員が観察評価する．筆記試験，MCQ，レポートは "Knows"，"Knows How" を確認する評価法である．これらの評価法以外にもさまざまな評価法が存在し，カリキュラムにおけるコンピテンシーが "Does"，"Shows How"，"Knows How"，"Knows" のいずれに該当するかを考えながら授業の内容に応じて適切な評価を選択していく．

　複数の評価法を組み合わせ，それらを日々形成的評価として行うとともに，それらの記録をまとめておく手段としてポートフォリオがあり，学修者にとってもこれまでの学びの振り返りになるとともに，総括的評価を行ううえでも有用である．ポートフォリオは個人の能力およびプロフェッショナリズムといった態度の成長を確認できるものであり，学修記録，自身の振り返り，指導者からのフィードバックが集約されたものである．ポートフォリオには評価用紙などをまとめておく方法だけでなく，Google classroom® や Moodle® といった Learning management system（LMS）によるオンラインの学習システムの活用も可能である．ポートフォリオの実行可能性も考える．

　さらに，妥当性のある評価を行うには，その評価法が学修者のどのコンピテンシーを対象としているのか，そのコンピテンシーを評価するのに適切なのかを常に考えておく必要がある．加えて総括的評価を行ううえで，その評価法が全体のなかでどの程度の割合か検討しておく必要もある．これらをまとめたものがブループリントであり，評価の全体像を把握し，妥当性のある評価を行ううえで有用である．

IPE では

　ミラーの臨床能力評価ピラミッドは個人の能力を評価する概念である．IPE では，個人評価に加えて，グループ活動における個人のグループへの貢献評価やそのグループ全体

の評価も必要となってくる[7]．個々の能力が高くとも専門職連携としては必ずしも良い結果を見いだせるわけではない[8]．グループ活動における個人の評価としては自己評価やグループ内の学修者同士の他者評価（Peer 評価）があげられるが，妥当性と信頼性の懸念から総括的評価として利用はせず，主に形成的評価として活用する[9]．

IPE における自己評価に用いる指標の 1 つとしては，表 1 に示す CICS29 があげられる[10]．CICS29 は 5 段階の評価スケールを用いており，評価カテゴリーとしてはプロフェッショナルとしての態度・信念，チーム運営のスキル，チームの目標達成のための行動，患者を尊重した治療・ケアの提供，チームの凝集性を高める態度，専門職としての役割遂行が設定されている．

上記のような評価法を IPE の授業内容に合わせて複数を組み合わせ，複数回実施していくことで IPE のコンピテンシーを習得しているか評価することが重要である．

B IPE 科目の学修者評価の実際（千葉大学における実践）

千葉大学における IPE（亥鼻 IPE）を例に実際の評価の実践を紹介する．現在の亥鼻 IPE の評価の課題も合わせて提示していく．

1 亥鼻 IPE の学修目標

亥鼻 IPE の学修目標として "患者・サービス利用者中心の医療を担う自律した医療組織人の育成" を掲げている．現在は医学部，看護学部，薬学部に加え，工学部の総合工学科医工学コースの学生も参加し，この学習目標に向けて患者・サービス利用者とふれあう「ふれあい体験実習」（Step 1：1 年次学生対象），実際の医療現場での連携のあり方を見学する「フィールド見学実習」（Step 2：2 年次学生対象），医療現場で起こりうる対立と葛藤を解決する「対立と葛藤の解決」（Step 3：3 年次学生対象），模擬患者の希望をくみ取り，最前線の医療専門職に相談しつつ退院計画を立てる「退院計画立案」（Step 4：医学部・薬学部 4 年次，看護学部 3 年次学生対象）の 4 段階に分けて学修している（詳細は第 2 章参照）．

亥鼻 IPE の学修目標に合わせそれぞれの Step ごとの学修目標を示す（表 2）．

2 亥鼻 IPE の学修者評価の実践

亥鼻 IPE では，筆記試験ではなく，学修者の態度や成果物に加え，グループワークでの態度や成果物を評価対象としており，複数の評価項目を統合して行っている．

個人の評価としては，授業におけるグループへの貢献，授業の記録／リフレクションシートの提出状況，最終レポートの内容で評価している．また，グループでの評価においてはグループ発表の内容，グループでの成果物（ポスターなど），実習関係者（患者・サービス利用者や専門職）による評価などが使用されている．個人の評価やグループの評価の結果が最終的にどのように成績に反映されるかは各学部により他の科目との整合性などを総合して判断され，決定される．

亥鼻 IPE は教員が各学部のみならず，病院の各部署から参加しており，それぞれの

表 1　インタープロフェッショナルワーク実践能力評価尺度（CICS29）

この尺度は多職種連携の実践能力を測定するためのものです．教育的介入の前後比較などの縦断的な調査または，対象者の基本属性が均質である場合に個人間の比較に用いることができますが，職種や年齢の異なる集団間の比較には用いることができません．また，使用の際には，項目番号と下位尺度名を削除し，項目順を無作為に並び替えて使用することを推奨します．

あなたが他の職種とどのように連携して働いているか，また，その認識についてお伺いします．それぞれの項目について，該当する番号に〇をつけてください．
なお，ここでの「チーム」とは，患者の治療・ケアを目的とした複数の専門職で構成されるグループのことをさします．

下位尺度Ⅰ：プロフェッショナルとしての態度・信念	そうである	まあそうである	どちらともいえない	あまりそうではない	そうではない
1	常に実践を改善しようとしている	5	4	3	2	1
2	常に実践した治療・ケアの振り返りをしている	5	4	3	2	1
3	専門職としてあるべき姿を追求している	5	4	3	2	1
4	根拠に基づいた治療・ケアを実践している	5	4	3	2	1
5	実践している治療・ケアの根拠を誰に対しても説明できる	5	4	3	2	1
6	最新の専門知識を実践に活用することができる	5	4	3	2	1
下位尺度Ⅱ：チーム運営のスキル					
7	チームメンバーの仕事の範囲や限界を理解している	5	4	3	2	1
8	チームメンバーの忙しさや仕事のペースに配慮している	5	4	3	2	1
9	チームがうまく機能しないときに，チームメンバーと協力して解決を試みることができる	5	4	3	2	1
10	チームメンバー同士で対立が生じた時に自ら調整している	5	4	3	2	1
11	どのようなときにチームにトラブルが起こりやすいかを知っている	5	4	3	2	1
下位尺度Ⅲ：チームの目標達成のための行動					
12	チームの取り組みの成果を説明することができる	5	4	3	2	1
13	チームが掲げる目標を達成するために，自身の実践を調整することができる	5	4	3	2	1

次ページへ続く

表1 続き

14	チームの目標に照らして，自分とチームメンバーとの間で意見を調整することができる	5	4	3	2	1
15	チームメンバーの専門職としての力量に応じて，必要な支援ができる	5	4	3	2	1
16	チームがうまくいっているかを客観的に評価することができる	5	4	3	2	1
下位尺度Ⅳ：患者を尊重した治療・ケアの提供						
17	患者だけでなく，家族の意向も尊重している	5	4	3	2	1
18	患者の自立を念頭に置いて治療・ケアを行っている	5	4	3	2	1
19	患者が自己決定できるようにかかわることができる	5	4	3	2	1
20	患者の特性や状況に応じて，患者への関わり方を変えている	5	4	3	2	1
21	患者にとって最善の治療方法やケアを探究している	5	4	3	2	1
下位尺度Ⅴ：チームの凝集性を高める態度						
22	他の専門職とコミュニケーションをとる機会を意識的につくっている	5	4	3	2	1
23	患者の治療・ケアのありかたについて，他の専門職と日常的に話し合っている	5	4	3	2	1
24	ミーティングでは他の専門職が話しやすい雰囲気をつくりだそうとしている	5	4	3	2	1
25	日常的に職種間の良好な人間関係を作る努力をしている5	4	3	2	1	
下位尺度Ⅵ：専門職としての役割遂行						
26	専門的知識に基づいて他の専門職に意見を述べることができる	5	4	3	2	1
27	チームから求められている自職種の役割を遂行できる	5	4	3	2	1
28	自職種の専門的知識や技術を用いてできることの範囲を理解している	5	4	3	2	1
29	たとえ他の専門職との間に摩擦が生じても，自職種の専門性の観点から必要な意見を言っている	5	4	3	2	1

表 2　亥鼻 IPE の Step ごとの学修目標

専門職連携実践能力と各 Step での学習到達目標				
	Step 1	Step 2	Step 3	Step 4
専門職連携実践能力	専門職としての態度の基礎を形成し，患者・サービス利用者および他学部の学生とコミュニケーションできる能力を身につける．Step 1 の終了時，学生は以下のことができる．	チームメンバーそれぞれの職種の役割・機能を把握し，効果的なチーム・ビルディングができる能力を身につける．Step 2 の終了時，学生は以下のことができる．	患者・サービス利用者，医療専門職間の対立を理解し，問題解決ができる能力を身につける．Step 3 の終了時，学生は以下のことができる．	患者・サービス利用者を全人的に評価し，患者・サービス利用者中心の専門職連携によって診療・ケア計画の立案ができる能力を身につける．Step 4 の終了時，学生は以下のことができる．
Ⅰ．チームの目標達成のための行動	チームの取り組みと成果を説明できる	チームの目的達成に向け，自分の行動を調整できる	チームの目標達成のために，チーム内の対立を解決できる	チームの目標達成のために，チーム状況を評価し，自己の実践を決定できる
Ⅱ．チーム運営のスキル	チームメンバーそれぞれの専門領域の役割機能を理解し尊重できる	チームづくりに必要な基礎知識とスキルを理解し，自分のチームに活用できる	対立および対立の解決について説明でき，チームで生じている対立に気づくことができる	チームメンバーの専門性の特徴や限界に基づいてチームメンバーと協力できる
Ⅲ．チームの凝集性を高める態度	チームメンバー，他の専門職及び教員と肯定的なコミュニケーションをとることができる	他の専門職や教員，チームメンバーと，チームの目標達成のために有効なコミュニケーションをとることができる	患者・サービス利用者の治療ケアのあり方について，チームメンバーと率直に話し合うことができる	チームメンバーおよび関わる多様な専門職と，良好な人間関係のもと，話しやすい雰囲気を作ることができる
Ⅳ．患者を尊重した治療・ケアの提供	患者・サービス利用者とのコミュニケーションから，患者・サービス利用者の体験と希望を理解できる	医療福祉サービスおよび行われているケアを患者・サービス利用者の自律および自立の観点から説明できる	複数の問題解決案のなかから，患者・サービス利用者らの意思を尊重した最も良い方法を，チームとして選択できる	患者・サービス利用者への全人的評価に基づいた退院計画を，チームとして立案できる
Ⅴ．プロフェッショナルとしての態度・信念	専門職として成長するために何が必要かを考えることができる	実際に行われているケアの根拠と理由を（説明を受けて）理解できる	学生の立場から専門職としてあるべき姿を考えることができる	専門職および教員の支援を受けて，最新の専門知識を退院計画に反映できる
Ⅵ．専門職としての役割遂行	チームの目標達成のために自己の責任を果たすことができる	医療，保健，福祉の場における各専門職の役割機能を説明できる	学生として現在保有している専門的知識と判断に基づいて，チームメンバーに意見を述べることができる	自職種の専門的知識や技術を用いてできることの範囲および課題を学生の立場から説明できる

Step の指導に参加した教員が学生評価も行っている．教員の選出については各学部での調整を行っているが，診療科，所属病棟，部門ごとに決められるため必ずしも同じ教員が複数回の授業を担当するわけではない．学修者の評価においては個人評価とグループ評価を行っており，1 名の教員につき 4〜6 グループ（30 名程度）を担当している．この際に評価を標準化させることが重要であり，指導者向けの評価ガイド，評価ルーブリックを事前に配布し，指導とともに評価方法についても説明を明示しており，必要に応じて 1 時間程度の FD も行っている．

Step 1〜4 の学修内容にしたがってそれぞれ Step の成果発表会の評価ルーブリックを作成し，複数学部の教員が評価を行っている．亥鼻 IPE Step 1〜4 のルーブリックを**表 3**に示す．IPERC ホームページ内の『ルーブリック評価表』より参照可能である．

3 亥鼻 IPE の学修者評価の課題

亥鼻 IPE は前述のように各 Step で総勢 200〜300 名以上の学生が参加する大規模なカリキュラムである．IPE という特殊性とともに多数の学修者がいることにより，まだまだ解決すべき課題もある．以下にその課題を示す．

- IPE のコンピテンシーを MCQ などで客観的に評価することが難しい．
- 実際の個人の活動やグループ活動の評価において対象学生，グループが多く，適切な評価のための十分な観察ができていない可能性がある．
- 対象学生が多いため，すべての学生に対する形成的評価に基づくフィードバックが難しい．
- 対象学生が多いため，レポートなどの成果物の評価に教員が多大な労力を要する．
- FD や評価ルーブリックの整備をしていても評価のばらつきが存在している．
- 多くの評価項目や評価法を組み合わせているが，総括評価における適切な比重の設定が難しい．
- Step 1〜4 にわたる多年次のカリキュラムであるが，経年的な能力発達は適切に評価できていない．

これらの課題はすぐに解決するものではないが，実践を繰り返しながら年々改善を重ねていくようにしている．

おわりに

IPE の学修者評価については，いまだ確立していないとともに評価計画も複雑となりやすい．IPE を実施する教育機関により参加する学部および学修者の人数，学習内容，教員数など状況が異なる．そのため，亥鼻 IPE の内容をそのまま実践できるわけではないが，各教育機関の状況に応じた学修者評価への応用していくことは可能である．適切な評価のためには，評価の実行可能性についても十分な配慮が重要である．学修者評価は総括的評価だけでなく，適切なタイミングで形成的評価をすることで学修者の振り返りによるさらなる成長を促すことができる．

本項が各施設における IPE の実施における適切な学修者評価の一助になることを願う．

表 3　亥鼻 IPE Step 1〜4 のルーブリック

ルーブリック評価表　Step 1

学習目標	Ⅰ．チームの取り組みと成果を説明できる，Ⅱ．チームメンバーそれぞれの専門領域の役割機能を理解し尊重できる，Ⅳ．患者・サービス利用者とのコミュニケーションから，患者・サービス利用者の体験と希望を理解できる，Ⅴ．専門職として成長するために何が必要かを考えることができる，Ⅵ．チームの目標達成のために自己の責任を果たすことができる			
観点	取り組み・成果の説明と責任		患者の体験と希望の理解・尊重	
観点の説明	学習や取り組みを有機的に関連付け，体系的・具体的に学習成果をまとめている	各メンバーが役割を認識し，責任をもって，発表に取り組んでいる	ふれあい体験実習と医療の歴史の学習を主として，患者の体験と希望を理解している	ふれあい体験実習と医療の歴史の学習を主として，患者を尊重する必要性と意義を理解している
レベル 4	講義・実習・グループワーク・文献等をうまく関連付け，チームの思考プロセスも含め，体系的・具体的にまとめている	各メンバーが，自らの役割を意識し，積極的に関与し，取り組んでいる	講義・実習・グループワーク・文献等をもとに患者の体験と希望を十分に理解している	講義・実習・グループワーク・文献等をもとに患者を尊重する必要性と意義を十分に理解している
レベル 3 (標準)	講義・実習・グループワーク・文献等を関連付け，具体的にまとめている	各メンバーが，自らの役割を意識し，取り組んでいる (各々が責任を持ち，関与している態度がみられる)	講義・実習・グループワーク・文献等をもとに患者の体験と希望を理解している	講義・実習・グループワーク・文献等をもとに患者を尊重する必要性と意義を理解している
レベル 2	講義・実習・グループワーク・文献等の関連付けが弱い	一部のメンバーのみ，積極的に取り組んでいる	患者の体験と希望への理解が不十分である	患者を尊重する必要性と意義に関する理解が不十分である
レベル 1	講義・実習・グループワーク・文献等が，関連付けてまとめられていない	役割を意識して取り組んでいるメンバーがいない	患者の体験と希望を理解していない	患者を尊重する必要性と意義を理解していない

各専門領域の役割・機能の理解と尊重		コミュニケーション		
各専門職の役割と機能，相互に尊重することの意義を理解している	各専門職として成長するための自分たちなりの課題と今後の目標を設定している	図表や色彩等を用いて効果的に伝える工夫や配慮がある	話し手としての態度や言葉づかい，声の大きさ，速さが適切である	質問に対して，その意味を理解し，質問の意図に沿って回答できる
講義・実習・グループワーク・文献等をもとに，医・看・薬の専門職の役割と機能，相互に尊重することの意義を<u>十分に理解している</u>	自分たちなりの課題や今後の目標を設定し，達成に向けた<u>具体的な方策が検討されている</u>	図表，色彩等がうまく活用され，文字・文章がわかりやすく，全体として聞き手の理解を深める<u>工夫や配慮が効果的にされている</u>	話し手としての態度，言葉づかい，発話の大きさ，速さ等が<u>非常によい</u>	質問の趣旨や意味を十分に理解し，質問の<u>意図に沿った説得力のある回答がされている</u>
講義・実習・グループワーク・文献等をもとに，医・看・薬の専門職の役割と機能，相互に尊重することの意義を<u>理解している</u>	自分たちなりの課題と今後の目標を<u>設定している</u>	図表，色彩等が活用され，文字・文章はわかりやすく，全体として聞き手の理解<u>を助けている</u>	話し手としての態度，言葉づかい，発話の大きさ，速さ等が適切である	質問の意図に沿って，<u>誠実に回答が</u>されている
医・看・薬の専門職の役割と機能，相互に尊重することの意義の<u>理解が不十分で</u>ある	自分たちなりの課題と今後の目標を設定しているが，<u>不十分である</u>	図表，色彩等を使用しているが，聞き手の理解に役立つものではない	話し手としての態度，言葉づかい等が適切でない部分がある	質問の意図への<u>理解が不十分な回答</u>がされている
医・看・薬の専門職の役割機能，相互に尊重することの意義を<u>理解していない</u>	自分たちなりの課題または目標のいずれか（<u>または両方</u>）が設定されていない	図表・色彩等を使用しておらず，文字・文章がわかりにくく，<u>資料のみでは理解できない</u>	話し手としての態度，言葉づかい等が適切でない部分があり，<u>全体として聞きにくい</u>	質問の意図に沿った回答ができていない・<u>回答しない</u>

表 3　続き

ループリック評価表　Step 2

学習目標	I．チームの目標達成に向け自分の行動を調整できる　　IV．医療福祉サービスおよび行われているケアを患者・サービス利用者の自律および自立の観点から説明できる　　VI．医療，保健，福祉の場における各専門職の役割機能を説明できる					
観点	取り組み・成果の説明と責任			患者・サービス利用者を尊重した医療の理解		
観点の説明	これまでの学習や取り組みの成果を有機的にまとめている	学習到達目標に照らし，学習成果を理解し，説明できる	プレゼンテーションに対し，各メンバーが役割を認識し，責任を持って積極的に取り組んでいる	フィールド見学実習の経験を生かし，患者・サービス利用者には多様なニーズがあることを理解している	ニーズと連携を結びつけて，専門職連携を実践することの必要性を理解している	患者・サービス利用者の QOL の向上，最善の利益の達成のために，その自律及び自立を図ることの必要性と意義を理解し説明している
レベル 4	これまでの学習や取り組みの成果について，有機的にまとめている	学習成果を理解し，説明でき，意欲的に今後の課題や目標を設定できる	各メンバーが，自らの役割を意識し，積極的に関与し，取り組むことができる	現場には多様なニーズがあることを理解し，今後もニーズの変化へ柔軟な対応が必要となることを理解している	ニーズと連携を結びつけて専門職連携を実践する必要性と意義を理解し，きちんと説明できる	患者等の自律・自立を図ることの必要性と意義を理解し，きちんと説明できる
レベル 3（標準）	これまでの学習や取り組みの成果についてまとめている	学習成果を理解し，説明できる	各メンバーが，自らの役割を意識し，取り組むことができる	現場には多様なニーズがあることを理解している（フィールド見学実習の経験を生かしている）	ニーズと連携を結びつけて専門職連携を実践する必要性を理解している	患者等の自律・自立を図ることの必要性と意義を理解し，一定の説明ができる
レベル 2	これまでの学習や取り組みの成果の一方についてまとめている	学習成果を一定の理解のもと，説明できる	一部のメンバーのみ，積極的に取り組むことができる	現場には多様なニーズがあることを理解している（フィールド見学実習の経験を生かしていない）	ニーズと連携の結びつきの理解は十分ではないが，専門職連携を実践する必要性を理解している	患者等の自律・自立を図ることの必要性と意義を一部理解し，説明できる
レベル 1	これまでの学習や取り組みの成果についてのまとめが不十分である	学習成果を十分に理解，説明できない	一部のメンバーのみ，取り組むことができる	現場には多様なニーズがあることの理解が不十分である	ニーズと連携の結びつきの理解も専門職連携を実践する必要性の理解も十分ではない	患者等の自律・自立を図ることの必要性と意義について，理解，説明が不十分である
レベル 0	これまでの学習や取り組みの成果についてまとめられない	学習成果を理解，説明できない	各メンバーは，役割分担できず，取り組むことができない	現場には多様なニーズがあることを理解していない	専門職連携を実践することの必要性をまったく理解できない	患者等の自律・自立を図ることの必要性と意義について，まったく理解，説明できない

各専門領域の役割・機能の理解と尊重		コミュニケーション（効果的に伝える工夫・配慮）		
これまでに学習した医療，保健，福祉における各専門職の役割と機能を理解し，相互に尊重することの意義を説明できる	各専門職として成長するための自分たちなりの課題と今後の目標を設定することができる	発表資料は，聞き手が理解しやすいような工夫がされている	話し手としての態度や言葉づかい，声の大きさ，速さ，明瞭さが適切である	質問に対して，その意味を理解し，質問の意図に沿って回答できる
各専門職の役割と機能を十分に理解し，相互に尊重することの意義を説明できる	自分たちなりの課題と今後の目標を設定するとともに，目標達成に向けた具体的なヴィジョンを提示することができる	発表資料は発表内容の理解のために非常に効果的である	話し手としての態度，言葉づかい，声の大きさ，速さ，明瞭さが非常によい	質問の趣旨や意味を完全に理解し，質問の意図に沿った回答ができる
各専門職の役割と機能を理解し，説明できる（これまでの学習を生かしている）	自分たちなりの課題と今後の目標を設定できる	発表資料は発表内容の理解のために効果的である	話し手としての態度，言葉づかい，声の大きさ，速さ，明瞭さが適切である	質問の意味を理解し，質問の意図に沿った回答ができる
各専門職の役割と機能を理解し，説明できる（これまでの学習が生かされていない）	自分たちなりの課題と今後の目標を設定できるが，十分でない	発表資料は発表内容の理解のためにあまり効果的でない	話し手としての態度，言葉づかい等があまり適切でない	質問の意味をおおよそ理解し，質問に対して回答ができる
各専門職の役割と機能を一部理解し，説明できる	自分たちなりの課題または目標のどちらか一方しか設定できない	発表資料のみでは発表内容を理解できない	話し手としての態度，言葉づかい等が適切でなく，聞き手への配慮が不十分である	質問の意味を十分に理解しておらず，質問の意図に沿った回答ができない
各専門職の役割と機能を理解，説明できない	自分たちなりの課題と今後の目標を両方設定できない	発表資料は発表内容の理解の妨げとなる	話し手としての態度，言葉づかい等が適切でなく，聞き手への配慮がない	質問の意味を理解しておらず，質問に対する回答ができない

表 3　続き

ルーブリック評価表　Step 3

学習目標	Ⅰ．チームの目標達成のために，チーム内の対立を解決できる，Ⅱ．対立及び対立の解決について説明でき，チームで生じている対立に気づくことができる，Ⅳ．複数の問題解決案の中から，患者・サービス利用者らの意思を尊重した最も良い方法を，チームとして選択できる，Ⅵ．学生として現在保有している専門的知識と判断に基づいて，チームメンバーに意見を述べることができる			
観点	取り組み・成果の説明と責任		患者を尊重した治療・ケアの提供	
観点の説明	成果のまとめ方 学習・取り組みの有機的な関連づけ，体系的まとめ，具体性，発表構成	グループメンバー個々人の責任 個々人の役割認識，積極性，プレゼンテーション・質疑応答での言動（発言していない学生の行動・態度も踏まえ総合的に判断する.）	多様な価値観の理解 対立の背景としてある，患者やその家族それぞれの価値観，信念，前提等を理解している	患者を尊重した解決策 対立の解決策が，患者やその家族の QOL 向上，最善の利益の達成を根拠に選択されている
レベル 4	事例の内容と講義・文献・経験等をうまく関連付け，チームの思考プロセスやその根拠を体系的にまとめている	各メンバーが自らの役割を意識し，積極的にプレゼンテーション・質疑応答に取り組んでいる	患者やその家族それぞれの価値観，信念，前提等の理解に加え，信頼不足，コミュニケーションのズレ，専門職の発達段階の違い等も理解している	患者やその家族の QOL 向上，最善の利益の達成を根拠に対立の解決策が選択されており，不利益を被る者がいないよう具体策が練られている
レベル 3（標準）	事例の内容と講義・文献・経験等を関連付けて具体的にまとめている	各メンバーが自らの役割を果たしている（話者以外も関与しているという態度が見られる）	患者やその家族それぞれの価値観，信念，前提等を理解している	患者やその家族の QOL 向上，最善の利益の達成を根拠に対立の解決策が選択されている
レベル 2	事例の内容と講義・文献・経験等の関連づけが弱く，理解しづらい	一部のメンバーが積極的にプレゼンテーション・質疑応答に取り組んでいる（話者以外が他人事のような態度である等）	患者やその家族それぞれの価値観，信念，前提等を一部理解している	患者やその家族の QOL 向上，最善の利益の達成を根拠に対立の解決策が選択されているが，考慮すべき点に抜け漏れがある
レベル 1	事例の内容とその他の取り組みが関連付けられていない	プレゼンテーション・質疑応答に積極的に取り組んでいるメンバーがいない	患者やその家族それぞれの価値観，信念，前提等を理解できていない	患者やその家族の QOL 向上，最善の利益の達成を根拠とした解決策ではない

チーム運営のスキル及び 目標達成のための行動	コミュニケーション（効果的に伝える工夫・配慮）		
自分たちのチームの対立分析・解決 自分たちのチームで生じた対立の分析と解決プロセス，または対立が生じなかった理由について考察している	話し方 態度，言葉遣い，声の大きさ，速さ	提示資料の見やすさ 文字の大きさ，色，図表の活用（口頭発表が主体であり，提示資料は理解を深める補助的なものとする.）	質疑応答 質問の意味の理解，明確な回答，誠実な態度，回答の根拠
自分たちのチームで生じた対立の分析と解決プロセス（対立が生じなかった場合は，その理由の分析と今後の課題等）を，今後専門職としてチーム運営にかかわる場面に関連づけて考察している	話し手としての態度，言葉遣い，声の大きさ，速さ等が非常によく，聞き手が引き込まれる	文字，図表，イラスト等が効果的に活用されている．理解を深め，インパクトが残るスライドである	質問の意図に沿って誠実に回答しているだけでなく，根拠が示され説得力のある回答がされている
自分たちのチームで生じた対立の分析と解決プロセス（対立が生じなかった場合は，その理由の分析と今後の課題等）を，学生なりの視点で考察している	話し手としての態度，言葉遣い，声の大きさ，速さ等が適切で，聞きやすい	文字，図表，イラスト等が活用され，発表内容の理解を助けている	質問の意図に沿って，誠実に回答している
自分たちのチームで生じた対立の分析と解決プロセス（対立が生じなかった場合は，その理由の分析と今後の課題等）の，考察が不十分である	話し手としての態度，言葉遣い，声の大きさ，速さ等，適切でない部分があり，一部聞きにくい	図表，イラスト等を使用しているが，内容理解に役立つものではない	質問の意図を理解しているようだが，質問者の観点からズレた回答，またはその場凌ぎの回答をしている
自分たちのチームで生じた対立の分析と解決プロセス（対立が生じなかった場合はその理由の分析と今後の課題等）について，述べられていない	話し手としての態度，言葉遣い，声の大きさ，速さ等が適切でなく，全体的に聞きにくい	図表，イラスト等の使用がない	質問の意図を理解していない

表3　続き

ルーブリック評価表　Step 4

学習目標	Ⅳ．患者・サービス利用者への全人的評価に基づいた退院計画を，チームとして立案できる　　Ⅴ．専門職及び教員の支援を受けて，最新の専門知識を退院計画に反映できる　　Ⅵ．自職種の専門的知識や技術を用いてできることの範囲および課題を学生の立場から説明できる					
観点	患者・サービス利用者を尊重した医療の理解 (患者・サービス利用者を全人的に理解した上での退院計画の立案)			各専門領域の役割・機能の理解と尊重 (各専門職の機能の理解と，専門職としてのビジョンの設定)		
観点の説明	模擬患者面接とコンサルテーションを踏まえ，患者・サービス利用者の多様なニーズとともに，全人的な理解をしている	患者・サービス利用者の最善の利益の達成のために，専門職連携による実践を行うことの必要性と意義を理解している	患者・サービス利用者のQOLの向上のために，患者・サービス利用者を尊重し，その自律及び自立を図る退院計画を作成し，説明している	医療，保健，福祉における各専門職の役割と機能を理解し，退院計画へ反映している	医療，保健，福祉における各専門職の専門知識や技術の範囲と課題について理解している	各専門職として成長するための自分たちなりの課題と今後の目標，目標達成に向けたヴィジョンを設定する
レベル4	患者等について，多様なニーズとともに，全人的な理解をしている	専門職連携の必要性と意義を理解している(ニーズと連携を結びつけて十分に理解している)	患者等の自律・自立を図ることの必要性と意義を理解し，退院計画に反映させ，説明できる	各専門職の役割と機能を十分に理解・尊重し，退院計画へ反映することができる	各専門職の専門知識や技術の範囲と課題について，十分に理解できる	自分たちなりの課題と今後の目標を設定するとともに，目標達成に向けた具体的な行動に対するヴィジョンを提示できる
レベル3 (標準)	患者等について，多様なニーズとともに，全人的な理解に努めている	専門職連携の必要性と意義を理解している(ニーズと連携を結びつけて理解している)	患者等の自律・自立を図ることの必要性と意義を理解し，退院計画に一部反映させ，説明できる	各専門職の役割と機能を理解・尊重し，退院計画へ反映することができる	各専門職の専門知識や技術の範囲と課題について，理解できる	自分たちなりの課題と今後の目標を設定でき，一部具体的な行動に対するヴィジョンを提示できる
レベル2	患者等の多様なニーズについて，理解が不十分である	専門職連携の必要性と意義を理解している(ニーズと連携の結びつきの理解は十分ではない)	患者等の自律・自立を図ることの必要性と意義を部分的に理解し，説明することに努めている	各専門職の役割と機能を一部理解し，退院計画へ反映させることができる	各専門職の専門知識や技術の範囲と課題について理解が不十分である	自分たちなりの課題と今後の目標は設定できるが，具体的な行動に対するヴィジョンは提示できない
レベル1	患者等の多様なニーズについて，理解できない	専門職連携の必要性と意義の理解が不十分である	患者等の自律・自立を図ることの必要性と意義について，理解しておらず，説明できない	各専門職の役割と機能の理解が不十分であり，退院計画へ反映することができない	各専門職の専門知識や技術の範囲と課題について理解できない	自分たちなりの課題，または，今後の目標を設定できない
レベル0	患者等の多様なニーズについて，まったく理解していない	専門職連携の必要性と意義をまったく理解できない	患者等の自律・自立を図ることの必要性と意義について，まったく理解，説明していない	各専門職の役割と機能を理解できず，退院計画へ反映できない	各専門職の専門知識や技術の範囲と課題について，まったく理解していない	自分たちなりの課題と今後の目標をまったく設定できない

取り組み・成果の説明と責任 (体系的な学びの整理と個人の責任)			コミュニケーション (聴き手に対して効果的に伝えるための工夫・配慮)		
学習や取り組みを有機的に関連づけ,体系的に成果について,まとめている	グループの学習成果について,具体性,表現の明確さ,論理性をもって,説明している	各メンバーが役割を認識し,責任を持って取り組むとともに,聴き手を尊重した応答をしている	文字の大きさ,色,図表等を効果的に活用している	話し手としての態度や言葉づかい,声の大きさ,速さが適切で,聴き手に配慮して伝えている	質疑について,質問の正確な意味理解,根拠を示した明確な回答,誠実な態度をもって,応答している
学習や取り組みを有機的に関連づけ,体系的にまとめることができる	グループの学習成果について,具体性,表現の明確さ,論理性を十分に備えた説明ができる	各メンバーが,自らの役割を認識し,責任を持って取り組み,聴き手を尊重した応答ができる	文字の大きさ,色,図表等を効果的に活用できる	話し手としての態度や言葉づかい,声の大きさ,速さ等が適切で,聴き手に配慮した伝え方ができる	質疑について,質問の正確な意味理解,根拠を示した明確な回答,誠実な態度をもって,十分な応答ができる
学習や取り組みを関連づけ,まとめることができる	グループの学習成果について,具体性,表現の明確さ,論理性を備えた説明ができる	各メンバーが,責任を持って取り組み,聴き手を尊重した応答ができる	文字の大きさ,色,図表等を活用できる	話し手としての態度や言葉づかい,声の大きさ,速さ等が適切な伝え方ができる	質疑について,質問の正確な意味理解,根拠を示した明確な回答,誠実な態度をもって,応答できる
学習や取り組みを関連づけているが,十分にまとめることができない	グループの学習成果について,具体性,表現の明確さ,論理性が不十分であるが,説明できる	各メンバーが,責任を持って取り組むことができる	文字の大きさ,色,図表等の工夫が十分できない	話し手としての態度や言葉づかい等があまり適切ではない	質疑について,質問の意味理解,明確な回答,誠実な態度をもって,おおむね応答できる
学習や取り組みを関連づけているが,まとめることができない	グループの学習成果の説明について,具体性,表現の明確さ,論理性を欠いている	一部のメンバーのみ,責任を持って取り組むことができる	文字の大きさ,色,図表等の工夫ができない	話し手としての態度や言葉づかい等が適切ではない	質疑について,質問の意味理解,明確な回答,誠実な態度をもった応答ができない
学習や取り組みについて関連づけることができず,まとめられない	グループの学習成果について,具体性,表現の明確さ,論理性を備えた説明が全くできない	各メンバーは,役割分担できず,責任を持った取り組みができない	文字の大きさ,色,図表等の工夫がまったくできない	話し手としての態度や言葉づかい等が適切でなく,聞き手への配慮がない	質疑について,質問の意味理解,明確な回答,誠実な態度をもった応答がまったくできない

173

【引用文献】

1）Chandratilake M et al：Evaluating and designing assessments for medical education：the utility formula. The Internet Journal of Medical Education 1(1)：2009

2）van der Vleuten C PM et al：A model for programmatic assessment fit for purpose. Medical Teacher 34(3)：205-214, 2012

3）Harden RM et al：AMEE Guide No. 14：Outcome-based education: Part 5-From competency to meta-competency: a model for the specification of learning outcomes. Medical Teacher 21(6)：546-552, 1999

4）House JB et al：Variation in assessment of first-year medical students' interprofessional competencies by rater profession. Journal of Interprofessional Education & Practice 24：100424, 2021

5）Bruce T：Fast feedback, Human Resource Development, 1999

6）Miller GE：The assessment of clinical skills/competence/performance. Academic Medicine 65(9 Suppl)：S63-67, 1990

7）Thistlethwaite JE et al：Competencies and frameworks in interprofessional education: a comparative analysis. Academic Medicine 89(6)：869-875, 2014

8）Lingard L：What we see and don't see when we look at 'competence': notes on a god term. Advances in Health Sciences Education：Theory and Oractice 14(5)：625-628, 2009

9）Sridharan B et al：Does the use of summative peer assessment in collaborative group work inhibit good judgement?. Higher Education 77(2)：853-870, 2019

10）Sakai I et al：Development of a new measurement scale for interprofessional collaborative competency：The Chiba Interprofessional Competency Scale（CICS29）. Journal of Interprofessional Care 31(1)：59-65, 2017

IPEのアウトカム評価

A IPEのアウトカムとは

IPEのアウトカム評価を定義するうえで，IPEのアウトカムから遡り，IPEの目的・目標について考える必要がある．IPEの定義として著名なものはCAIPE（2002）とWHO（2010）の定義があるが，両者はほぼ同一である．

CAIPEは"We recognise interprofessional education as occasions when members or students of two or more professions learn with, from and about each other to improve collaboration and the quality of care and services：複数の領域の専門職が，連携とケアの質を改善するために，共に学び，お互いから学び，お互いについて学ぶこと（IPERC）[註1]と定義している．

註1：CAIPEのIPEの定義の翻訳はいくつかのものがある．「Occasions」を「同じ場所で」と翻訳している事例もあるが，著者は「Occasions」を「場面」と捉え，そのうえでIPERCの翻訳を採用した．新型コロナウイルス（Covid-19）感染症拡大下ではIPEを遠隔学習で行う事例も多く認められることからも，空間的な制限を課さない翻訳が好ましいと考えた．

次に，卒後・現任教育のIPEのシステマティックレビュー/メタアナリシスの歴史を紐解いてみる．最初に行われた研究は1999年（Zwarensteinら[1]）で，その後2008年（Reevesら[2]），2013年（Reevesら[3]），2017年（Reevesら[4]），2018年（Gurayaら[5]）に行われているが[註2]，2008年と2013年の研究では，IPEのアウトカムとして以下の2つが定義されている．

註2：いずれも研究数の少なさと研究間の異質性のために，メタアナリシスは行われていない．

①疾病の罹患率，病気の治癒または継続の率，死亡率，合併症率，再入院率，アドヒアランスの率，（患者）満足の率，ケアの継続性，資源の利用（費用便益分析）
②ヘルスケアのプロセスの評価：スキルの発達，実践様式の変化，協働実践，チームワーク

2018年に行われたGurayaら[5]の，IPEの教育的効果に焦点をあてたシステマティックレビュー/メタアナリシスでは，学生の知識，スキル，態度がアウトカムとして設定されていた．

以上から，IPEの目的は，卒前教育のIPEにおける学生の学び，保健医療福祉専門職の協働そのものの改善・向上と，それによるケア・サービスの質の改善と患者満足の3側面における向上・改善に集約されると言える．

世界的にIPEを先導してきたバー（Barr）[6]は，IPEのアウトカムについて，アメリカの経営学者カークパトリック（Kirkpatrick）[7]が教育・研修の効果を「反応」，「学習」，「行動」，「結果」の4段階の要素に分類したモデルに相応する6つのレベルを提示してい

表1　教育・研修の成果の 4 段階モデルと IPE のアウトカム（6 分類）

Kirkpatrick（1959）	Barr ら（2005）
レベル 1：反応（Reaction） ・受講者の満足度 ・参加者が，研修（教育）が自分の仕事に役立つ，関連していると思う度合い	レベル 1：学習者の体験や組織の観点（教育の内容と質）
レベル 2：学習 ・学習到達度 ・研修（教育）の参加により，意図された知識，スキル，態度，自信，コミットメントを習得した度合い	レベル 2a：態度や認識の修正 ・ケア・治療などへの，参加者相互的な専門家間の態度や認識の変化に関するもの レベル 2b：知識やスキルの習得 ・知識：連携 / 協働の概念，手順，原則の習得 ・スキル：連携に関連する思考 / 問題解決，精神運動，社会的スキルの習得
レベル 3：行動 ・参加者が仕事に戻ったときに，研修（教育）で学んだことを適用する度合い	レベル 3：行動変容；知識やスキルを実践に適用する ・職場における行動変化の支援や，新しい知識やスキルを自身の実践に適用する意欲
レベル 4：結果 ・業績の向上 ・研修（教育）やサポートなど，プログラムの結果として目標とするアウトカムが生じる度合い	レベル 4a：組織における実践の変化 ・教育プログラムに起因するケアの組織，ケア提供の変化 レベル 4b：患者・クライエントの利益，健康・疾病への直接的影響，満足度 ・健康状態の測定，疾病の罹患率・死亡率，合併症率，再入院率，アドヒアランス率，患者または家族の満足度，ケアの継続性，介護者または患者／クライアントのコストなど

る（**表 1**）．バーらが示しているモデルは，教育・研修の流れに沿った評価の分類で，かつ，学習者の変容にとどまらない組織の変革までを視野に入れた有用な分類と言える．次項では，卒前教育における IPE のアウトカム指標について，バーの 6 分類におけるレベル 2，レベル 3 を中心に，さまざまなアウトカム指標を紹介する．

B IPE のアウトカム指標

　カークパトリックおよびバーの分類によれば，レベル 1 は教育・研修におけるその場での反応・評価を捉えたものであり，アウトカム指標として活用する機会は限られるだろう．レベル 4 は，IPE の最終的な目的・目標と言えるが，クリニカル・インディケーターや患者満足度などの臨床指標はすでに論文などでまとめられている[8, 9]．よって，本項ではレベル 1 とレベル 4 の指標は割愛し，IPE による学習が内面化され専門職としての成長に影響をもたらすであろうレベル 2・レベル 3 の評価尺度において，妥当性，信頼性の検証がなされている尺度を中心に取り扱うこととする．

1 レベル 2 の指標：RIPLS と IEPS

評価指標のレベル 2 は学習者の態度や認識の変化，知識やスキルの習得を測定する．IPE のアウトカム評価のために作成された指標として最も古くから，また，高頻度で用いられている尺度が RIPLS（Readiness for Interprofessional Learning Scale）と IEPS（Interdisciplinary Education Perception Scale）である．

RIPLS は Parsell ら[10] が開発した，IPE による学習への態度を測定する尺度である．当初の 19 項目版は「チームワークとコラボレーション」，「専門職アイデンティティ」，「役割と責任」の三因子によって構成されている．日本では Tamura ら[11] が翻訳したものがしばしば使われており，世界的にも広く使われている．しかし，RIPLS は従来から心理測定上の問題（下位尺度「役割と責任」の信頼性係数が極めて低い）や構成概念妥当性の問題（研究によって因子構造が異なる）が従来から指摘されている[12]．よって，IPE の評価に RIPLS を使用する際は，これらの限界を十分に理解したうえで使用するべきであろう．

IEPS は，Luecht ら[13] が開発した，IPE の教育プログラムに対する認識を評価する尺度で，学生の自職種および他の専門職への認識を問う内容となっている．IEPS は 18 項目 4 下位尺度（「コンピテンシーと自律性」，「連携ニーズの認識」，「実際の連携の認識」，「他者の役割の理解」）で構成され，日本では下井[14]，伊野ら[15] が IEPS を翻訳し，IPE のアウトカム評価に活用されている．

2 レベル 2 の指標：その他の指標

それぞれの教育機関で行われる IPE プログラムにはさまざまなものがあり，アウトカム指標はそれぞれの IPE の目的・目標を反映するものでなくてはならない．前項では RIPLS と IEPS を紹介したが，この 2 つの尺度は卒前教育における IPE の効果を全般的に評価する指標で汎用性が高いが，アウトカム指標としては特異性に欠けると言える．IPE のアウトカム評価には，IPE の教育プログラムの目的や内容に一致した指標を用いる必要がある．

Interprofessional Socialization and Valuing Scale（ISVS-21）は，専門職連携・協働の社会化や多職種チームにおいて機能する準備性を測定する尺度である[16]（2010 年に 24 項目版として開発され，2016 年に 21 項目版に改変された）．ISVS-21 は一因子性の構造ではあるが，専門職協働の実践における役割（信念），クライエント中心性（態度），コンフリクトと交渉（行動）の 3 つの鍵概念で構成されており，「社会化」を念頭に置いた IPE の評価には有効であると考えられる．

IPE の基礎理論として接触理論（contact theory）[17] がしばしばあげられる．IPE による専門職種間の接触は，外集団（他職種の集団）へのステレオタイプな認識を変容させ，内集団（自職種）による内集団の再評価を可能にさせる[18]．Student Stereotypes Rating Questionnaire（SSRQ）[19] は IPE のアウトカム評価を志向した尺度であるが，学生の偏見やステレオタイプな認識を変容させることを IPE の目的と据えるのならば，この尺度は活用できるだろう．

　筆者は，IPEの教育実践において，大学での専門基礎教育におけるIPEがコミュニケーションスキルの醸成に有効であると考えた．また，IPEの科目の到達目標の1つにコミュニケーション・スキルの向上をあげたことから，対人関係を円滑に運ぶために役立つ社会的スキルを測定するKiSS-18[20]をアウトカム指標として評価を行った[21]．また，IPEが医療専門職のプロフェッショナリズムの涵養に有効であると考え，9つの下位尺度で構成される「Comprehensive Medical Professionalism Assessment Scale」を開発し活用している[22]．いずれにしても，IPEのそれぞれのプログラムにおける具体的な到達目標に沿った指標を利用することが肝要である．

❸ レベル3の指標：現任教育における行動／意識の指標

　レベル3は行動変容を評価する指標であるが，ここでは，現場での専門職協働に直結する現任教育におけるIPEの評価指標について紹介する．

　CICS29（Chiba Interprofessional Competency Scale）は，千葉大学が開発した専門職連携／協働の実践能力を測定する自己評価尺度[23]である．CICS29は，「プロフェッショナルとしての態度・信念」，「チーム運営のスキル」，「チームの目標達成のための行動」，「患者を尊重した治療・ケアの提供」，「専門職としての役割遂行」の5下位尺度29項目で構成されている．現任者における実践能力の評価に使用可能であるが，卒前教育におけるIPEの最終的な評価（卒業時の到達目標など）にも活用することができる．本尺度は，日本語版，英語版のほかに，イタリア語版[24]，インドネシア語版[25]の開発が終了しており，中国語版，オランダ語版，アラビア語版，フランス語版での開発が進行中である．国際的な比較にも使用可能な尺度と言えるだろう．

　複数の専門職によって構成されるチームに対するメンバーの態度を測定するAttitudes toward Health Care Teams Scale（ATHCTS）は，Heinemannら[26]によって開発された尺度で，14項目からなるケアの質・プロセス（Quality of Care/Process）と，6項目からなる医師中心性（Physician Centrality）の2つの下位尺度によって構成されている．日本語版は，ケアの質・プロセスの下位尺度について，牧野ら[27]と筆者ら[28]が翻訳，検証したものがある．

　TeamSTEPPS（Team Strategies and Tool to Enhance Performance and Patient Safety）は，米国のAHRQ（Agency for Healthcare Research and Quality）が開発した，医療専門職のためにデザインされたチームワークシステムで，「患者安全を向上させるための強力な解決法」，「コミュニケーションとチームワークスキルを向上させる，エビデンスのあるシステム」として知られている．TeamSTEPPSは，日本の医療機関においても医療安全の多職種での研修として定着した感があるが，医療安全は多職種協働を前提とすることから，TeamSTEPPSの評価についても本項で紹介する．TeamSTEPPSには，コミュニケーション，状況モニター，リーダーシップ，相互支援の4つのスキル／コンピテンシーがあるが，それぞれについて，TeamSTEPPSによる介入が好ましい態度の変化を生み出したかどうかを評価するための，TeamSTEPPS Teamwork Attitude Questionnaire（T-TAQ）と，TeamSTEPPS Teamwork Perceptions Questionnaire（T-TPQ）の2つのツールがある．前者はチームワークに対する個人の認識を，後者は

チームワークに関する個人の認識を問う内容となっている.

C IPE のアウトカム評価の課題

[本項は文献29) 山本武志：実習と IPE　Practice-based IPE の実践と課題. 保健医療福祉連携 11 (2)：85-88, 2018 の内容をもとに執筆した]

　IPE のアウトカム評価の構造と具体的な指標について述べてきたが，本項では IPE の アウトカム評価の課題について述べる.

　第1に，教育プログラムの評価という観点からは，介入と結果の因果関係の評価その ものが難しいことが指摘できる. 臨床研究では介入（投薬，施術，ケアなど）と結果（治 癒，QOL の向上など）の関係は，時間的（効果が現れるまでの時間が短い）にもメカニ ズム的（交絡因子や中間因子が少ないまたは明示されている）にも比較的単純な構造が想 定されている. 一方，教育プログラムの評価は，介入と結果の間に多様な交絡因子（他者 との関わりやさまざまな学習の要素）や中間因子が存在し，時間的にも，いつ，どのよう な形で効果が現れるかが不明瞭であり，これらのことが評価を難しくする一因となってい る. カークパトリックモデルにおいても，レベル3「行動」とレベル4「結果」は外部環境 要因などさまざまな要因が絡んでおり，教育の効果を抽出するのが難しいとされている.

　第2に，IPE の評価研究は，高いエビデンスレベルの研究デザインを用いて行うこと が難しい点があげられる. IPE のアウトカム研究はメタアナリシスが行える論文数が不 足していることを先に述べたが，IPE のアウトカム研究は介入研究であるため，必然的 に対照群の設定を要する. 介入群と対照群の等質な2つの集団を準備すること，また， 教育を受けないもしくは比較に値する他の教育を受けるなどの対照群を設定し無作為割 り付けを行うことは，教育実践の現場では非常に困難なことである.

　第3に，評価研究におけるブラックボックス問題[30]があげられる. ブラックボックス 問題とは，プログラムの効果がどのように生み出されたかについて，十分な注意が払われ ていないことを指している. プログラムの評価が「事前テスト」，「介入」，「事後テスト」 という単純化されたモデルで行われ[31]，テストの結果のみに注目をしてしまう. IPE の 評価研究においても臨床的なアウトカムに焦点があてられており，アウトカムが得られる そのプロセスはあまり注目されていない. このようなブラックボックス問題への対応は， ホワイトボックス評価（クリアボックス評価）への焦点化があげられる. ホワイトボック ス評価とは，プログラムの内部構成やロジック論理を検証できるようにブラックボックス を「解きほぐす（unpack）」試みが行われる評価のことを指す.「介入」による効果がい かに産み出されているかのメカニズム，すなわち，教育の場面で実際に起きていることへ の探求に十分な注意が払われるべきである.

　これらの課題への未来に向けた対応について，筆者は以下の3点を考えている.

　第1に，疫学的な研究デザインをあらかじめ組み込んだ授業設計について検討するこ とがあげられる. IPE は，エビデンスレベルの高い研究デザインを用いて行うことが難 しいことは先に指摘したが，まずは，IPE のアウトカム評価を研究の俎上に載せること

が重要である．完全な実験デザインによる評価は難しいが，例えば，多機関で連携し，一部の教育を共同で行った後に個々の機関で教育を行い，教育効果の比較をしたり，年度間でプログラムや教育方法を変更した場合に，年度間での教育効果の比較を行うなど，さまざまな工夫によってアウトカム評価を行うことができると考える．

　第2に，評価ツールの洗練と標準化があげられる．前項で，IPE のアウトカム研究で用いられているさまざまな評価ツールを概観したが，とりわけ利用頻度の高い RIPLS はその問題点についても指摘した．Mahler ら [12] が指摘するように，よく使われている尺度が自動的に最良ではなく，理論的な枠組みに基づき，定義された概念を表現する尺度の利用が推奨される．既存の尺度については批判的な検討を十分に行い，利用可能であるかどうかを判断し，必要に応じて新しい尺度を作成することも検討しなくてはならない．

　第3に，質的研究や混合研究の研究方法を採用することである．IPE は研究領域としては医学研究のフィールドに近いため，先に述べたようにシステマティックレビュー / メタアナリシスの題材とされてしまう．そして，その結果が芳しくなければ，IPE には科学的根拠がないと烙印を押されてしまう．IPE は知識や技術についても学ぶが，日常の学習でともに学ばない，職種を異にする学習者たちとの経験学習でもある．臨床研究における投薬や治療と異なり，IPE は IPE で体験したことが学びとなり，それが，いつ，どのような形で表現されるのかは，中長期的な視野に立って学習者を観察する必要がある．IPE は人間教育なのである．そして，IPE が他の学習方略と比較して，なぜ，いかに，学びにつながるのかは明らかにされていない [32]．この問いには，学習者が IPE で学んだことがいかに内面化され，それが発言や行動として体現され，学習者・専門職としての活動や認識にもたらした影響を明らかにする必要がある．教育介入の前後でその効果を測定するような疫学的手法を用いた量的研究ではその解明は困難である．学習者のインタビューやレポートなどを丹念に分析する質的研究によって IPE の成果は詳らかにされると考える．

【引用文献】

1) Zwarenstein M et al：A systematic review of interprofessional education. Journal of Interprofessional Care 13(4)：417-424, 1999
2) Reeves S et al：Interprofessional education: effects on professional practice and health care outcomes. Cochrane Database of Systematic Reviews(1)：CD002213, 2008
3) Reeves S et al：Interprofessional education: effects on professional practice and healthcare outcomes. Cochrane Database of Systematic Reviews(3)： CD002213, 2013
4) Reeves S et al：Interprofessional collaboration to improve professional practice and healthcare outcomes. Cochrane Database of Systematic Reviews 6：CD000072-CD000072, 2017
5) Guraya S：The effectiveness of interprofessional education in healthcare: A systematic review and meta-analysis. The Kaohsiung Journal of Medical Sciences 34(3)：160-165, 2018
6) Barr H et al： Effective interprofessional education: Argument, assumption and evidence, Blackwell, 2005
7) Kirkpatrick DL：Techniques for evaluation training programs. Journal of the American Society of Training Directors 13：21-26, 1959
8) 杉本ゆかり：外来診療における患者満足に関する先行研究レビュー．大学院研究年報 戦略経営研究科編 5：91-111, 2018

9）副島秀久ほか：クリニカル・インディケーター（臨床指標）：その重要性と意義．月刊保険診療 60
（5）：89-92，2005

10）Parsell G et al：The development of a questionnaire to assess the readiness of health care students for interprofessional learning（RIPLS）．Medical education, 33(2)：95-100, 1999

11）Tamura Y et al：Cultural adaptation and validating a Japanese version of the readiness for interprofessional learning scale（RIPLS）. Journal of Interprofessional Care 26(1)：56-63, 2012

12）Mahler C et al：The Readiness for Interprofessional Learning Scale（RIPLS）：A problematic evaluative scale for the interprofessional field. Journal of Interprofessional Care 29(4)： 289-291, 2015

13）Luecht RM et al：Assessing professional perceptions: design and validation of an Interdisciplinary Education Perception Scale. Journal of Allied Health 19(2)：181-191, 1990

14）下井俊典：医療保健福祉分野における多職種間教育が卒後専門職行動に与える短・長期的教育効果．科学研究費助成事業研究成果報告書，基盤研究（C）2014-2017．2018

15）伊野陽子ほか：薬学生に対する多職種連携医療実習の効果．医療薬学 44(4)：191-202，2018

16）King G et al：Refinement of the Interprofessional Socialization and Valuing Scale（ISVS-21）and Development of 9-Item Equivalent Versions. The Journal of continuing education in the health professions 36(3)：171-177, 2016

17）Allport GW et al：The nature of prejudice. Addison-Wesley Publishing Company, 1954

18）Pettigrew TF：Intergroup contact theory. Annual review of psychology 49：65-85, 1998

19）Diana B et al： Interprofessional education for community mental health: Attitudes to community care and professional stereotypes. Social Work Education 19(6)：565-583, 2000

20）菊池章夫：KiSS-18 研究ノート．岩手県立大学社会福祉学部紀要 6(2)：41-51，2004

21）山本武志ほか：大学入学早期からの多職種連携教育（IPE）の評価—地域基盤型医療実習の効果について．京都大学高等教育研究 19：37-45，2013

22）Yamamoto T et al：Developing the Comprehensive Medical Professionalism Assessment Scale. MedEdPublish 8(21), 2019

23）Sakai I et al： Development of a new measurement scale for interprofessional collaborative competency: The Chiba Interprofessional Competency Scale（CICS29）. Journal of Interprofessional Care 31(1)：59-65, 2017

24）Tonarelli A et al：Italian Validation of the Chiba Interprofessional Competency Scale（CICS29）. Acta Bio Medica Atenei Parmensis 91(2-S), 58-66, 2020

25）Soemantri D et al： 2022, 2022-October-21）. Are we ready to collaborate? The interprofessional collaborative competencies of healthcare professionals in the Global South context． Frontiers in Medicine 9：904658, 2022

26）Heinemann GD et al：Development of an Attitudes Toward Health Care Teams Scale. Evaluation & the Health Professions 22(1)：123-142, 1999

27）牧野孝俊ほか：チームワーク実習によるチーム医療及びその教育に対する態度の変化　保健学科と医学科学生の比較検討．保健医療福祉連携 2(1)：2-11，2010

28）山本武志ほか：日本語版 Attitudes toward Health Care Teams Scale の信頼性・妥当性の検証．保健医療福祉連携 5(1)：21-27，2012

29）山本武志：実習と IPE：Practice-based IPE の実践と課題．保健医療福祉連携 11(2)：85-88，2018

30）Astbury B et al：Unpacking black boxes: mechanisms and theory building in evaluation. American Journal of Evaluation 31(3)：363-381, 2010

31）Parlett MR et al：Introduction to illuminative evaluation: studies in higher education. Pacific Soundings Press, 1977

32）Roberts C et al：Student learning in interprofessional practice-based environments: what does theory say? BMC medical education 15：211-211, 2015

【参考文献】

1）IPERC：IPE（専門職連携教育）とは
https://www.n.chiba-u.jp/iperc/ipercorganization/index.html（2023 年 4 月閲覧）

第4章

IPE をより深く
理解する

1　IPE の歴史と発展

Ａ IPE 前史：ブリティッシュ・コロンビア大学での取り組み

　IPE の始祖については，2 職種以上の存在でどこにでも発生するという IPE の本質から，あまり明確ではない．しかし，高等教育機関における最初の IPE の取り組みはカナダのブリティッシュ・コロンビア大学（UBC）とする説が有力である．Charles ら（2010）によると，UBC での初期の IPE は以下の通りである．

　「1961 年に医療専門職の教育における連携を促すための Coordinating Committee for Health Sciences が設立された．その委員会は，1972 年に Office of the Coordinator of Health Sciences に吸収され，その一部門として Division of Interprofessional Education が設立された．この部門は，統合がふさわしい健康科学や関連科目の教育の方法や手段を開発することや，連携教育プログラムを推奨する役割を担っていた」．

　しかしながら，UBC は，その当時に IPE の学修文化を発展させるに至らず，その後の UBC の IPE の歴史は 2002 年 College of Health Disciplines の取り組みまで針を進めることになる．Gilbert（2008）は 1960〜1970 年代の失敗について，「この時期は多くの医療専門職が学術的な分野として確立され始めたばかりであり，IPE を推進するようなカリキュラムの変更に協力することに大きな抵抗があった」と述べている．IPE の実装を阻害するカリキュラムなどの専門職間の壁は，21 世紀における IPE 推進の最大の障壁として認識されているが[1]，1960 年代当時から IPE の推進は変わらぬ問題を抱えていることは非常に興味深い．

Ｂ IPE 前史：日本の「チーム医療教育」

　日本における IPE 概念の導入と実践の取り組みは，（後述するように）2000 年前後に開始されたと推定されるが，「チーム医療」という言葉は 1970 年代から使われてきた[2]．しかしながら，そこでのチーム医療は，「医療の一部を担う専門職が集合したものにすぎず，ただ単に互いの技術を持ち寄るのみの，いわば『医療チーム（集合体）』であり，そこでは受動的な『医療の分配』が行われていたにすぎない」[3] や，旧来のケアチームの概念は，「医師を頂点とするヒエラルキー（hierarchy）そのものを示す場合が多い」[4] と認識されていた．

　また，「チーム医療教育」は，1977 年頃から筑波大学医学群医学類（当時は医学専門学

群）において，看護体験実習を主とするチーム医療実習が行われていた[5]．また，日本大学医学部においても，1980 年前後からチーム医療を学ぶ目的で，看護師のシャドーイングや福祉部門などでの実習を 5 年次に行っていた[6]．IPE と「チーム医療教育」では，双方の意味するところに違いはないものの，単一学科 / 単一専門職でチーム医療を学ぶ教育が「チーム医療教育」とされてきた歴史がある．ゆえに，使い慣らされてきた「チーム医療教育」と IPE（専門職連携教育）は，表面的に示している内容は同じであるが，歴史的な経緯から言葉の含意は異なり，両者の使い分けはなされるべきだろう．逆に言えば，そのような「チーム医療教育」へのアンチテーゼから，IPE の経験を推進する層では，CAIPE（The Centre for the Advancement of Interprofessional Education）の定義に示される教育こそが IPE であるとして，意図して IPE という用語を用いている．

C IPE 黎明期：国際的な動向

世界的に IPE を推進する CAIPE が英国で設立されたのは 1987 年のことである．その後 CAIPE は，専門職連携に関する学術誌 Journal of Interprofessional Care を 1992 年に創刊し，1997 年には IPE 唯一の世界的な会議である All Together Better Health の第 1 回がロンドンにて開かれている．IPE が世界的隆盛を迎えたのはその前後と推測されるが，1990 年以降の医療安全・患者安全のムーブメントや専門職連携に関わる事件・事故の発生により，IPE の重要性が世界的に惹起されたものと考えられている[7]．

入院医療における医療事故の発生率を調査した米国の Medical Malpractice Study の結果は，1991 年頃から論文などで公刊され世界的にも大きな影響を与えた．その後，1994 年に抗がん薬の投与量を誤り患者が死亡したダナ・ファーバー事件が起き，1999 年には IMO（Institute of Medicine）が『To Err Is Human』[8] を出版し，専門職協働の重要性が示唆された．

英国では 1997 年にブリストル王立小児病院事件[註1] が，2000 年 2 月には社会に大きな衝撃を与えたヴィクトリア・クリンビー事件[註2] が起きた．事件の報告書には関係機関の組織マネジメントの問題のほかに，多機関の連携 / 協働が不十分であったことが指摘されている[9]．

その後，当時の英国保健省［Department of health（Department of Health and Social Care）］が発行した『Working Together — Learning Together：A Framework for Lifelong Learning for the NHS』[10] において，「2004 年までにすべての医療専門職カリキュラムに共同学習・専門職連携学習アプローチを導入し，新しい質保証の仕組みと連動させるための活動を継続する」と述べられており，そこから英国における高等教育機関での IPE が急速に広まったとされている[11]．

註1：1988〜1995 年にかけて心臓手術を受けた 53 名中 29 名が死亡していた．原因は実験的な技術を使った治療によるもので，院内ではそれを黙認していたという．内部告発によりこの事実が明らかになると，この事件は英国の社会問題へと発展した．報告書では，過剰死亡の要因はコミュニケーション不足，チームワーク不十分，リーダー不在など複合的なシステム不全の結果であると指摘された（前野貴美，2015）．

註2：8 歳の女児が叔母（保護者）らから凄惨な継続的に虐待を受け死亡した事件で，虐待の発覚の時点から住宅，社会サービス，警察，病院など多数の組織が関わっていたにもかかわらず，事件を防ぐことができなかったとされている．

D IPE 黎明期：日本での IPE の始まりと普及

　日本では，1996 年に池川[12] が英国に導入されつつある Inter-Professional 教育を紹介し，さらに 1998〜1999 年にかけて，雑誌「Quality Nursing」において，池川[13]・田村ら[14] が Leathard の著書「Going Inter-professional」[15] の紹介を中心に，Interprofessional の概念や用語の定義，IPE の実践例の紹介をしたのが始まりとされる．

　1999 年には埼玉県立大学，群馬大学を筆頭に大学における IPE の教育実践がスタートする．その後，各大学の IPE は，2003 年度からの「特色 GP：特色ある大学教育支援プログラム」，2004 年度からの「現代 GP：現代的教育ニーズ取組支援プログラム」，2005 年度からの「医療人 GP：地域医療等社会的ニーズに対応した質の高い医療人養成推進プログラム」など，大学教育再生の戦略的推進事業や地域の知の拠点再生プログラムによる大型補助金に採択され，潤沢な資金をもとに各大学で加速度的に推進された．2008 年には，これらの補助金事業に採択された大学を中心に日本インタープロフェッショナル教育機関ネットワーク（JIPWEN）や日本保健医療福祉連携教育学会（JAIPE）が設立され，IPE の学術的な探求と交流，専門職協働実践の情報共有が推進された．2012 年には IPE の国際学会である ATBH Ⅵ（第 6 回大会）が神戸学院大学で開催された．

　国際的には IPE の推進力となった医療事故や事件については，1999 年に横浜市立大学医学部附属病院（2005 年に横浜市立大学附属病院に名称変更）や東京都立広尾病院で，日本の医療界の大きな転換期となる重大な事故が起きている[16]．1999 年は「医療安全元年」と呼ばれ，各医療施設における安全管理指針などの策定，委員会の設置や職員研修の実施など，安全管理対策の徹底が義務化された．2 施設の医療事故は，前者は多職種多部門が関与した患者取り違え事故で，後者は同職種内での薬剤取り違え事故であり，いずれも専門職連携にも関わる事故である．IPE は安全文化の醸成に介入し医療安全に有用である[17, 18]が，この時期の大きな医療界の動きは，高等教育や現任教育における IPE を導入する動きにはつながらなかった．医療安全のムーブメントは，医療事故の原因分析や医療事故を予防するシステムの構築など「医療安全」や「医療安全学」への焦点化につながり，その背後にある IPE への着目は極めて希薄なものであった．

E IPE 発展期：日本での取り組み

　2000 年代以降の IPE は，その後，WHO による「Framework for Action on Interprofessional Education and Collaborative Practice」[19]，IPEC（Interprofessional Education Collaborative）の『Core Competencies for Interprofessional Collaborative Practice』[20] の公刊があり，IPE が世界的にも国内的にも推進される要因となった．医学教育においては，平成 28（2016）年度改訂版モデル・コア・カリキュラム[21] において，卒前教育における多職種連携/協働を具体的にイメージできるカリキュラムを期待する旨が記載され，医学教育における IPE も展開が進んでいる．さらに，令和 4（2022）年度改訂版モデル・コア・カリキュラムでは，医師の資質・能力の 1 つとして「多職種連携能力」があげられ，IPE の事例についても紹介されている．

　2012 年に実施された，医療職・福祉職養成の課程をもつ大学を対象とした調査[22] によると，分析対象となった 284 課程において IPE を実施している課程は 103 課程（36.3%）であった．2017〜2018 年にかけて行った筆者らの調査[1] では，短大・専修学校を含む保健医療福祉系の全養成課程において，IPE を実施している課程は 753 課程中 216 課程（28.7%）であった．医学部医学科を対象にした Maeno ら[23] の 2016 年の調査も含めて医学部医学科と歯学部歯学科に限って推移を検討すると，医学部医学科では 2012 年：34.8%，2016 年：71.9%，2017 年：53.8%，歯学部歯学科では 2012 年：22.2%，2017 年：72.7% であった．2012 年，2017 年のデータは回収率が 3 割程度で，母集団の IPE 実装率には一定の信頼区間を見積もる必要があるが，2010 年代における保健医療福祉職養成における大学教育の IPE の隆盛には目を見張るものがあり，IPE が市民権を得たと言えるだろう．

　IPE の知および実践の拠点組織としては，2013 年に群馬大学の多職種連携教育研修センターが WHO Collaborating Center として指定され，アジア太平洋地域の IPE の教育・研修の拠点として活動を行っている．また，2015 年には千葉大学に専門職連携教育研究センター（IPERC：Interprofessional education research center）が開設され，IPE 教育者のための教育・研修と研究が推進されている．

F IPE 後史：未来にむけた課題

　日本国内および諸外国で普及しつつある IPE だが，取り組むべき課題も山積している．本書でも多くのページを割いている「評価」の問題は，教育そのものの成果を測ることの困難に加え，教育基盤を異とする多職種が評価の対象者に含まれていることに関係している．池川ら[13] は，IPE の世界的大家であるバー（Barr H）が 1998 年の Interdisciplinary Health Care Team Conference にて，「IPE が本当に協働的態度や実践を向上させるかどうか，協働実践が患者やクライエントへのケアの質を保証しうるか，また，専門職の満足度を向上させるのか」と述べたとしている．この指摘から 20 年強過ぎた現在でも，IPE の評価は取り組むべき課題の 1 つとしてあげられる．

　2 つ目の課題は，「IPE 導入の壁」である．IPE はそれぞれの医療専門職の指定規則やモデル・コアカリキュラムに明示されるようになり，医療専門職の教育課程において不可欠なものになりつつある．一方で，専門職養成機関は大学に限定されるわけではないため，専門学校・短大での IPE 実装が重要になる．例えば，2017〜2018 年の調査[24] によると，看護師等学校養成所では大学を除く養成所の 94.3% において IPE は実装されていなかった．多職種・多学科間のカリキュラム調整の課題は，IPE を実装している，実装していないに関わらず，IPE 導入の最大の障壁として認識されている[1]．同様の指摘は，理学療法士養成における単科の養成課程で時間割の調整に苦慮している[25] など，とりわけ大学教育以外での養成課程を有する職種においては大きな障壁となっている．オープン教材を活用したブレンド型授業のデザイン（知識習得にオープン教材を活用し演習などにおいて協働的な学習を行う）[26] など，ICT を活用して IPE を導入するモデルの構築や導

入支援の取り組みが必要とされる.

3つめの課題は,「ともに学ぶ」というIPEの原則に敬意が払われないことがある点を指摘したい. 医療専門職は臨床的にはさまざまな職種が相互に関わりをもち協働しているが,卒前教育では伝統的に「サイロ」型の教育システム[註3]となっており,ともに学ぶ機会は極めて希少であった. このような教育方法はuni-professional教育と呼ばれるが,uni-professional教育で連携・協働を学ぶことが効果的で生産的であるとの意見は根強く存在する. Paradis[27]らは,小グループでの活動を多用するIPEは多くの資源とコストを必要としており,これが実用的な制約とネガティブな影響をもたらすと指摘している.

註3:酪農で使用するサイロが細長く高い建物になっており,そこに干し草が積み上げられる状況を,各専門職が互いに交わらず単独で教育を受ける状況を表現するために,「サイロ」という用語がしばしば用いられている.

確かにIPEは時間的・経済的なコストや多大な労力と人的リソースを必要とするため,IPE実装の効率化は大きな課題である. しかし,「ともに学ぶ」ことによって養われる他職種や自職種の役割への気づき,他職種への敬意,相互の知識や技術を活用し信頼し合える相互依存性(interdependence)[28]の構築,そして二重アイデンティティ[註4]の形成[29]など,IPEにはuni-professional教育では到達できない成果を学習者にもたらすことができる. IPEによって紡ぎ出されるものを言語化し可視化していくことが,「ともに学ぶ」ことの意義を明確にし,カリキュラムのなかでIPEがあたりまえに行われる教育として変容していくことが期待される.

註4:Khaliliら(文献29)は,自身の専門職のコミュニティに帰属しているという意識と,インタープロフェッショナル・コミュニティに帰属しているという二重のアイデンティティを身につけることがIPEによる社会化の最終段階であると述べている.

【引用文献】

1) Yamamoto T et al:Exploring barriers and benefits of implementing interprofessional education at higher health professions education institutions in Japan. Journal of Allied Health 50(2):97-103, 2021
2) 細田満和子:「チーム医療」とは何か:医療とケアに生かす社会学からのアプローチ,日本看護協会出版会,2012
3) 水本清久ほか(編著):インタープロフェッショナル・ヘルスケア 実践チーム医療論:実際と教育プログラム,医歯薬出版,2011
4) 鷹野和美:チームケア論:医療と福祉の統合サービスを目指して,ぱる出版,2008
5) 土屋 滋ほか:筑波大学方式チーム医療実習12年間の経験. 医学教育 21(4):249-256, 1990
6) 久保喜子ほか:医療管理学実習におけるチーム医療教育とその成果について. 医学教育 26(3):177-183, 1995
7) Paradis E et al:Beyond the lamppost:a proposal for a fourth wave of education for collaboration. Academic Medicine 93(10):1457-1463, 2018
8) Kohn LT et al:To Err Is Human:building a safer health system. National Academy Press, 2000
9) 藤田弘之:イギリスにおける児童虐待防止システムの問題とその改善策:ヴィクトリア・クリンビー調査報告書とその後の対応. 滋賀大学教育学部紀要 教育科学 54:43-58, 2004
10) Department of Health:Working Together—Learning Together:A Framework for Lifelong Learning in the NHS, 2001
11) 新井利民:英国における専門職連携教育の展開. 社会福祉学 48(1):142-152, 2007
12) 池川清子:英国におけるInter-professional教育の現状と教育内容. Quality Nursing 2(3):216-

220, 1996

13) 池川清子ほか：今, 世界が向かうインタープロフェッショナル・ワークとは：Inter-professional とは何か：用語の定義および英国における発展経過. Quality Nursing 4(11)：965-972, 1998

14) 田村由美ほか：今, 世界が向かうインタープロフェッショナル・ワークとは：Inter-professional とは何か：Rawson, D. の概念モデル. Quality Nursing 4(12)：1032-1040, 1998

15) Leathard A：Going inter-professional：working together for health and welfare. Routledge, 1994

16) 山内桂子ほか：医療事故：なぜ起こるのか, どうすれば防げるのか. 朝日新聞社, 2000

17) Frenk J：Health professionals for a new century: transforming education to strengthen health systems in an interdependent world. Lancet 376(9756)：1923-1958, 2010

18) 渡邊秀臣：医療の質・安全に有効な多職種連携の醸成. 北関東医学 67(4)：363-366, 2017

19) WHO：Framework for Action on Interprofessional Education and Collaborative Practice, 2010. Retrieved 9/30

20) IPEC-Expert-Panel：Core Competencies for Interprofessional Collaborative Practice, 2011

21) モデル・コア・カリキュラム改訂に関する連絡調整委員会, モデル・コア・カリキュラム改訂に関する専門研究委員会：医学教育モデル・コア・カリキュラム：平成 28 年度改訂版, 2017
https://www.mext.go.jp/component/b_menu/shingi/toushin/__icsFiles/afieldfile/2017/06/28/1383961_01.pdf

22) Ogawa S et al：The current status and problems with the implementation of interprofessional education in Japan. Journal of Research in Interprofessional Practice and Education 5(1)：2015

23) Maeno T et al：Interprofessional education in medical schools in Japan. PLoS One 14(1)：e0210912, 2019

24) 伊藤裕佳：看護師等学校養成所における専門職連携教育の実装状況と課題. 保健医療福祉連携 15(1)：2-10, 2022

25) 日髙正巳：理学療法教育モデル・コア・カリキュラムに基づく IPE の実装, 指定規則とカリキュラム設計の実際. 保健医療福祉連携 15(2)：98-101, 2022

26) 杉浦真由美：ICT を活用した多職種連携教育の展望：「ICT を活用した IPE」について. 保健医療福祉連携 14(2)：121-125, 2021

27) Paradis E et al：Key trends in interprofessional research: a macrosociological analysis from 1970 to 2010. Journal of Interprofessional Care 27(2)：113-122, 2013

28) 山本武志：医療専門職に求められるコンピテンスと専門職連携教育：専門職的自律性, 相互依存性, ノットワークの観点からの考察. 社会保障研究 3(4)：536-545, 2019

29) Khalili H et al：An interprofessional socialization framework for developing an interprofessional identity among health professions students. Journal of Interprofessional Care 27(6)：448-453, 2013

4

IPE をより深く理解する

■コラム■

「協働」の意味するところ

　広辞苑第七版（2018 年）には，「協働」とは「（cooperation；collaboration）協力して働くこと」とだけ説明されており，非常に簡素な記載となっている．IPE を語るうえで「協働」は欠かすことのできない概念であるが，この言葉が頻繁に使われるようになったのは 2000 年以降のことである．「協働」という言葉は，米国の政治学者 Ostrom[1] の造語である「coproduction」を，荒木[2] が「協働」として紹介したのが語源とされている．平石[3] によると「coproduction」は「教育サービスの質とは何かを問われれば，教育を受ける利用者である学生が自ら積極的に学習するようになることである．また，地域の健康では，専門的な保健医療サービスを受けることではなく，住民自らが留意して健康になるように努めることである．つまり，公共サービスの受給者がサービスの本質を理解して，自らがその生産者になること」としており，すなわち coproduction は住民と行政組織の協同的行為を指す．この coproduction＝協働が，1990 年以降，住民と行政組織の協同的行為を越えて，2 者以上の個人・組織の協同的行為を指す言葉として広く使われるようになったという経緯がある．

　日本語としての「協働」は，廣瀬[4] によると 1890 年の書物に「協働」の記載があり，昭和初期には散見された言葉とされている．興味深いことに，初版の広辞苑（1955 年）と前述した第七版を比較すると，いずれも「協働」は「協力して働くこと」と解説されており，第 7 版ではそこに英語併記が加えられただけであった．つまり，言葉としての協働の意味するところは，この 60 年間で変化がないと言える．

　ではなぜ「協働」なのか？　廣瀬[4] は，「現在の『協働』の使用例は『協同』の意味内容に近く」は「協働」は「『同』がもつ同一，合同，同化などの印象よりも違いや個性を含意させやすいこと」，そして「『働く，仕事をする』という印象を提供することは，分権時代の住民自治を支えるコンセプトとしても有効であったなどの理由を，現時点では推察する」と述べている．

　「協同」と「協働」の関係は，本章で述べた「チーム医療教育」と「IPE」の関係を想起させる．「IPE」は「チーム医療教育」と同義であるが，歴史的な経緯を鑑みれば「IPE」は「IPE」なのである．とりわけ，教育課程や科目名称において使われる言葉は「隠れたカリキュラム（Hidden Curriculum）（第 2 章コラム）」にもなりうる．（自戒も込めて）言葉の使い方には十分に注意したいものである．

【引用文献】

1) Ostrom V：Theory: structure and performance. In：Comparing urban service delivery systems：structure and performance, Ostrom V et al.（Eds）, p19-44, SAGE Publications, 1977
2) 荒木昭次郎：参加と協働：新しい市民＝行政関係の創造，ぎょうせい，1990
3) 平石正美：ヴィンセント・オストロムとポリセントリック・ガバナンス．国士舘大学政経論叢 27(2)：55-88，2015
4) 廣瀬隆人：市民活動における「協働」概念の検討．宇都宮大学生涯学習教育研究センター研究報告（16・17）：14-21，2008

4

IPEをより深く理解する

2　IPE を支える理論

　第 2 章でも述べたように，われわれ保健医療福祉の教育者は，EBM（Evidence Based Practice，根拠に基づいた実践）の実践者を養成する教育のプロフェッショナルである以上，自分たちの教育実践についても根拠に基づいていることが求められる．

　しかし，保健医療福祉教育の現場での議論は，教育学の先人たちが蓄積してきた理論に基づいているだろうか．そもそも教育や IPE について議論されているだろうか．同様に，現場でも根拠に基づいた IPC が実践・実装されているだろうか．

　オアンダサン（Oandasan I）らが指摘している IPE についての複数の課題の 1 つ目は「How can theories inform the development of teaching and learning strategies ?（学習理論はどのように教育や学習戦略の開発に影響を与えているか？）」である[1]．

　そこで本項では，IPE の設計（「第 2 章 2. IPE のデザイン」を参照）や，その実装における学習支援に必要となる学習理論と，IPC・IPE に必要となる社会心理学の理論について概説する．

A　学習理論

1　学習理論の背景にある 2 つの哲学的前提

　学習理論が拠り所とする哲学的前提は，行動主義（behaviorism, behaviourism）と構成主義（constructivism）の 2 つに大別される．これらの哲学的前提は，学習と何か，という学習観（concept of learning）に連続する．

a　行動主義

　行動主義とは，人間の発達に関するいかなる判断も，客観的に観察可能な行動をもとに行われるべきとする心理学派の 1 つである．行動主義においては，刺激と反応連合が強くなること，そしてその結果の行動変容が学習と定義される．

　その背景には学習者を「有能ではない受動的な存在」であると考える伝統的学習観がある[2]．この伝統的学習観においては，教える専門家である教育者と，有能ではなく受動的な学習者の二者関係が前提となる．この二者関係における学習は，教育者が学習者に対し，①所与の知識を伝達する，②伝達した知識の正誤の確認情報を与えるという 2 つの作業を通じて成立する．このため行動主義は教授主義（instructionism），（知識）注入主義（cramming system）と同義として扱われることが多い．

ⓑ 構成主義

行動主義では，客観的に観察が可能である行動に着目する一方で，その行動変容（学習）の背景にある思考や理解のプロセスは観察できないものとみなす[註1]．このような行動主義の立場に対し，認知論の視点から思考のプロセスに着目した立場が構成主義である．

> 註1：厳密には行動主義のすべてが思考や理解のプロセスを観察できないものとしているわけではない．代表的な行動主義的心理学者であるスキナー（Skinner BF）は，行動を，他者から観察可能な顕現的（overt）な行動と，他者から観察できない非顕現的（covert）な行動に分け，思考，推論，記憶といった認知過程も行動に含めた．このことから，反応を誘発する刺激を重視する古典的行動主義に対して，スキナー哲学を徹底的行動主義（radical behaviorism）と呼ぶ．

複数ある構成主義に共通して，「人間の知識は，すべて構成される」という考えがある．また行動主義の学習者が有能ではなく受動的な存在であるのに対して，構成主義の学習者は有能で主体的であり，学習への積極的な参加が強調される．

この構成主義は，さらに2つの立場に大別される[註2]．1つはカント（Kant I）とピアジェ（Piaget J）を先行的な研究者とする心理学的構成主義である．もう1つはデューイ（Dewey J）やヴィゴツキー（Vygotsky LS）を先行的な研究者とする社会的構成主義である．心理学的構成主義では，知識は個人的・主観的に構成されるとされる．対して社会的構成主義では，社会と共同体が本質的な役割をもつとし，学習活動は共同体のなかで常に他の学習者との相互作用のなかで行われ，知識はその相互作用によって間主観的（inter-subjective）に構築される，と考えられる[3]．

> 註2：構成主義を考えるとき，心理学的構成主義と社会的構成主義を含めて構成主義（constructivism）とする場合と，心理学的構成主義との違いを明確にするために心理学的構成主義を "constructivism"（構築主義），社会（的）構成主義を "constructionism" とする場合もある[4]．

2 3つ目の立場：状況主義（状況論）

知識の構成において，社会や共同体といった環境が本質的な役割を果たすという社会的構成主義のなかでも，知識が頭のなかで構成されることを学習とはせず，「環境のなかでの振る舞い方」を学習者が獲得することを強調する立場が状況主義である．状況主義については，社会的構成主義の1つの立場とする考え方と，心理学的，社会的構成主義に対して文化人類学的系譜という構成主義の3つめの立場として位置づける考え方もある．構成主義における知識が社会という状況に依存するとしていることから，本項では状況主義を基本的には構成主義と同じ哲学的前提に置きつつ，3つ目の立場として紹介する．

ⓐ 認知的徒弟制（cognitive apprenticeship）

手工業などの伝統的な徒弟制において，複雑な課題を処理する際に用いている熟達者の認知過程を可視化し，学習に応用した理論が認知的徒弟制である．この認知的徒弟制では，学習者が熟達者を観察し，文脈のなかで熟達者の方略知（Strategic Knowledge）[註3]を発見し，実践できるようにデザインされている．認知的徒弟制では，内容（content(s)），方法（method），配列（sequencing），社会学（sociology）の4つの側面にそれぞ

193

れのフレームワークが提示されている[5].

> 註3：熟達者が修得している専門領域の明確な概念や事実，手続きを領域知識（Domain Knowledge）という．熟達者は実世界の問題解決のために，この領域知識をどう使うかという知識も有しており，これら2つの知識を方略知という[5].

b 正統的周辺参加（Legitimate Peripheral Participation：LPP）

　LPPとは，認知的徒弟制を基盤にし，学習者が環境へ参加していく過程を学習とする立場である[6]．具体的には，最初のうち学習者は新参者として小さな役割を与えられ，周辺環境である実践共同体（Community of Practice）に「周辺的に」参加する．次第にその環境での振る舞い方を身につけ，参加形態を徐々に変化させながら，古参者として十全的参加（full participation）をするようになる．

　診療参加型臨床実習で推奨されている見学―共同参加―監視というステップは，LPPにおける学習者の実践共同体への参加形態の具体的な発現形である．

3 教育活動における行動主義と構成主義の違い

a 学習環境における教育者-学習者間の活動

　行動主義における教育者―学習者間の中心的活動は，有能な教育者から有能ではない学習者への，所与の知識の一方向的な伝達である．対して構成主義における学習の過程とは，与えられた情報を理解して取り入れることと，それらをもとに自ら推論したり発見したりしていくことの両方からなる．このため，構成主義における教育者の活動は，教授行動に加え，学習者自らが知識を構成していくことを補助・支援する学習支援も含まれる．具体的には，教育者と学習者の相互作用を中心とした双方向的な活動である対話（dialogue）[4]や足場かけ（scaffolding, 本項C-2）[7]がある．

b 学習者の誤りの取り扱い

　行動主義においては，学習者の誤りは行動変容の阻害因子として，可能な限り避けられるべきものとされる．例えば，行動主義に立脚した代表的な教育実践として，プログラム学習（Programmed Learning）がある．このプログラム学習の原則の1つであるスモール・ステップでは，学習のステップサイズは学習者の誤りが生じないほどのものとされる．

　対して構成主義においては，学習者は探索することが奨励され，間違うことも尊重される．構成主義では，誤りも含めて自らの行動や実践を省察（reflection）[8]することで行動が修正され，変容していくと考えられ，省察を含めた一連のステップは生産的な失敗（Productive Failture）と位置づけられる[9].

B IPE・IPCPを支える社会心理学理論

　人は本来，社会的な動物であり，集団（グループ）のなかで育ち，集団を離れて生きていくのは困難である．心理学の古典，マズロー（Maslow A）の欲求段階説でも，生理的欲求，安全欲求の次のレベルに所属と愛の欲求が位置づけられている．

しかし，ただ複数の人間が集まるだけでは，グループ，チームとしてそのパフォーマンスを高め，質の高い保健医療福祉サービスが提供できる IPC を実践することはできない．そのためには，特別な心的力動が働かなければならない．

本項では，IPE・IPC を支える代表的な社会心理学理論について概説する．

1 集合と集団（グループ），チームの違い

社会には多種多様な集団，チームがあり，それらの定義も研究者によりさまざまである．例えばグループワーク，チーム・ビルディングとは表現するが，チームワーク，グループ・ビルディングとすると，意味が変化したり，表現自体が（少）ないなどというように，グループとチームの違いについて，一定の解釈は得られていない．そうした複数ある定義のなかでも，集団実体性（Group Entitativity）が高いものをグループとする，という古典的な定義がある[10]．集団実体性とは，集団としての存在感のことであり，集団実体性に影響する 8 つの特性が報告されている（表1）．

2 思考性の共有と集合知

すべてのことができる人はいない．これが人々が協力する，そして IPC の根本的な理由である．

しかし，その集団の集団実体性が高ければ，自動的に分業・協業が生じるわけではない．そこには，思考性の共有（Shared Intentionality）[11]が必要となる．

人がその集団のメンバーとして分業，あるいは協業するためには，メンバーが共通の目標を共有することが必要となるが，その前提として，①他のメンバーの存在を認識する，②他のメンバーの関心を認識し，メンバーが同じことに興味をもつ（思考性の共有），③他のメンバーが有している知識・技術についても認識する（知識・技術の共有），④これらの認識により，他のメンバーとともに，集団として何ができるか，そのために自分が何をすべきかが認識される，という過程があって初めて分業・協業，集合知（Collective

表1 集団実体性（Group Entitativity）の 8 つの特性

相互作用	メンバーの交流やコミュニケーションはどの程度あるのか
重要性	その集団に所属することは，メンバーにとって，どの程度の重要性があるのか
類似性	メンバーの行動様式，外見，デモグラフィック（人工統計学）がどの程度類似しているか
持続性	集団としてどの程度持続するか
共通目標	メンバーが共通の目標を，どの程度共有しているか
共通結果	メンバーに与えられている結果や報酬が，集団全体の業績にどの程度影響されているか
浸透性	集団への参加と離脱の容易さ
サイズ	メンバーの数

＊浸透性，サイズは負の相関

Intelligence）が発生する．

　この思考性の共有は，他の動物の認知システムにはない，人間特有の能力といわれている．例えば，アリの一種は複数の個体が協調する，つまり複数の認知システムが合力することで，アリ塚の構築や採餌（さいじ），種の保存などでより高度な行動が可能になる集団的知能が出現する．しかし，働きアリは自分が働きアリであることを知らず，女王アリは自分が女王アリであることを知らない．アリは進化の過程で自らにプログラムされた仕事をするだけで，集団のメンバーであるアリの間に，関心と目標，知識・技術の共有はない．こうした集団による高いパフォーマンスは群知能（Swarm Intelligence）として，人の集団による集合知とは区別される．

3 集団の形成過程：タックマン・モデル

　チームがどう構成され，変遷していくかというチーム・ビルディングについては，現在，多くのモデルが提示されている．本項ではチーム・ビルディングに関する複数のモデルのうち，タックマン・モデルについて概説する（表2）[12]．

　このモデルではチームの形成過程を形成（forming），混乱（storming），規範成立（norming），課題遂行（performing），離散（adjourning）の5段階に分けている．またチームの形成・変容過程は，メンバー間の社会性や対人関係の状態である集団構造（Group structure）と，課題達成への相互作用の状態である課題活動（Task Activity）との2つの領域に分けられる．

　特にチーム・ビルディングにおいては，混乱期における意見や価値観の衝突・対立であるコンフリクト（葛藤）の出現を重要としている．チームの形成，すなわち集団規範（Group Norm）や共通の目標が確立し，集団凝集性が高まったとしても，メンバーは

表2　タックマン・モデルによるチーム・ビルディングの段階

ステージ	特　徴	
	集団構造	課題活動
Ⅰ 形成（forming）	●導入 ●確かめと相互依存，順応 ●メンバーの一員としての意識の芽生え	●情報収集と確かめ
Ⅱ 混乱（storming）	●構造化 ●メンバーシップ ●競争と葛藤（コンフリクト）	●課題に対する個人的志向と集団課題志向との齟齬
Ⅲ 規範成立（norming）	●規範の成立 ●集団凝縮性の向上	●集団目標の明確化 ●対話・相互作用の促進
Ⅳ 課題遂行（performing）	●集団構造的な問題の解決 ●集団構造による課題活動の補助	●意志決定システムの必要性 ●集団意志決定の問題点
Ⅴ 離散（adjorning）	●離別と終了に対する感情	

各々の価値観や考え方を有している．こうした異なる個性をもったメンバーが集まって，共通目標に対して活動すれば，コンフリクトが発生するのは必然である．

4 文化的能力と文化的謙虚さ

19世紀末に，非西欧文化を研究する人類学者が，社会によって身体，そして疾病や健康に対する考え方が異なることに気がついた．この発見は，健康は自然科学だけの問題ではなく，文化的現象でもあるという医療人類学を生み，文化的能力，文化的謙虚さという考え方へと発展した．

a 文化的能力（Cultural Competence）

多様な文化的背景をもつ患者を理解し，その知識と技術を保健医療福祉の実践や制度を反映させて，質の高い保健医療福祉サービスを提供することができる能力のことである．具体的には，①患者の思想・信仰・価値観の多様性を解する能力，②その多様性が生み出す力学に対応する能力，③地域の文化的知識や文脈を理解し，それに適応する能力の総称とされる[13]．

b 文化的謙虚さ（Cultural Humility）

上記の文化的能力を背景として，患者―専門職間の力の不均衡（専門家支配，Professional Dominance）[14]，父権主義的な関係性の是正・解消を目的とした，保健医療福祉の専門職が保有すべき態度・姿勢，そして具体的な行動を示したのが文化的謙虚さである．

この文化的謙虚さは，①学習者に自分自身がもっている，はっきりとしない多次元的な文化的アイデンティティとバックグラウンド，②患者―専門職間の力の不均衡（専門家支配）が生じうるという認識，について省察することで，学ぶことができるとされている[15]．

つまり，単に自他の思考の文化的背景に対して「謙虚」である態度や姿勢だけではなく，現実的かつ継続的な自己評価と自己省察という具体的な行動を示している点が重要である．特に重要な専門職行動の1つとして，自己省察を強調する立場は，ショーン（Schön D）の省察的実践家（Reflective Practitioner）[8]に連続する．

c 文化的能力，文化的謙虚さと IPE

文化的能力，文化的謙虚さは，人種差別や多言語社会という米国に特徴的な文化的多様性を背景として，患者の社会的背景についての専門職の無理解や，専門職がもっているさまざまな偏見から生じる患者―専門職間関係における力の不均衡についての問題提起から生まれている．しかしそれだけでなく，文化的能力，文化的謙虚さは IPE・IPC の文脈にある専門職間の力の不均衡や障壁の改善策の1つを提示してくれる．例えば，複数の領域の学習者，専門職，教育者間の会話で，「○○（自分の領域）[註4]では，こうなんです」というサイロ思考（silo mentality）に立脚した主張を耳にしたことがあるかもしれない．しかし文化的謙虚さをもつことで，こうした主張を「自分の領域ではこうだが，違う領域ではどうなんだろう」という省察やその省察に立脚した質問に展開することができ

るかも知れない．

註4：〇〇には，看護，医学教育，リハビリテーションなど，読者や周辺専門領域名を入れてみて欲しい．

　IPE，IPC の学習目標やコンピテンシーとして他職種理解が設定されることが多いが，単に他職種の業務や役割の理解だけではなく，その領域の文化的背景の理解も含めて，検討する必要がある．

C IPE における学習理論，社会学的理論の活用

1 IPE の学習理論

　前述した，行動主義と構成主義は，二項対立的に取り扱われることが散見される．しかしいずれか1つの学習理論や学習観のみで，十分な教育が実践されることは少なく，双方を合わせて，有効に生かしていくべきである．

　IPE も同様で，例えば座学形式の IPE では行動主義に立脚した設計も考えられる．しかし，どちらかと言えば，次の2つの理由から，IPE は構成主義的学習理論・学習観との親和性が高い．

① IPCP そのものがメンバーが所属する領域や，個々人の価値観，文化（本項 **B**-4 参照）の多様性を前提としている以上，IPE もそれら多様性を前提として，学習者間の相互作用を促すグループワークや実際にチームを形成する協同学習形式の TIPP（Team-based Interprofessional Practice Placement）[16] となることが多い．こうした教育プログラムでは，構成主義，特に学習活動は共同体のなかで常に他の学習者との相互作用のなかで行われるとする社会的構成主義との親和性が高くなる．

② 例えば，急性期病院の病棟で実践されている IPC と行政などの保健領域の IPC を比較した場合，患者・対象者あるいは同・他職種に対する専門職としての基本的な態度や考え方は共通である．しかし，具体的な業務内容，患者・対象者のどういう部分に着目し，何を考え，何を実践するのかといった各論になると大きな差異がある．このように，IPCP は病期，所属する施設・機関の役割期待，構成メンバーなどによる多様性（variation）や流動性，可変性を有しており，一定の正解があるものではない．このため，教育者が学習者に対し，所与の知識を伝達し，伝達した知識の正誤の確認情報を与える，という2つの作業を通じて成立する行動主義は IPE に合致しにくい．

2 構成主義的学習理論・学習観における教育実践：足場かけと観察

　構成主義的学習理論・学習観に立脚した IPE を設計・実装する場合，その IPE に関わる教育者の教育活動は，教授行動と，学習者自らが知識を構成していくことを補助・支援する学習支援となる（本項 **A**-3-a）．しかし，構成主義における学習者が有能で主体的であり，学習への積極的な参加が強調されるならば，演習・実習のチューター，ファシリテーターは，ときどき学習者たちの様子や課題の進捗状況を確認するだけで十分と考えたり，学習者と時間・場所を共有していれば他の仕事をしていても大丈夫と考える教員は，

表3　ミクロな足場かけ

大項目	具体的実践
学習に向けた準備体制の整備・調整	学習者の心理的安全の保証
	学習目標・目的の提示
	既有知識の確認・賦活
	注意・興味・関心の喚起・賦活
理解・思考・発想の支援・促進	ヒントや手がかりの提示，修正の示唆
	換言
	文脈化
	思考の賦活
	総括
	理解度の確認
リフレクションの支援・促進	

残念ながら一定数存在するのではないだろうか．

　本項では，特に演習・実習形式の IPE で重要な学習支援である足場かけと観察について概説する．

a 足場かけ（scaffolding）

　足場かけとは，教育者が学習者に対して実施する，課題解決に必要な情報や援助を加えることによる学習支援である．この足場かけは，ミクロな足場かけとマクロな足場かけに大別される．マクロな足場かけは，学習者のレベルや能力を考慮し，課題を計画・選択・配列するもので，その内容はミクロレベルの ID（「第2章2. IPE のデザイン」を参照）に接近する．対して，ミクロな足場かけは，教室，演習・実習での教育者の学習支援行動で，3つの大項目と10の下位項目がある（**表3**）[7]．

b 足場かけの前提としての観察

　足場かけが課題解決に必要な情報や援助を加える学習支援ならば，教育者は学習者にどのような情報や援助が必要なのかを見つけなければならない．そのために必要となる教育活動が観察である．チューター，ファシリテーターにはリフレクションを含む足場かけのために，学習者の学習活動を観察することが求められる．

　しかし，特に IPE に初めてチューター，ファシリテーターとして参加する教育者は，学習者を観察すると言っても，何を観察すればよいのかがわからないかもしれない．そこで，チューターやファシリテーターとしての観察のポイントを提示してくれるのが，前述した学習理論と社会心理学の諸理論である．

　例えば集団実体性の特性（**表1**）は，学習者が実際にグループやチームを形成する演習

や実習で，そのグループやチームの質の影響因子であり，教育者にとっては学習者の活動を観察するポイントを提示してくれる．同様に教育者には，チーム・ビルディングの段階（**表2**）を念頭に，目の前の学生がチーム形成のどの段階にあり，次はどういう段階に進まなくてはならないのか，そのためには何が必要なのかについて，学習者の活動の観察から把握し，学習者を誘導することが求められる．

　加えて，教育者は学習者を観察し，彼らが陥っている「失敗」に気が付かなければならない．そして，その失敗をその場で修正するのではなく，省察により，その失敗の内容，原因，修正方法を学習者自らが気づき，実行していくように促し，生産的な失敗とすることが理想的である（「第2章2.IPEのデザイン」**表3**を参照）．

　以上，本項ではIPEの設計や実装に必要となる学習理論と社会心理学の主な理論について概説した．IPEのみならず，保健医療福祉の専門職教育に携わる私たちは，各領域の専門職として，個々の専門領域について研鑽することに関しては十分な経験をもっている．しかし一方で，長年にわたり蓄積されてきた教育学や心理学研究に向き合い，紐解いていく作業については，経験が浅いかもしれない．本項をきっかけとして，根拠に基づいた教育が実践されれば幸いである．

【引用文献】

1) Oandasan I et al：Key elements for interprofessional education. part 1：The learner, the educator and the learning context. Journal of Interprofessional Care 19（Suppl 1）：21-38, 2005

2) 稲垣佳世子ほか：人はいかに学ぶか　日常的認知の世界，中央公論新社，p4-20，2003

3) 久保田賢一：構成主義パラダイムと学習環境デザイン，関西大学出版部，2000

4) ガーゲンKJ / 永田素彦ほか（訳）：社会構成主義の理論と実践-関係性が現実をつくる，ナカニシヤ出版，2004

5) コリンズAほか / 北田佳子（訳）：認知的徒弟制．ソーヤーRK（編）/ 望月俊男ほか（編訳）．学習科学ハンドブック 基礎 / 方法論，第2版，北大路書房，p91-107，2018

6) レイヴJほか / 佐伯　胖（訳）：状況に埋め込まれた学習—正統的周辺参加，産業図書，1993

7) 下井俊典：scaffoldingの概念および背景理論の紹介と再分類の試み．国際医療福祉大学学会誌 24（2）：50-60，2019

8) ショーンDA/ 柳沢昌一ほか（監訳）：省察的実践とは何か　プロフェッショナルの行為と思考，鳳書房，2007

9) Kapur M：Productive failure. Cognition and Instruction 26(3)：379-424, 2008

10) Campbell DT：Common fate, similarity, and other indices of the status of aggregates of persons as social entities. Behavioral Science 3(1)：14-25, 1958

11) Malle BF et al：The folk concept of intentionality. Journal of Experimental Social Psychology 33(2)：101-121, 1997

12) Tuckman BW：Developmental sequence in small groups. Psychological Bulletin 63(6)：384-399, 1965

13) 道信良子：文化的能力．日本保健医療行動科学会年報 20：183-189，2005

14) フリードソンE/ 遠藤雄三ほか（訳）：医療と専門家支配．恒星社厚生閣，p126-127，1992

15) Tervalon M et al：Cultural humility versus cultural competence：A critical distinction in defining physician training outcomes in multicultural education. Journal of Health Care for the Poor and Underserved 9(2)：117-125, 1998

16) Brewer ML et al：Interprofessional Education and Practice Guide No8：Team-based interprofessional practice placements. Journal of Interprofessional Care 30(6)：747-753, 2016

人種差別と接触仮説

南アフリカの人種隔離政策（アパルトヘイト，1948〜1994年），米国の人種差別撤廃運動という時代背景のなか，心理学者オルポート（Allport GW）は，「偏見はどこから生まれ，どうすれば防ぐことができるのか」を問い続けた．その結果，彼が発見したのは，偏見，憎しみ，人種差別は交流の欠如から生まれる，という非常に単純な「接触仮説（contact theory）」[1]である．

例えば，第二次世界大戦中の白人米国陸軍兵に「陸軍師団には黒人と白人の混成小隊がある．あなたの小隊がそうした混成であったならば，どう思うか？」という質問をした．結果，「非常に好ましくない」と答えた兵士の割合は，黒人のいない小隊では62％であったのに対して，黒人のいる混成の小隊では7％であった，という．この接触仮説は，その単純さから当初は批判されたが，その後の米国の公民権運動や，1964年の公民権法制定にもつながったと言われている．

このように人種差別から生まれた接触仮説であるが，専門職がそれぞれ縦割りの学科や部署で学び，働くIPE，IPCにも適用できる，あるいは適用すべき理論でもある．保健医療福祉の専門職である私たちは，職種や免許の違い，あるいは免許の有無から，差別とは言わなくとも偏見をもっていたり，勝手に障壁を築いたりはしていないだろうか．

接触仮説を考えるとき，日本人としてはなかなかリアリティをもちにくい人種差別とその時代背景，そして私たちの心理の根底にあるかもしれない偏見の種を常に想像できるようにしたい．そして部族主義（tribalism）とサイロ思考（silo mentality）は連続していることに気がつかなければならない．

筆者が繰り返し観る，差別と偏見，そしてそこからIPEとIPCを考えることができる，実話をもとにした映画を2つだけ紹介する．

● 『ドリーム』（原題：Hidden Figures，2016年）

1960年代（米国のアポロ計画は1961〜1972年），つまり60年前まで，米国には明確な人種差別があったこと，そして今もあることを教えてくれる．また，この映画では人種だけではなく，女性は科学や数学的な能力が劣る，という当時の根拠のない性差別も描かれている．

● 『ブラック・クランズマン』（原題：Black Klansman，2019年）

警察署内ですら白人至上主義が横行する1978年，コロラドスプリングス警察史上初めて警察官として採用されたアフリカ系米国人が，白人至上主義結社KKK（クー・クラックス・クラン）へ潜入捜査をする物語．

【引用文献】
1）オルポートGW／原谷達夫ほか（訳）：偏見の心理．培風館，1978

3　世界の IPE，アジアの IPE，日本の IPE

　本節では，まず，IPE に関する WHO の動向について時系列的に俯瞰し，代表的な IPE のネットワークを紹介する．次に，IPE が発展している英国，カナダ，オーストラリアの事例を取り上げつつ，新たに発展を遂げているアジアの国々の IPE 事例も紹介する．最後に，日本の動向・現状を報告する．

A　世界の IPE

1　IPE に関する WHO の動向

　IPE の起源は，1973 年 6 月 28 日〜7 月 4 日まで，WHO がジュネーブで開催した専門家委員会によるとされている．専門家委員会は，医師の継続教育のあり方について 5 つの主要なる領域[註1)] から検討し，そのうちの 1 つとして，「interprofessional education programs」（専門職連携教育）を取り上げている．

　　註 1：WHO 専門委員会は，医師の継続教育のあり方について次の 5 つの領域から検討した．①基礎医学教育および医師としてのキャリアにおける動機づけと刺激．②現代教育学の適用に関連した目標の定義，教育方法の選択，教育効果の評価．③専門職連携教育プログラム．④質的・量的な組織要件．⑤人材の配置，継続教育プログラムのための研修スタッフ，施設，資金などの分野における資源の必要性．

　委員会の検討内容と提案がまとめられた報告書では，IPE について「個々の医療専門職のためのプログラムに取って代わるものではなく，医療チームのメンバーに，全員が共通の関心をもっている問題を解決する方法をともに学ぶ新しい機会を提供するものであるべきである」と IPE と従来の教育プログラムの関係性を提示したうえ，IPE の有効性については以下の見解を示した[1)].

　　IPE プログラムは，チームアプローチの改善，病気の予防と診断，治療の開始における医師のユニークな役割，そして継続的な監督，健康管理，カウンセリングにおける他のヘルスワーカーの役割に対する理解を深めることにつながるはずである．理解の向上は，医師の時間のよりよい使い方と，他の医療従事者のより満足のいく役割につながるはずである．専門職連携の継続教育は，医療チームのすべてのメンバーが自分たちに何が期待されているかを理解するのを助けることによって，患者や家族に対する医師の指導的役割を補完することができる．また，予防的な健康対策が広く一般に理解され，受け入れられるように間接的に導くことができる．

　　［WHO : Continuing Education for Physicians. Report of a WHO Expert Committee. WHO（534）: 19-20, 1973］

つまり，WHOの医学教育専門家委員会は，IPEが仕事の満足度を向上させ，医療チームに対する社会の評価を高め，患者のニーズに対する全人的な対応を促すと認識していた[2)註2)]．1978年に，IPEは「2000年までにすべての人に健康を」というWHOの新戦略に組み込まれた．

註2：バー（Barr H）によれば，専門家委員会のIPEに対する確信はアルジェリア，オーストラリア，カナダ，エジプト，フランス，イスラエル，メキシコ，ネパール，パキスタン，フィリピン，スーダン，スウェーデン，英国，米国の14ヵ国におけるIPEの事例によって確認されたものであった．

2010年，WHOはIPEを導入・改善するためのフレームワーク戦略や検討事項を記載した『専門職連携教育・共同実践のための行動枠組み』を発表した．報告書では，IPEについて「私たちは，少なくとも50年にわたる研究の結果，専門職間の学習が効果的な共同実践を可能にし，その結果，医療・社会サービスを最適化し，システムと成果を強化するという証拠があると確信している」とその可能性を提示した[3)]．

2013年にWHOが『「医療従事者の教育・訓練の変革と規模拡大」のためのガイドライン』に関する報告書を出版している．21世紀の利用ニーズを満たし，保健医療専門職の人材が世界的に確保されるよう，エビデンスに基づいた一連提言のなかに，IPEについては条件付きの形で「医療従事者の教育訓練機関は，学部と大学院の両方のプログラムで専門職連携教育（IPE）を実施することを検討する必要がある」と言及していた[4)]．WHOはIPEについての医療教育機関への推奨はより強力なエビデンスが得られるまで注意深く見守るという程度に止まってはいたが，医療専門家の教育・訓練を変革し，規模を拡大するための提言としてIPEの基本的な考え方をこの報告書にて再確認できた．

② IPEのネットワークとCAIPE

2008年にWHOが193の加盟国の教育者および研究者を対象に，IPEの実施状況についてインターネットを利用したアンケート調査を実施したが，その結果，WHOの6つの地域，さまざまな所得経済圏，そして多くの医療専門職から，計41ヵ国，396名の回答があった[5)]．IPEが世界に展開されつつあることが明らかになった．WHOの初期の形成期から今日まで，IPEに関する地域・国レベルのネットワークが多く形成されている（表1）．

このうち，1987年英国に設置されたIPE推進団体（CAIPE：the UK Centre for the Advancement of Interprofessional Education）は最も長い歴史をもち，広範な国際的アウトリーチ活動を展開している．CAIPEは自身のサイト（https://www.caipe.org/）を通じて個人・組織メンバー同士の提携・交流を行い，専門職連携の改善を図ろうとしている．またIPE関連の講座・研修会を行い，論文・調査報告などの刊行物を出版している．

上記の地域組織・ネットワーク間のサポートと交流を促進するグローバル組織として，IPEと共同実践のための世界連合会（IPECP：the Global Confederation for Interprofessional Education and Collaborative Practice）がある［IPECPはWCC（World Coordinating Committee for Interprofessional Education and Collaborative Practice）から改名したものである］．この組織は2年に一度ATBH（All Together Better Health）会議を開催し，IPECP地域ネットワークに交流の機会を提供している．

表 1　代表的な地域・国レベルネットワーク（Regional and National）

- The Africa Interprofessional Education Network（AfriPEN）：アフリカ専門職連携教育ネットワーク＜https://afripen.org/＞
- American Interprofessional Health Collaborative（AIHC）：米国専門職連携健康団体＜https://aihc-us.org/＞
- Australian and New Zealand Association for Health Professional Educators（ANZAHPE）：オーストラリア・ニュージーランド医療専門職教育者協会＜https://www.anzahpe.org/＞
- Australasian Interprofessional Practice and Education network（AIPPEN）：オーストラリア専門職連携実践と教育のためのネットワーク＜https://www.anzahpe.org/aippen＞
- Canadian Interprofessional Health Collaborative（CIHC）：カナダ専門職連携健康団体＜http://www.cihc-cpis.com/＞
- European Interprofessional Practice and Education Network（EIPEN）：欧州専門職連携実践・教育ネットワーク（EIPEN）＜https://www.eipen.eu/＞
- Interprofessional Professionalism Collaborative（IPC）：インタープロフェショナル・プロフェッショナリズム・コラボレーション（筆者注：米国の組織）＜http://www.interprofessionalprofessionalism.org/＞
- National Center for Interprofessional Practice and Education（NEXUS）：米国専門職連携実践・教育センター＜https://nexusipe.org/＞
- Nordic Interprofessional Education Network（NIPNET）：北欧の専門職連携教育ネットワーク＜https://nipnet.org/＞
- Asia Pacific Interprofessional Education and Collaboration Network（APIPECnet）：アジア太平洋地域専門職連携教育・連携ネットワーク＜https://apipec.iyhps.org/＞
- Society for Interprofessionalism in Healthcare（IP-Health）：医療におけるインタープロフェッショナリズムのための学会（筆者注：2017 年ベルリンで設立された団体組織）＜https://www.ip-health.org/en/＞
- Japan Association for Interprofessional Education（JAIPE）：日本保健医療福祉連携教育学会＜https://www.jaipe.jp/＞
- Japan Interprofessional Working and Education Network（JIPWEN）：日本インタープロフェッショナル教育機関ネットワーク＜https://jipwen.dept.showa.gunma-u.ac.jp/jp/＞
- IPE network for Arabic speaking countries：アラビア語圏の IPE ネットワーク＜www.qu.edu.qa/health＞

［Barr H：Responding as interprofessional educators to the WHO challenge．Journal of Taibah University Medical Sciences 11（6）：505-509，2016，CAIPE のホームページ（https://www.caipe.org/），および Interprofessional. GLOBAL ＜https://interprofessional.global/＞（2023 年 4 月閲覧）より作成］

B 海外諸国のIPE

　IPEの実践は1960年代から英国，米国，オーストラリアなどで報告されている．以下，WHOの動きよりも先にIPEを提唱・実践した代表的な国の実践例，および近年のアジアにおけるIPEの動向を簡単に紹介する．

1 英国，オーストラリア，カナダのIPE[6)]

a 英　国

　英国では1960～1970年代にかけて，チームベースの専門職連携がプライマリケアやコミュニティケアではじめて報告された．そのほとんどは短期間で終了したものだった．初期は散発的に発展を遂げた専門職連携が英国全国に広げられた契機は2つあった．1つは健康教育局（The Health Education Council）がプライマリケアチームの代表者を，健康増進戦略の実施を目的としたワークショップのプログラムに参加させたこと．もう1つは，虐待事例の調査結果に対する報告が相次いで人々の関心を集めたことにより，子どもの保護に関する合同研修が行われるようになったことである．

　一方，高等教育におけるIPEの展開について，1973年にエクセター大学（University of Exeter）による健康・社会福祉職間のための継続教育プログラムからその動きが確認できる．その後，修士課程[註3)]における取り組みが続き，他大学もIPEの展開が見られるようになった．CAIPEによるイギリスのIPEに関する最新の調査（2014年）では，保健・社会福祉分野の資格取得コースをもつ英国の大学では，10校中少なくとも6校がIPEを提供していることを示している．英国におけるIPEはヘルスケア・ソーシャルケア全体の専門職教育の主流に組み込まれている．

> 註3：エクセター大学では，1986年に最初の医療における多職種連携の修士課程（the first multi-professional MSc in Health Care implemented in 1986）を実施し，医療専門職のメンバーが，それぞれの専門職のための幅広い教育プログラムを提供するために必要なスキル，知識，態度を身につけることを目的とした．

b オーストラリア

　オーストラリアにおけるIPEの実践は，1970年代から始まった．当初，10大学の医学部でIPEの取り組みが計画されていたが，連邦政府の資金援助により，アデレード大学と南オーストラリア工科大学が学部生対象に共同で実施したIPEプログラムだけが軌道に乗り，資金援助が終了した後も継続された．コミュニティヘルスと実践に焦点をあてたこのプロジェクトはさらに他の教育機関とさらなる幅広い職種の学生を受け入れるようになり，1992年から，大学院における共同研究・ワークショップの開催へと形を変えて継続されていった．1997年まで，オーストラリアでは何らかの形でIPEカリキュラムを採用している大学の数が増えつつあったが，プログラムの継続性や，受講者対象の拡大に伴う既存のカリキュラムとの兼ね合いなどの課題も同時に指摘されている[7)]．

　2007年から2015年まで，オーストラリア政府の高等教育開発の最高機関（Office for Learning and Teaching）と医療人材開発の最高機関（Health Workforce Australia）が資金提供し，IPE/IPPの開発に焦点を当てた一連の研究プロジェクトが行われた[6)]．これらのプロジェクトは，①高等教育におけるIPE/IPLの発展をオーストラリアの政策と実

践の文脈のなかで検討する，②卒前教育における IPE の開発と実施に焦点を当てる，③4 次元カリキュラム開発フレームワークを開発する，④IPE が首尾一貫しよく調整された国家プロジェクトとして進展するために必要であることを確認する，⑤IPE を形成・提供・評価・評定するための幅広い概念的および実用的なリソースを提供するなどを行った．プロジェクトチームによる協力の結果，IPE/IPP が政府の政策の明確な焦点となった[8]．2015 年に，上記のプロジェクトの成果を維持・拡大するため，「国家 IPE 作業計画（national IPE work plan）[9]」という名前でさらにプロジェクト資金を獲得された．この「国家 IPE 作業計画」は，プロジェクトベースのアプローチからシステム全体のアプローチへの移行をはじめ，オーストラリアにおける IPE と協働実践のための国家的なアプローチの開発など，オーストラリアにおける IPE のさらなる発展を目指したものとなっている．

　オーストラリアの専門職連携実践・教育ネットワークとしての AIPPEN，およびオーストラリアとニュージランド間で情報や経験を共有するために構想されたネットワークの ANZAPHE が，IPE のオーストラリアにおける研究・実践へのサポートを続けている．

c カナダ

　カナダで最初に報告された IPE の取り組みは，1960 年代半ばにブリティッシュ・コロンビア大学（UBC）で行われたものだった．医療と社会福祉の専門職は同じ教室で同じ教師によって教育されるべきであるという信念のもとで，専門職連携教育へのチャレンジが始まった．1970 年代以降，大学からのサポート不足に加え，多くの専門課程の場所と規則の変更により，プログラムは深刻な問題に直面することになった．2002 年，カナダの医療を見直すロマノフ（Romanow）委員会へのエビデンス提出で IPE の事例を作ったギルバート（Girbert）が，多様な専門職連携の取り組みを推進する手段として大学組織内に保健学科を設立する支援を獲得し，再び UBC はカナダにおける IPE の先頭に立った[10]．

　カナダで新しいケアモデルを実現するためには，ロマノフ委員会は新しいトレーニングモデルを求めた．委員会の呼びかけに応え，カナダ保健省は一連の取り組みを行った．「患者中心の共同診療のための専門職教育（IECPCPC）」構想を立ち上げ，研究を委託した．また，IPE と患者中心のプライマリケアの発展のために各州に資金を配分し，カナダ専門職連携保健団体（CIHC）に資金援助した．さらに，UBC による全国保健科学学生協会（NaHSSA）の設立を支援し，IPE の全土における定着に取り組んだ．

　2010 年に CIHC のフレームワークの策定や，カナダの 6 つの医療専門職の認定基準に専門職連携教育を統合するための専門職連携健康教育（AIPHE）の原則と実践ガイドの発表など，画期的な進展があった．

2 アジアの IPE

　アジアにおける IPE は 2000 年以降大きな動きを見せている．東南アジア諸国や東アジアにおいて IPE についての報告が相次いでいる．例えば，香港大学医療・健康科学教育研究所は，2010 年から 12 のプログラムを含む医療専門学生向けのインタープロフェ

ショナル・チームベースの学習を展開していた[11]．韓国では，異なる学部の大学教員の IPE に対する認識の比較研究が発表されている[12]．欧米の先進国の成果を組み入れつつ，それぞれの状況に合わせたユニークな展開を見せている．

以下にタイ，インドネシア，中国における IPE の現状を紹介する．

a タイ

タイでは，IPE と名づけられてはいないが，1950 年代から二職種以上の専門職が共同参加するプログラムが高等教育の場で実施されているものがある．1 つは，1958 年からマヒドン大学の大学院生向けに行われた公衆衛生プログラムに，スリナカリンウィロート大学の医学部生も共同参加しているフィールドトレーニングの実践である．もう 1 つは 1980 年代からコーンケーン大学医学部による専門分野横断型のフィールドワークの実践が報告されている[13]．

2000 年以降，タイにおいて IPE に関するさまざまな活動やネットワークの構築が行われ，多くの経験が積まれている．例えば，H5N1 高病原性鳥インフルエンザの発生の管理に学際的なコラボレーションが有効であるという実践に基づく認識から，ワンヘルスユニバーシティネットワークの構築につながった経験や，医療分野を超えた学部間の連携プログラムの実施などが見られている[13]．

国レベルで IPE について本格的に動き出したのは，2012 年に開催されたタイ国民保健総会とされている．「タイにおける保健師教育発展のための国家戦略計画」が承認され，推進のための国家委員会は国内 IPE 実施のための実践ステップを制定した．その後，革新的な IPE 能力概念フレームワークとガイドラインが開発され，ガイドライン[14]は，タイの新世代医療従事者がインタープロフェッショナルの知識とスキルを確実に習得できるよう，モジュール，コース設定，評価の例を含む IPE の原則とアプローチについて提示したものとなっている．学習者の見方や考え方の変化など，学習者にとっての IPE の長期的な成果についての評価が今後の課題として指摘されてはいるが，IPE や IPP がタイの医療システム全体で展開されつつある．

b インドネシア

インドネシアにおける IPE の展開には学生の活躍が見過ごせない．インドネシアの保健医療専門職学生ネットワークは，2010 年にジャカルタで最初の「サミット」を開催し，7 つの専門職の学生たちが，自分たちの教育に対する願望を述べ，そのガバナンスへの参加と IPE について呼びかけた．彼ら自身の言葉を借りれば，もはや学生は教育の対象ではなく，その変革のための主体なのである．資格取得後，学生はネットワークを「インドネシア若手医療専門職協会」として再構築し，その中で専門職連携の問題を推進し，若手医療専門職のための専門職連携コースを運営することになった[15]．

一方，2011 年 12 月に開催された医療専門教育の質に関する会議（HPEQ）では，高等教育局長は，医療の質を向上させるために，インドネシアのすべての医療・保健教育機関は，教育プロセスにおいて IPE を正式に導入することが求められると宣言した．国のこの新しい政策に呼応するために，インドネシアのムハンマディーヤ・ジョグジャカルタ

大学の医療保健科学学院で学部生対象の IPE の実装が始まった．2012 年 12 月〜2013 年 7 月まで医学・薬学・看護学・歯学の 4 学部で試行事業として共同で IPE を実施した結果，IPE の重要性，すなわち，医療従事者間の患者対応における協力やコミュニケーション，役割や知識の共有のメリットが示され，IPE 参加者の知識を向上させることができることが確認された[16]．

　ムハンマディーヤ・ジョグジャカルタ大学に続き，インドネシア大学は 2013 年から IPE を始めた．2013〜2017 年までの学部生の評価に基づいたプログラムの評価研究が報告されている[17]．ほかにも，4 大学の IPE コミュニティプログラムの実施評価[18]や，検証済みのインドネシア語版 CICS29 を使用した医療系学生の専門職連携コラボレーション能力の測定の研究などが相次いで発表されている[19]．

ⓒ 中　国[20]

　中国では，近年，高齢化が進み，慢性疾患や複合疾患の発生率が高まるなか，患者のニーズに効果的に応えるために，将来の医療従事者が多職種連携のスキルを身につけることが急務となっていることが指摘されている．2009 年以降から IPE に関する論文が国内で散見され，2020 年に全国医学教育発展センターが IPE の特集号を刊行するようになったほど，IPE に対する関心はここ 10 年の間急増してきている．まだ国の医学教育のカリキュラムには組み込まれていないが，いくつかの大学や病院での試行事業が報告されている．

　四川大学の華西看護学部は国による看護の質向上の提唱に応えるため，2012 年から看護教育における IPE を提唱し，2018 年に 32 名の異なる専攻の学部生対象に IPE を実施し，学習効果まで検証した．上海交通大学附属第六人民病院では臨床 IPE についての試行事業の報告がなされている．2021 年時点，IPE を導入するため，準備調査を実施している学校が 8 校ほどあった．最近の動向として，上海交通大学の研究チームは，中国における多職種連携のリーダーシップの特性や，共同チーム開発の理論生成についての研究が報告されている．自国の医療状況に適した IPE・IPC 実装のためのエビデンス検証において一歩踏み出している現状である．

ⓒ 日本の IPE

　世界的に IPE が展開されているなか，日本国内でも 2000 年以降いくつかの大学で導入されはじめた．2008 年にはそれらの大学が中心となり，「日本保健医療福祉連携教育学会」（JAIPE）が発足した．JAIPE は年に一度学術集会を開き，国内外の IPE の有識者による講演・シンポジウム・ワークショップ・研究発表を企画し，学術誌として『保健医療福祉連携　連携教育と連携実践』を発行している．国内における IPE の推進に関して，JAIPE は重要な発信源と交流拠点の役割を果たしている．

　教材開発の面において，2009 年から新潟医療福祉大学が代表校で，埼玉県立大学，札幌医科大学，首都大学東京と日本社会事業大学が提携校となる「QOL 向上を目指す専門職連携教育用モジュール中心型カリキュラムの共同開発と実践」プロジェクトが文部科学

省平成 21 年度戦略的大学支援事業に採択された．連携教育用仮想事例教材として 36 の
モジュールが開発され，2012 年 3 月事業終了後にオンライン公開されている（https://
e-campus.nuhw.ac.jp/moodle/course/view.php?id＝20）．

　政策レベルでは，2022 年度に入り，医学・歯学・薬学などの領域では，モデル・コア
カリキュラムの改訂作業がさらに進み，「多職種連携能力」修得に重点が置かれたものと
なっている．卒前教育における IPE の推進がさらに図られていくだろう．

　バー（Barr H）は「政府の支持を得て，他国の経験に依拠しながら，専門職が連携し
て働くことに焦点をあてた教育を，日本の大学は編み出してきてい（る）」と指摘してい
る[21]．一方，国内では蓄積された個々の大学の IPE に取り組んだノウハウ・経験が日本
国内に止まらず，世界の IPE の発展にも寄与していく．千葉大学専門職連携教育研究セ
ンター（IPERC）が展開しているグローバル IPE 活動では，香港大学の看護学生を亥鼻
IPE のプログラムに招いたり，群馬大学の IPE 研修センターがアジアの医療関係者を対
象に実施している IPE 研修に自身の IPE の取り組みを紹介したり，また，センター長で
ある酒井郁子が代表者として開発した多職種連携の実践能力を測定するための尺度
（CICS29）はインドネシア語版 CICS29 の開発にも寄与している．

　2020 年以降，Covid-19 パンデミックがきっかけで IPE プログラムのオンライン形式
の提供が急務となっていると指摘されている[22]．高等教育における効果的なオンライン
IPE の提供やアフターコロナにおける対面とオンライン IPE のハイブリッドの実施方法
など，世界 IPE の課題を日本の IPE 関係者は工夫を重ね日々取り組んでいる．今後も国
内の優れた実践例を積極的に海外に発信し続けることが必要である．

【引用文献】

1) WHO：Continuing Education for Physicians. Report of a WHO Expert Committee. WHO（534）：19-20, 1973
2) Barr H：Interprofessional Education — The Genesis of a Global Movement, p5, CAIPE, 2015
3) WHO：Framework for action on interprofessional education & collaborative practice. p18, WHO, 2010
4) WHO：Transforming and Scaling Up Health Professionals' Education and Training：World Health Organization Guidelines 2013, p15, WHO, 2013
5) Sylvia R et al：Where in the world is interprofessional education? A global environmental scan. Journal of Interprofessional Care 24(5)：479-91, 2010
6) Barr H：Interprofessional Education — The Genesis of a Global Movement, p17-20, 29-32, CAIPE, 2015
7) Graham FJ et al：Interdisciplinary education for the health professions：taking the risk for community gain. Focus on Health Professional Education 1(1)：59-61, 1999
8) The University of Sydney and the University of Technology Sydney：Relationship of this Project to Other ALTC Projects. Learning & Teaching for Interprofessional Practice, Australia（L-TIPP, Aus）Project Report, p12, 2009
9) Monica M et al：Developing an Australia Wide Approach to IPE Leadership and Sustainability. Sustainability and Interprofessional Collaboration, p157-158, Palgrave Macmillan, 2020
10) Girbert JHV：Interprofessional education in Canada：initiative 2003-11. In：Leadership development for interprofessional education and collaborative practice, Dawn F et al（eds）, p26-44, Palgrave Macmillan, 2014
11) Chan EA et al：Interprofessional education：the interface of nursing and social work. Journal of

Clinical Nursing 19(12)：168-176, 2010

12) Yune SJ et al：Perceptions of the interprofessional education of the faculty and the level of inter-professional education competence of the students perceived by the faculty：a comparative study of medicine, nursing, and pharmacy. Korean Journal of Medical Education 32(1)：23-33, 2020

13) Chuenkongkaew W：Starting, Growing and Sustaining Leadership in Interprofessional Collaboration in Thailand. In：Sustainability and Interprofessional Collaboration：Ensuring Leadership Resilience in Collaborative Health Care, Forman Dawn et al（eds）, p90-99, Springer Nature, 2020

14) The National Health Professional Education Foundation：Interprofessional education guideline. Chuenkongkaew W（ed）, P. A. Living Co., Ltd., 2018

15) Barr H：Interprofessional Education — The Genesis of a Global Movement. p31-32, CAIPE, 2015

16) Wiwik Kusumawati et al：Interprofessional Education from Pilot to Formal Curriculum. Leadership and Collaboration,1st ed（Dawn Forman）, p29-46, Palgrave Macmillan London, 2015

17) Sari SP et al：Indonesian health professions students' perceptions toward an interprofessional education program：Findings after five years of implementation. Makara Journal of Health Research 24(2)：104-112, 2020

18) Pamungkasaria EP et al：The Implementation of InterProfessional Education Community Curricula in Indonesian Universities. International J of Innovation, Creativity and Change 13(5)：157-170, 2020

19) Soemantri D et al：Measuring the interprofessional collaborative competencies of health-care students using a validated Indonesian version of the CICS29. Journal of Interprofessional Care 34(6)：763-771, 2020

20) 王　箏揚ほか：医学跨専業教育的現状・理論与方向. 中国高等医学教育（8）：13-14, 2020

21) Barr H：推薦の序. はじめての IP- 連携を学びはじめる人のための IP 入門-（ラーニングシリーズ IP/ 保健・医療・福祉専門職の連携教育・実践）, 大嶋伸雄（編著）, p. iii C 協同医書出版社, 2018

22) Zehra A et al：Creating Effective, Evidence-Based, and Equitable Online IPE. Interprofessional Education Toolkit：Practical Strategies for Program Design, Implementation, and Assessment, 1st ed, p.127, Plural Publishing, Inc., 2021

索 引

和 文

欧 文

これからの IPE（専門職連携教育）ガイドブック

| 2023年 6 月30日　　発行 | 編集者　酒井郁子，井出成美，
　　　　朝比奈真由美
発行者　小立健太
発行所　株式会社 南 江 堂
〒113-8410 東京都文京区本郷三丁目 42 番 6 号
☎ (出版) 03-3811-7236 (営業) 03-3811-7239
ホームページ https://www.nankodo.co.jp/
印刷・製本 横山印刷
装丁 酒井奈穂 |

© Nankodo Co., Ltd., 2023